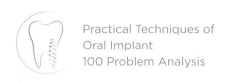

Practical Techniques of
Oral Implant
100 Problem Analysis

口腔种植实用技术
百问解析

梁立山
宫　琳
杨瑟飞　主编

化学工业出版社
·北京·

内容简介

《口腔种植实用技术百问解析》根据口腔种植临床中遇到的实际问题，由长期从事口腔种植的专家和一线临床医生详尽解答 101 个拟定题目，这些题目涵盖适应证选择相关问题、种植设计相关问题、临床操作相关问题、种植并发症相关问题、前牙美学区相关问题、种植数字化相关问题、与系统性疾病相关问题、软硬组织增量相关问题、与上颌窦内外提升相关问题，涉及面比较广，尤其是有些题目是人们特别关注而在相关教科书及资料中很难找到准确答案的问题，具有很强的针对性和实践指导意义。

本书可供从事口腔种植的医生临床参考使用，也可作为口腔种植的培训用书。

图书在版编目（CIP）数据

口腔种植实用技术百问解析/梁立山，宫琳，杨瑟飞主编.—北京：化学工业出版社，2023.11（2024.6重印）
ISBN 978-7-122-44168-3

Ⅰ.①口… Ⅱ.①梁… ②宫… ③杨… Ⅲ.①种植牙-口腔外科学-问题解答 Ⅳ.①R782.12-44

中国国家版本馆CIP数据核字（2023）第173495号

责任编辑：张雨璐　迟 蕾　李植峰　　　　装帧设计：王晓宇
责任校对：宋 玮

出版发行：化学工业出版社
　　　　　（北京市东城区青年湖南街13号　邮政编码100011）
印　　装：北京捷迅佳彩印刷有限公司
710mm×1000mm　1/16　印张17¼　字数267千字
2024年6月北京第1版第2次印刷

购书咨询：010-64518888
售后服务：010-64518899
网　　址：http://www.cip.com.cn
凡购买本书，如有缺损质量问题，本社销售中心负责调换。

定　　价：198.00元　　　　　　　　　　　版权所有　违者必究

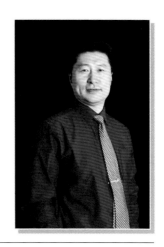

梁立山

医学博士，主任医师，擅长口腔种植学科、颌面外科

曾任中国核工业北京401医院副院长，五官诊疗中心主任，首席专家

兼任北京博康泰口腔医院名誉院长

中华口腔医学会牙槽外科专业委员会委员

北京口腔医学会常务理事

北京口腔医学会口腔种植专业委员会副主任委员

北京口腔医学会口腔激光专业委员会副主任委员

北京口腔医学会社区分会副主任委员

北京口腔医学会颌面外科专业委员会常务委员

《口腔颌面修复学》特约审稿专家

*International Journal of Minerals，Metallurgy and Materials*特约审稿专家

主编《口腔种植实用技术精要》

主编《口腔种植实用技术精要进阶版》

研发设计多款种植和牙槽外科专用超声骨刀工作尖，均已获得专利并在临床应用

PRF/CGF/PGF/CPF离心机设计研发人；主办国际生长因子大会，推广血液离心物PRF在牙周、牙槽外科及口腔种植外科等领域的应用

以口腔颌面外科及种植外科为专业特色，自20世纪90年代开始从事口腔种植研究和临床实践，以及口腔恶性肿瘤的手术加核素治疗和颌面创伤的整复治疗

负责口腔科管理工作多年，主办和主讲口腔科（门诊）风险管理培训多场

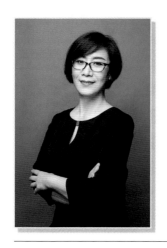

宫 琳

曾任北京大学航天中心医院口腔科主任

现任北京京一博雅口腔医院院长，种植专家

北京大学副教授

北京大学、吉林大学硕士研究生导师

享受国务院政府津贴专家

北京口腔医学会口腔种植专业委员会委员

北京口腔医学会口腔颌面外科专业委员会委员

北京口腔医学会口腔美学专业委员会委员

北京口腔医疗事故鉴定专家

发表医学论文30余篇，主编口腔种植著作2部

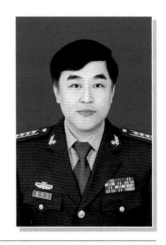

杨瑟飞

解放军总医院（301医院）口腔科副主任医师、副教授，硕士生导师，博士学历

毕业于第四军医大学，七年制硕士，导师施生根教授，博士研究生导师郭天文教授，种植师从刘洪臣教授、宋应亮教授，西安交通大学博士后

长期从事各类种植义齿、前牙美容修复，水激光脱敏，重度磨损的咬合重建，各类精密附着体义齿、赝复体及义耳、义鼻等临床工作

百岁老人全口义齿修复完成人之一

国际ITI种植协会会员

日本口腔种植协会会员

中华老年口腔专业委员会委员

北京市口腔急诊专业委员会常委

北京市口腔种植专业委员会委员

国际SCI收录期刊*Nanomedicine：N.B.M.*，*Indian Journal of Dental Research*同行评审

《口腔颌面修复学》核心期刊特邀编审

第三届LAVA全国美学修复大赛优胜奖，第十次全国老年口腔种植病例大赛三等奖

第一作者、通讯作者发表SCI收录文章10篇，共计影响因子30分；国内核心期刊发表20余篇。主编专著2部，参编专著2部

科技成果转化1项，国家发明专利3项

口腔种植实用技术
百问解析

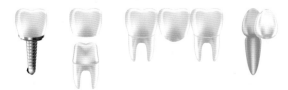

编写人员

主　编　梁立山　宫　琳　杨瑟飞

副主编　周宏志　邢鹤琳

编　委（按照姓氏笔画排序）

王文洁　北京大学航天临床医学院

王学玲　北京大学航天临床医学院

王维丽　北京大学航天临床医学院

邢鹤琳　首都医科大学附属北京口腔医院

朱秀英　中国核工业北京401医院

刘　楠　首都医科大学附属北京同仁医院

许　辉　河北省石家庄市第二医院

李　鑫　北京电力医院

杨瑟飞　中国人民解放军总医院

吴金双　云南省玉溪市人民医院

邹婷婷　首都医科大学附属北京口腔医院

张艳芳　中国人民解放军总医院

周宏志　北京大学航天临床医学院

周　旺　武汉好大夫口腔门诊

周　磊　中国人民解放军总医院

宫　琳　北京大学航天临床医学院

梁立山　北京博康泰口腔医院

谭　陶　北京大学首钢医院

编者的话

　　口腔种植技术自 20 世纪 60 年代发展至今，已经成为较成熟的牙列缺损和缺失的修复手段。30 年来，我国口腔种植技术也从学习引进国外技术和设备、材料，到现在已经有自主品牌和技术普及。种植体消耗数量从不足 10 万颗，现在达到近百万颗。随着技术普及和更多的患者接受种植治疗，临床应用问题、并发症也逐步积累增多。我们团队分别在 2017 年和 2018 年向大家推出了口腔种植实用技术精要系列的两本书，深受广大读者的欢迎。而如今的《口腔种植实用技术百问解析》是根据大家在工作中遇到的实际问题，我们组织讲师回答了 101 个拟定题目，希望可以给大家一点帮助。这些题目有的是平时学员提问的，也有人们特别关注而在相关教科书及资料中很难找到准确答案的问题。问题涉及面比较广，资料涵盖也比较多。由于水平有限，题目局限等原因，答案只做参考，不敢作为唯一标准，还希望广大种植医生朋友一起讨论和交流。《口腔种植实用技术百问解析》作为口腔实用技术系列图书之一，短小精悍，务实求真，愿倾心之作，以飨读者。

梁立山　宫　琳　杨瑟飞

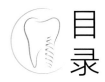

目录

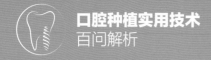

口腔种植实用技术
百问解析

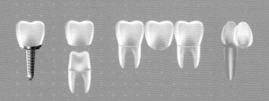

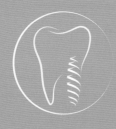

一、种植适应证选择相关问题

1. 即刻种植的种植体三维位置要求是什么？为什么？

2. 正畸患者进行种植修复的最佳时机是什么？

3. 若种植区域邻牙患有根尖周疾病，最佳种植时机是什么？

4. 植骨区域种植时机的选择、判断及读片

5. 短植体在修复的时候有什么特殊的要求？成功率和存留率如何？

6. 在半口或全口种植修复时，余留牙有牙周病的情况下如何处理？

7. 在局部种植方案中，牙周病的患者如何处理比较稳妥？

8. 无牙颌种植即刻负重后到永久修复期间，如何护理？

9. 二期手术的适应证标准是什么？

10. 选择粘接固位还是螺丝固位的设计原则是什么？

11. 选择二氧化锆冠和金属冠修复对种植体有影响吗？

1. 即刻种植的种植体三维位置要求是什么？为什么？

拔牙窝的状态决定了即刻种植的技术要求。2013年国际牙种植协会共识会议达成一致意见，对于没有骨壁缺损的病例，保证颊（唇）部位舌侧骨板至少为1mm厚度，种植体通常被要求在根方有3mm以上的有效骨量，即超出牙槽窝根尖3mm，以取得初期稳定性。在前牙区，种植体边缘距离唇侧骨板要求有2～3mm的间隙，在这个间隙内，多数学者主张植骨；也有少数学者认为，唇侧骨壁大于2mm时可以不植骨。但是否植骨都阻止不了唇侧骨板的吸收，而且吸收过程一般都在拔牙后前三个月内完成。

种植体近远中距离两侧植体或牙根应≥1.5mm，距离邻牙过近会导致邻牙损伤，亦会影响牙龈乳头的高度。但是距离邻牙过远，大于5mm以上，也会影响邻牙乳头的高度。所以在后牙即刻种植时不宜选择颈部过细的种植体，一些特殊病例如近远中距离大于13mm甚至需要植入2个较细种植体。

植入深度位于理想龈缘下3mm。冠根向位置一般在邻牙釉牙骨质界下2mm，有少于3mm骨吸收时，在骨缘下1mm。种植体顶部必须位于修复体边缘下2mm以上。在后牙区，种植体的位置主要以修复体轴向、位置为参考。

对于存在骨缺损的拔牙窝，笔者建议三壁型骨缺损属于有利型，两壁型和一壁型在即刻种植时都有一定风险，尤其在前牙区，同时种植体的稳定性是即刻种植的基本要求。有的学者根据植入扭矩判断初期稳定性，认为植入扭矩应在30～50N·cm之间，如扭矩＜30N·cm则改为延期修复，扭矩＞50N·cm则应重新攻丝获得合适扭矩后再植入。国外也有很多研究采用的最小植入扭矩范围在20～45N·cm，或者根据种植体稳定系数（implant stability quotient，ISQ）判断初期稳定性，最小值范围在60～65。Lang等和Sanz等的研究表明，在美学区域，即刻种植体植入的位点应为无骨壁缺损的拔牙窝和能够按理想位置植入并可获得初期稳定性者；对于非美学区，缺损累及牙槽嵴顶者，在联合了引导骨组织再生术后，能按理想位置植入种植体者即可行同期即刻种植。前磨牙区域是最适合行即刻种植术的区域，既无美学因素干扰，也无解剖结构需顾忌。

后牙区即刻种植时保留拔牙窝骨壁及牙槽间隔的完整性非常重要，一旦牙槽间隔缺失，种植体很难取得初期稳定性。后牙区即刻种植可将种植体植入其中一个牙根的拔牙窝内，但是常常不能获得理想的修复位置。多根牙牙根间剩余骨处是多根牙拔牙窝即刻种植修复的理想位置，其外科操作比较复杂，有时需要将牙槽间隔劈开。

病例展示

单颗前牙即刻种植即刻修复见图1-1-1（由博康泰口腔医院梁立山提供）；牙槽间隔劈开见图1-1-2（由解放军总医院杨瑟飞提供）。

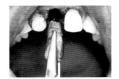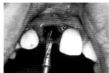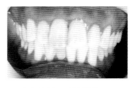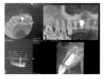

图1-1-1 单颗前牙即刻种植即刻修复

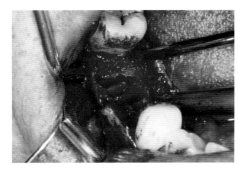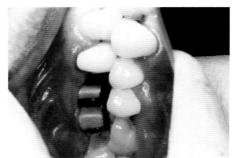

图1-1-2 牙槽间隔劈开

参考文献

[1] Morton D, Chen ST, Martin WC, et a1. Consensus statements and recommended clinical procedures regarding optimizing esthetic outcomes in implant dentistry [J]. Int J Oral Maxillofac Implants. 2013, 93.

[2] Misch CE, Silc JT.Socket grafting and alveolar ridge preservation [J]. Dentistry Today, 2008, 27（10）: 146-148.

[3] 宿玉成. 美学区种植修复的评价和临床程序 [J]. 口腔医学研究, 2008, 24（3）: 241-244.

[4] Tarnow DP, Cho SC, Wallace SS. The effect of inter-implant distance on the height of inter-implant bone crest [J]. J Periodontol, 2000, 71（4）: 546-549.

[5] Benic GI, Mir-Mari J, Hammerle CH. Loading protocols for single-implant crowns: a systematic review and meta-analysis. Int J Oral Maxillofac Implants, 2014, 29（Suppl）: 222-238.

[6] Lang NP, Pun BL, Lau IKY, et al. A systematic review on survival and success rates of implants placed immediately

into fresh extraction sockets after one year [J]. Clin Oral Implants Res, 2012, 23（suppl.5）: 39-66.

[7] Sanz I, Garcia-Gargallo M, Herrara D, et al. Surgical protocols for early implant placement in post-extraction sockets: A systematic review [J]. Clin Oral Implants Res, 2012, 23（suppl.5）: 67-79.

[8] Christopher DJE, Stephen TC. Esthetic outcomes of immediate implant placement [J]. Clinical Oral Implants Research, 2008, 19（1）: 73-80.

[9] Jacobs BP, Zadeh HH, Ingeborg DK, et al. A randomized controlled trial evaluating grafting the facial gap at immediately placed implants [J]. The International Journal of Periodontics & Restorative Dentistry, 2020, 40（3）: 383-392.

2. 正畸患者进行种植修复的最佳时机是什么？

正畸种植联合治疗可以为缺牙患者提供足够的种植修复空间，从而达到良好的治疗效果。但是多学科联合治疗程序复杂，正畸治疗疗程较长，种植体植入后还需要在 3 ~ 6 个月骨愈合后才能行上部义齿修复，患者等待修复缺牙的时间较长，所以治疗时机的把握非常重要。针对正畸患者进行种植修复的最佳时机，目前还没有确切的结论，需根据以下原则，具体情况具体分析。

正畸保持是正畸治疗的最后阶段，目的是在正畸牙齿移动完成后，使牙齿保持在矫正后的位置。由于牙周纤维特别是牙齿颈部周围纤维（牙间纤维和牙齿 - 牙龈纤维）的张力，牙齿有回到初始位置的趋势。正畸治疗的最终咬合关系也会影响正畸结果的稳定性，不必要的咬合接触可能导致牙齿位置的移位改变。所以保持器的佩戴是非常必要的，佩戴时间一般不能少于两年。成人正畸结束后，提倡终身佩戴保持器。

（1）对于青春期的患者，他们的面部骨骼尚未发育完全，牙槽骨处在不断发育中，牙齿也在持续生长，若在这个时期进行种植手术，可能会影响牙槽骨的发育。另外，由于种植体在牙槽骨中是固定的，无法与生长发育中的相邻天然牙一起移动，会导致种植体周围牙槽骨和牙龈的缺陷，造成种植牙较邻牙"下沉"的情况，影响美观和功能。因此，正畸完成后一般需要佩戴保持器来保持缺牙间隙，直到牙齿生长发育完成后再行种植义齿修复。

那么，什么年龄可以开始种植呢？这取决于患者面部颌骨的发育情况。青少年患者正畸结束一般在 16 岁左右，何时能开始种植，需要先评估面部生长发育情况。评估的最佳方法是进行头颅 X 射线照相，并且至少每隔 6 ~ 12

个月再次拍摄检查。将这些 X 射线照片叠加在一起，如果面部垂直高度没有变化，则表明面部生长已基本完成，此时放置植体，则不容易与邻牙发生不一致。那么青少年面部何时停止成长呢？国外有研究统计分析后发现，女性面部停止生长的平均年龄约为 17 岁，男性约为 21 岁。这可以作为种植时机的一个参考。但由于只是平均年龄，此信息不能适用于所有患者。种植医生在临床上设定治疗计划时必须因人而异，认真评估每个患者的情况。然而有学者发现，部分患者成年后，在 25 岁前牙齿仍然会持续萌出，其中长脸型的个体（一般指正畸中所说的高角长面型、面下 1/3 较长的个体，其颌骨骨密度较低且垂直向肌肉力量较弱）会发生更明显的上颌骨生长以及下颌骨相对于颅底（SN 线）的向后旋转。牙槽骨也会跟随此旋转，使天然牙列继续发生垂直向生长。因此，对于青少年缺牙患者正畸完成后的种植治疗，决定开始前，首先应进行全面的临床检查，并辅以头颅定位侧位片评估面部垂直生长型和面下 1/3 长度，面部轮廓正常（一般为均角型）的患者，生长完成后即可开始种植；而对于一些脸形较长的患者，颌骨生长特点决定其牙槽骨垂直向生长过多，会造成种植牙"下沉"，表现为龈缘和切端都远离颌平面，所以不建议在成年早期进行植入手术，可推迟到 25 岁以后再种植；对于面下 1/3 较短、面形较方（一般为低角型）的患者，与以上两型相比，垂直向肌肉力量是最强的，所以不必担心成人后由于牙槽骨的"主动"垂直向过多生长而造成的种植牙"下沉"，而是要关注该面型患者因强大的咀嚼肌力量使种植牙相邻的天然牙磨耗过度，既可能对无磨耗的种植牙形成咬合创伤发生机械并发症，又可能在磨耗的天然牙及其牙槽骨垂直向"被动"补充性生长后形成种植牙"下沉"的现象（表现为龈缘远离颌平面而切端与邻牙一致，种植修复的前牙切端甚至会由于缺乏磨耗而显得比邻牙长），根据以上分析推测，这种现象不仅仅局限于生长发育期，而是会贯穿整个青壮年时期，直至种植牙由于机械并发症（更多）或生物学并发症损坏后重新修复，或由于长期后牙磨耗造成颌间距离变短后使得垂直向肌肉力量相对变小，才能变慢或停止。

（2）对于成人患者，种植要在正畸结果满足患者美观、健康及种植修复的需求之后开始进行。前牙缺失的患者种植义齿的主要目的是美观，所以要合理控制缺牙间隙空间大小，调整前牙覆合及覆盖关系，综合考虑义齿种植后对周缘软组织及面形的影响。后牙缺失患者治疗的目的主要是恢复良好的咬合关系及咀嚼功能。正畸治疗可以将牙齿排列整齐，使后牙覆盖关系、尖窝接触等恢复正常，在治疗过程中应定期复查评估，符合以上条件后再择期行种植治疗。对于一些正畸前后垂直向咬合变化较大的患者，矫治结束以后，垂直向仍有一个生理性建殆的过程，这个过程一般需要3～6个月的时间。若在垂直向建立紧密咬合之前行种植手术，也有可能会在生理性建殆后出现种植牙"下沉"的现象。

另外，在为缺牙区创造出足够的牙冠和牙根空间时，一定要确保牙冠与牙根是平行或整体移动的，且近远中距离均满足种植的需求，否则有可能在种植手术时伤及邻牙牙根，或为了避免伤及邻牙，种植体无法植入到理想的位置，从而给后期的修复带来困难。

（3）从骨代谢的角度看，近年来认为种植时机最好在正畸治疗结束并保持3～6个月后。正畸期间骨代谢活跃，天然牙齿移动中受压侧破骨细胞生成，受牵拉侧成骨细胞生成，牙根部牙骨质发生吸收，在正畸力的作用下，牙根吸收区域通过沉积新的牙骨质修复。这种修复过程具有时间依赖性，牙根停止移动后，牙骨质吸收仍可能持续较长的时间（约6个月）。若种植过早，种植体周围的牙槽骨也会由于这种骨代谢活跃而造成骨吸收，从而影响种植的稳定性和美观性。再者，对于缺牙区对颌牙伸长需要正畸压低的患者，临床上并不是所有的牙齿都能够顺利压低到位，极少数会以失败告终，若提前种植，也会给后续的治疗和沟通造成困难。因此，最新的建议是在正畸治疗结束3～6个月骨代谢水平恢复正常后再行种植修复，且种植前应进行CBCT检查评估缺牙区骨量。有学者报道了相关病例，正畸治疗后3个月进行种植手术，术后定期随访骨水平稳定。

但是，从缩短疗程和避免长时间缺牙造成缺牙区骨量进一步减少的角度而言，则希望统筹安排正畸治疗和种植的时间，这就会和以上原则产生冲突，需要根据不同的患者情况进行分析、沟通后决定种植时机。

先谈缩短疗程，这是几乎所有患者的诉求，所以在临床上，为尽量缩短疗程而又不影响最终种植修复效果，医生和患者选择在正畸治疗基本结束而处于精细调整期时，根据牙列情况定位种植体的位置并行种植Ⅰ期手术植入种植体，待种植体骨结合完成，牙齿的精细调整也基本结束，再行种植Ⅱ期手术及种植义齿修复。针对采用正畸方法单纯压低伸长对颌牙的病例，也有医生为缩短治疗周期，在正畸治疗开始的同时甚至正畸治疗前行缺牙区种植体植入术，待对颌牙压低恢复至正常咬合关系后再行后期义齿修复。但鉴于（2）和（3），以上方法最好不用于对种植效果要求高的患者和前牙美学区的种植修复。另外，采用上述正畸压低对颌牙前或期间同时种植的方法时，须考虑到正畸压低失败后的解决方案并使患者充分知情同意后方可实施。

再来谈谈正畸期间长时间缺牙造成缺牙区骨量进一步减少的问题。牙槽骨的存在是基于牙齿的存在，拔牙后缺牙区牙槽骨的高度和宽度都会迅速减少。同理，正畸治疗中由于牙齿移位引起的牙槽骨改建，使得原本有全部或部分牙根支撑的缺牙区（残根或残冠拔除、邻牙向缺牙区移位通过正畸复位者等），由于失去牙根的支撑导致牙槽骨量进一步不足。而临床上即使种植空间已足，牙齿近远中向移动已基本完成，仍需要经过 3 ～ 6 个月的精细调整才能结束正畸治疗。随着时间延长，缺牙区的骨量不足就越发明显，尤其是在上下颌前牙区，患者牙槽嵴的宽度较窄，甚至可能出现刀刃状，这些都会给种植手术带来一定的难度，需通过骨挤压技术、骨劈开技术、引导骨组织再生技术等方法行局部骨增量后方能进行种植修复。如果在正畸进入精细调整期即进行种植手术，待正畸完成后立即冠修复，不仅能够缩短疗程，还能在一定程度上减少缺牙区的骨吸收。那么，这种正畸精细调整期间的缺牙区骨量减少与（3）中谈到的正畸期间骨代谢活跃导致的种植体周围牙槽骨吸收相比，哪一个更多呢？有文献报道，先天缺失侧切牙患者，正畸治疗尖牙远中移动提供修复间隙，正畸结束后 2 年和 5 年缺牙区牙槽骨变化不大，吸收 2% 左右。由此可得出结论，正畸期间缺牙区骨吸收量一般不会影响种植治疗，所以针对前牙美学区的种植，建议尽可能在正畸结束后 3 ～ 6 个月，骨代谢稳定后再行种植术。

病例展示

正畸 - 种植联合治疗见图 1-2-1（由山西省太原市恒依菲尔口腔门诊有限公司谭小霞提供）。

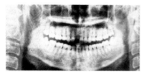
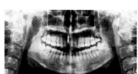
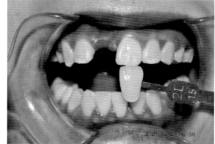
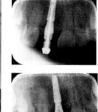
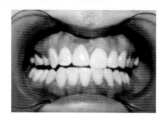
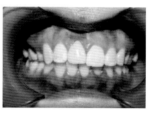
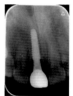

图1-2-1 正畸-种植联合治疗

参考文献

[1] GA. Kinzer, VO. Kokich JR. Managing congenitally missing lateral incisors. part III: single-tooth implants. Esthet Restor Dent [J].2005, 17: 202-210.

[2] 王博, 于洪波, 孙良麟, 等. 牙槽骨再生正畸治疗伴牙槽骨缺损的成人错合畸形远期疗效评价 [J]. 中国口腔颌面外科杂志, 2015, 13 (5): 420-424.

[3] CD Johnston, SJ Littlewood. Retention in orthodontics. Br Dent [J]. 2015, 218 (3): 119-22.

[4] SJ Littlewood, S Kandasamy, G Huang. Retention and relapse in clinical practice [J]. Aust Dent. 2017, 62 (Suppl 1): 51-57.

[5] 周公亮, 刘蝶, 梁星, 等. 牙列缺损伴错合畸形的正畸与种植联合治疗的临床观察 [J]. 华西口腔医学杂志, 2008, 26 (5): 499-502.

[6] Ufuk, Ok, Berza, et al. Alternative treatment plan for congenitally missing teeth in an adolescent patient: a case report –science direct [J]. The Journal of the American Dental Association, 2019, 150 (8): 707-713.

[7] Holmes, J.D.Considerations in dental implant placement in the young patient: a surgeon's perspective. Seminars in Orthodontics, 2013, 19 (1), 24-36.

[8] A P F P, B V G K, C B L P . Determining the cessation of vertical growth of the craniofacial structures to facilitate placement of single-tooth implants [J]. American Journal of Orthodontics and Dentofacial Orthopedics, 2007, 131 (4): S59-S67.

[9] Zitzmann N. U., Özcan M., Scherrer S. S., Bühler J. M., Weiger R., Krastl G. Resin-bonded restorations: a strategy for managing anterior tooth loss in adolescence. The Journal of Prosthetic Dentistry, 2015, 113 (4): 270-276.

[10] 王玲, 李楠, 段银钟. 正畸联合修复治疗前牙缺失患者1例 [J]. 口腔颌面修复学杂志, 2013, 14 (1): 33-34.

[11] Chiu G, Chang C, Roberts W E . Interdisciplinary treatment for a compensated class II partially edentulous malocclusion: orthodontic creation of a posterior implant site [J]. American Journal of Orthodontics & Dentofacial Orthopedics, 2018, 153 (3): 422-435.

[12] Sekine H, Miyazaki H, Takanashi T, et al. Dental implant treatment after improvement of oral environment by orthodontic therapy [J]. The Bulletin of Tokyo Dental College, 2012, 53（3）: 109-17.

[13] 张翔，王明锋，李琳，等. 正畸与种植序列治疗先天缺失牙的临床研究 [J]. 口腔颌面修复学杂志，2010，11（2）：104

[14] 蔡留意，张月兰，解邦杰，等. 以种植体为支抗的成人正畸种植修复联合治疗59例 [J]. 郑州大学学报：医学版，2011，46（1）：155.

[15] Celenza, F. Implant Interactions with Orthodontics [J]. Journal of Evidence Based Dental Practice, 2012, 12（3），192-201.

[16] 李若萱，段银钟，李金学，等. 个别下切牙先天缺失症临床矫治的研究 [J]. 实用口腔医学杂志，2004，20（001）：70-72.

[17] S Nová Ková, Marek I, M Kamínek. Orthodontic tooth movement: bone formation and its stability over time [J]. American Journal of Orthodontics & Dentofacial Orthopedics, 2011, 139（1）: 37-43.

[18] 高金辉. Ⅱ类错[牙合]生长型与牙颌补偿的相关性研究 [J]. 湖北民族大学学报：医学版，2022，1：39.

[19] 钟天骄. 不同垂直骨面型人群咬合垂直距离及下颌骨三维形态相关性分析 [D]. 南京大学，2019.

[20] Şatıroğlu Fikret, A Tülin, Fulya I. Comparative data on facial morphology and muscle thickness using ultrasonography [J]. Eur J Orthod, 2005（6）: 562-567.

[21] Dmd S A, Surgeon H, Dprofessor N B. Effect of age on single implant submersion rate in the central maxillary incisor region: a long-term retrospective study [J]. Clinical Implant Dentistry and Related Research, 2015.

[22] 肖丹娜. 成人高低角骨面型颅面结构的比较及初步生物力学分析 [D]. 四川大学，2002.

[23] 邹晖，赖仁发. 下颌肌肉与垂直骨面型的关系及对正畸治疗的影响 [J]. 口腔疾病防治，2007，15（6）：280-282.

3. 若种植区域邻牙患有根尖周疾病，最佳种植时机是什么？

种植体植入后与邻牙发生感染一般有三种情况。

① 邻牙是健康天然牙，由于植牙手术时损伤邻牙，邻牙出现牙髓或根尖病变，造成种植体根尖感染。

② 邻牙原有的根尖周炎或牙周炎未治疗，细菌通过骨髓腔播散至种植体根尖区，从而引发种植体与根尖邻近区炎症感染。

③ 邻牙在临床及X射线检查上均显示已根管治疗完善，但在种植体植入后出现根尖周炎，继而累及到种植体根端，引起逆行性种植体周围炎（retrograde peri-implantitis，RPI）。

RPI是一种特殊的种植体周围炎，是种植体植入后种植体根部出现疼痛、叩痛、肿胀，甚至出现窦道，X射线检查可见种植体颈部有正常的骨结合，而根部出现牙槽骨低密度区。其病因同种植时距离邻牙根尖较近、邻牙根尖周有炎症有关。

邻牙牙髓或者根尖病变引起种植体早期失败的病例较少，二者的相关性研究已有报道，残留在邻牙根尖周区的细菌是导致 RPI 发生的主要原因。有学者对感染种植体的根尖周病损区进行了微生物检测，发现啮蚀艾肯菌与 RPI 的形成有关，而此菌属是牙髓病损害中最常见的一种，这提示邻牙的牙髓源性损害是导致 RPI 的一个因素。

然而，临床上还可见到以下两种情况。

① 邻牙根管治疗后其根尖周影像正常且无任何症状，种植后仍然发生了 RPI。对于这种情况，多数学者认为可能是由于充填不严密或根尖未完全封闭致根尖周病变未完全愈合；或者尽管根管治疗后 X 射线检查发现根尖周病变已经愈合，但根尖区可能还存在微生物，这在 X 射线检查上很难显示，却有可能引起 RPI，导致种植体失败。

② 种植后健康邻牙出现牙髓症状，及时进行根管治疗后种植体仍出现松动。究其原因可能是邻牙出现明显疼痛前已有炎症通过根尖向种植体根方区域扩散，或者是行邻牙根管开放治疗时操作不当，使细菌通过根管口进入根尖进而扩散至种植体。

尽管种种证据表明邻牙伴发根尖周损害容易导致 RPI 的发生，但是也不必将其列为种植手术的禁忌证。临床上若能确定 RPI 病变来源于邻牙，种植体根尖周损害较小且没有明显动度，那么对邻牙进行根管治疗是消除病变的最佳方法。

因此，拟种植区邻牙的牙髓活力检测和根管治疗效果评估可作为种植术前的常规检查。种植医生需要仔细检查邻牙牙体、牙周情况，若有根尖周疾病，如根尖肉芽肿、囊肿或已行根管治疗但根尖仍见炎症等，建议消除上述病理性改变后再行种植。

① 邻牙根尖周疾病致牙体无法保留者，拔除患牙，局部搔刮彻底，愈合至少 3 个月后 X 射线检查无异常，可与拟种植区同时进行种植修复治疗。

② 邻牙根尖周病变，但牙体可保留者，应及时完善根管治疗，且至少观察 3 个月后 X 射线检查炎症无扩散方能进行种植体手术。在手术时还应控制好种植体与邻牙的距离大于 3mm，这也是预防 RPI 发生的有效手段。

③ 如果种植术前检查时发现邻牙虽已经完成根管治疗一段时间，无自发症状，且牙龈无瘘管，但根尖透射影仍存在，也可行种植手术。但最好在术中同期进行邻牙根尖切除，以消除潜在的致病因素；若邻牙已行根管治疗但

仍有症状者，建议先评估牙体预后情况，酌情重新根管治疗或拔除邻牙，待病变愈合后再行种植。

④ 若种植后才发现邻牙牙体病变需开髓治疗时，一定要防止邻牙根管口开放产生的逆行性感染。

参考文献

[1] Brisman D L, Brisman A S, Moses M S . Implant failures associated with asymptomatic endodontically treated teeth [J]. Journal of the American Dental Association，2001，132（2）：191-195.

[2] Tseng C C, Chen Y, Pang I C, et al. Peri-implant pathology caused by periapical lesion of an adjacent natural tooth: a case report [J]. International Journal of Oral & Maxillofacial Implants，2005，20（4）：632-635.

[3] Zhou W, Han C, D Li, et al. Endodontic treatment of teeth induces retrograde peri-implantitis [J]. Clinical Oral Implants Research，2010，20（12）：1326-1332.

[4] Shabahang S, Bohsali K, Boyne P J, et al. Effect of teeth with periradicular lesions on adjacent dental implants [J]. Oral Surgery Oral Medicine Oral Pathology Oral Radiology & Endodontology，2003，96（3）：321-326.

[5] 关雪琳，余顺兰.种植体周围炎的预防 [J].保健医学研究与实践，2011，8（3）：89-91.

4. 植骨区域种植时机的选择、判断及读片

充足的骨量是种植体获得稳定和美观效果的重要先决条件之一，也能支持种植体周围软组织的表面稳定和协调。目前，临床上针对骨缺损的主要治疗方式是先进行软硬组织增量，其中用于骨增量的材料包括同种异体骨、自体骨以及人工替代材料等；采用的种植方式包括即刻种植、早期种植（软组织愈合）、早期种植（部分骨愈合），以及植骨后延期种植等。即刻种植可有效地缩短义齿修复时间，同时减少手术次数，还可防止牙槽骨发生废用性萎缩。而早期种植与植骨后延期种植是近年来随着医疗水平不断进步所发展起来的种植方式，文献研究也都证实了其良好的临床治疗效果。因此，种植医生要注意严格把握适应证，选择正确的种植与植骨方式，以提高治疗效果。

（1）植骨完成后，种植时机的选择

有学者系统研究后发现，愈合时间对新骨形成有显著影响，尤其是当使用具有缓慢吸收速率的生物材料（例如异种移植物）时，与具有快速吸收率的材料相比，其需要更长的愈合时间才能获得较好的新骨形成。实际上，自体骨只有在愈合时间短于 6 个月时才表现出最佳性能，而在较长的愈合时间

中，大多数非自体骨替代材料都达到了相似的组织形态学结果。该发现提示，当计划在植骨后的 6 个月内进行种植修复时，建议使用自体骨移植。由于自体骨同时具有骨诱导、骨生成和骨传导特性，能更快更好地整合到宿主骨中，从而被认为是骨移植材料中的"金标准"。自体骨可以是松质骨、皮质骨或两者的组合。其中，皮质骨具有优异的结构完整性，但由于骨祖细胞数量有限，初期就具有较强的机械支持作用，而后期的强度随着时间的延长而降低。尤其在 6 个月后，皮质自体骨移植处的强度比正常骨质弱 40% ～ 50%。相反，松质骨由于多孔结构在植入初期强度较弱，随着被正常骨质的替代以及生物力学的刺激，其外形的稳定性和强度逐渐提高，尤其是在后期，其强度稍高于正常骨质。另外，其多孔结构使血液中的细胞可以快速扩散、迁移、增殖与分化，具有比皮质骨移植物更快的再血管化能力，这有助于维持其成骨潜能和新骨形成的能力。同样，向任何生物材料中添加自体骨、生长因子或间充质干细胞都可能会提高骨生成的速率。同种异体材料和自体骨的组合使用比单独的自体骨能收获更令人满意的植骨效果，特别是对减少自体供区的创伤有更重要的临床意义。如果单独使用替代的骨移植材料，建议愈合时间超过 6 个月。

在临床上，有时会遇到骨缺损病例需要一期植骨辅助钛网设计，建议在手术完成约 6 个月时，通过全景 X 射线片或 CBCT 确认发生骨整合后，再去除钛网。如果已获得足够的骨增量，此时可以同期放置牙科种植体。

对于外置法植骨技术，如果操作中骨块属于完全断离（游离植骨术）的，其在异位重建血循环期间需要来自邻近骨组织的营养，这时不能同期植入种植体，要先保证骨块与受植床充分贴合，并且需辅助受植床的去皮质化等操作，以利于移植骨块的修复重建进程。如果骨块移位后还有血供，如骨劈开时，骨块未完全断离，此移位的骨块能继续维持骨生成、骨诱导和骨传导作用，其修复重建效能较强时，可考虑同期植入种植体。当种植区域严重骨缺损时，常需要块状骨移植，其主要来源为颌骨及髂骨。髂骨移植需住院做全身麻醉手术，并可能会引起供区的并发症，包括感染、活动障碍、疝气等，增加患者的心理和经济负担，现临床较少用。Ersanli 等认为颏部及下颌支骨量充足，且块状骨移植术后最常见的并发症为出血，其次为血肿、皮瓣裂开和感染，与髂骨移植相比其并发症较轻，是良好的供骨区。Misch 通过下颌升支取方形块状骨进行贴面式的外置法植骨技术植骨，以重建宽度不足的牙槽突，获得了良好的水平骨增量。

无论何种骨增量手术，一般要在术后 3 ～ 6 个月拍摄 X 射线片，观察植骨块愈合情况，如果同期植入了种植体的，可同时观察种植体骨结合情况。未同期植入种植体者根据上述不同情况在平均植骨 15 周后（12 ～ 24 周）行种植体植入。

当应用了牙槽嵴劈开术时，应在术后 3 ～ 6 个月拍摄 X 射线片，观察骨愈合情况，酌情完成种植体植入。如果同期植入了种植体的，应根据牙槽嵴在术前骨量不足的严重程度、术中创伤的大小及 X 射线片观察的种植体骨结合情况确定二期修复时间。一般也是在术后 3 ～ 6 个月完成上部结构的制作和修复。

（2）植骨区种植时机的判断及读片

植骨完成后，在决定种植手术前，需要进行临床和 X 射线检查来评估骨增量的情况。

临床通过口内检查，可以进行牙周探诊、卡尺测量，且种植手术时可检查骨移植物在受体部位是否发生了整合和固定，植入种植体时的钻孔过程中是否有骨移植物的出血。

其次是放射影像评估。全景或根尖片属于二维射线照相技术，可以进行初步检查，显示骨移植后在垂直高度上的变化，但无法提供水平面的结果，因此无法得知骨增量前后牙槽骨的精确体积变化。CBCT 可通过在格式化的横截面图像中准确测量每个植入部位的水平和垂直尺寸，评估植骨区的三维效果。

临床医生需要采集缺牙区植骨手术前、术后 3 周和种植体植入前的 CBCT 影像，通过观察测量植骨部位的体积变化，来判断骨增量的效果。为了确保在不同时间段内的体积测量结果具有可重复性，要选择一些解剖学标志点、固定钉和螺钉作为参考点。使用读片软件重建图像后，以 1.5mm 的间距和 0.5mm 的切片厚度生成所观察区域的横截面图。在横截面图上每个拟定的植入部位，从牙槽嵴的顶部到根尖水平画一条线，测量术区牙槽骨的高度，然后在同一条线上在距嵴顶 4mm 处测量牙槽嵴的宽度。如果要放置多个种植体，还应考虑整个缺牙区的水平和垂直骨量以进一步分析。为了防止偏差并确保可信度，在相同的条件下，应由同一名检查员采集并记录所有射线照相的体积和线性测量值。

植骨术后 3～6 个月，当牙槽骨 CBCT 图像的测量结果能达到常规直径和长度的种植体植入所需的空间时，或通过辅助简单的 GBR 手术就能完成种植手术的程度时，就可以考虑植入种植体。

参考文献

[1] Nampo T, Watahiki J, Enomoto A, et al. A new method for alveolar bone repair using extracted teeth for the graft material [J]. J Periodon-tol, 2010, 81（9）: 1264-1272.

[2] Xi Y, Miao X, Li Y, et al. BMP2-mimicking peptide modified with E7 coupling to calcined bovine bone enhanced bone regeneration associa-ting with activation of the Runx2/SP7 signaling axis [J]. J Biomed Ma-ter Res B Appl Biomater, 2019, 108（1）: 1-14.

[3] Futran T, Neal D. Peterson's principles of oral and maxillofacial sur-gery [J]. Head & Neck, 2006, 28（4）: 378-379.

[4] Navarro Cuellar C, Caicoya SJ, Acero Sanz JJ, et al. Mandibular reconstruction with iliac crest free flap, nasolabial flap, and osseointegrated implants [J]. J Oral Maxillofac Surg, 2014, 72（6）: 1226.

[5] Misch CM. Comparison of intraoral donor sites for onlay grafting prior to implant placement [J]. Int J Oral Maxillofac Implants, 1997, 12（6）: 767-776

[6] Kazor C E, Al-Shammari K, Sarment D P, et al. Implant plastic surgery: a review and rationale [J]. Journal of Oral Implantology, 2004, 30（4）: 240-254.

[7] 程玉叶，周文清，裴润生，等. 数字化基台一体冠修复后牙种植体的临床研究 [J]. 交通医学, 2016, 30（001）: 76-78.

[8] 陈子和，何荣发. 即刻种植、延期种植、植骨后延期种植三种方式对骨缺损患者的疗效影响比较 [J]. 中国口腔种植学杂志, 2017, 1.

[9] Al-Moraissi E A, Alkhutari A S, Abotaleb B, et al. Do osteoconductive bone substitutes result in similar bone regeneration for maxillary sinus augmentation when compared to osteogenic and osteoinductive bone grafts? A systematic review and frequentist network meta-analysis [J]. International Journal of Oral and Maxillofacial Surgery, 2020, 49（1）: 107-120.

[10] Dds A, Lowe D I, Dds P J. Titanium mesh grafting combined with recombinant human bone morphogenetic protein 2 for alveolar reconstruction [J]. Oral and Maxillofacial Surgery Clinics of North America, 2019, 31（2）: 309-315.

[11] Her S, Kang T, Fien M J. Titanium mesh as an alternative to a membrane for ridge augmentation [J]. J Oral Maxillofac Surg, 2012, 70（4）: 803-810.

[12] Louis P J. Bone grafting the mandible [J]. Oral Maxillofac Surg Clin North Am, 2011, 55（4）: 673-95.

[13] 林野. 口腔种植学 [M]. 北京: 北京大学医学出版社, 2018: 77-101.

[14] Mounir M, Mounir S, Elfetouh A A, et al. Assessment of vertical ridge augmentation in anterior aesthetic zone using onlay xenografts with titanium mesh versus the inlay bone grafting technique: a randomized clinical trial [J]. International Journal of Oral & Maxillofacial Surgery, 2017, 46（11）, 1458-1465.

[15] Tadinada A, D Ortiz, Taxel P, et al. CBCT evaluation of buccal bone regeneration in postmenopausal women with and without osteopenia or osteoporosis undergoing dental implant therapy [J]. The Journal of Prosthetic Dentistry, 2015, 114（4）, 498-505.

5. 短植体在修复的时候有什么特殊的要求？成功率和存留率如何？

近年来，随着种植体设计的进步、表面处理的进步，以及外科技术的改善，短种植体的出现为解决上颌及下颌后牙区的种植提供了更新的思路和方式。对于短种植体的定义，现在还没有统一的意见。大多数专家认为，种植体长度小于 8mm 者就称为短种植体。每个系统对短种植体的标准也不一样。

短种植体对后牙区牙槽骨高度不足的病例有明显的优势，很大程度上降低了手术难度，扩大了种植适应证，降低了手术风险，节约了愈合时间。但是有系统文献回顾，早期短种植体的失败率高于普通种植体，而且种植体的早期松动和短种植体有明显的相关性。随着种植体加工方式的改进，包括螺纹的设计和表面处理的改进，也有文献报道，短种植体的存留率和常规种植体相当，没有统计学差异（这样的统计是包含了下颌、上颌短种植体脱落概率，上颌约为 10%，下颌为 3%）。

通常来看，种植体长度和稳定性存在直接关系，种植体长度每增加 3mm，表面积可以提高 10%，直径每增加 0.25mm，表面积也可以增加 10%。在降低种植体颈部应力方面，越来越多的研究表明，增加种植体直径比增加种植体的长度效果更好。研究表明，种植体骨应力主要集中在种植体颈部 3mm 区域，所以，如果在颈部形成了良好的骨结合，长度对于种植体而言就不是那么重要了。另一方面，种植体表面的几何形状是一个重要因素，鱼鳍式的设计较 V 形设计更加有利于将应力分散到周围的牙槽骨。

另一方面，有关冠根比的研究，传统理论认为，冠根比是影响种植修复成功的重要因素，冠根比越小越符合生物力学原理，最低限度的冠根比是 1∶1。短种植体的应用不符合这一学说。也有研究表明，冠根比与种植体边缘骨吸收没有明显关系，没有任何证据表明其与种植成功率存在相关性，所以短种植体也可以应用在颌骨种植。

但是，鉴于上颌后牙区通常骨质较为疏松，并且上颌窦区域可以通过骨增量手术提高后牙区垂直骨高度，笔者建议，在不追求即刻负荷（如全口无牙颌即刻负荷）的前提下，做上颌窦提升等骨增量手术，尽量植入长植体，实现种植体长期稳定性。

Pieri F 等也有研究表明，后牙区种植过程中，如果 RBH 较低，上颌窦提升的并发症远高于使用短种植体，6mm 短种植体的冠根比例达到 2∶1 情况下，一年后随访没有并发症出现。

所以，在短种植体的应用上存在一定的争议。笔者建议，对于存在某种原因（如患者年龄问题，或者存在全身疾病等）的特殊病例，植入短种植体也是一个不错的选择，不过也建议多颗短种植体联合使用，以提高种植修复的成功率。

2016 年的 Meta 分析中指出，4 ～ 7mm 的短种植体在种植体周围炎、边缘骨吸收方面与标准长度种植体并没明显的区别，是一种可以避免垂直骨增量复杂手术的种植修复方案。但是多篇文献综述也提醒种植医生并不能把短种植体作为常规修复方式使用。

参考文献

[1] Lemos C，Alves M，Okamoto R，et al. Short dental implants versus standard dental implants placed in the posterior jaws：a systematic review and meta-analysis ［J］. Journal of Dentistry，2016，8.

[2] Asja S K J . A cohort study on short mini-implants for mandibular overdentures compared to those of standard length ［J］. Clinical oral implants research，2020，31（2）.

6. 在半口或全口种植修复时，余留牙有牙周病的情况下如何处理？

如果余留牙比较多，离种植位点比较近，牙周病较重甚至有牙周溢脓等急性炎症的情况，一定要首先妥善处理牙周炎症，择期进行种植，特别是对于即刻负重的病例，因为种植体周围炎发展会比较快，大大增加种植治疗失败的风险。

牙周病患者的治疗过程复杂，无法修复的牙齿大多采用拔除患齿重新种植的治疗方案。在患牙拔除后的种植时机选择上，常选择两种时机，一种是拔牙后即刻种植，一种是拔牙后待牙槽恢复正常后再行种植。即刻种植即拔牙后即行种植，具有义齿修复时间短、牙槽骨萎缩率低的优点，但有研究认为其种植风险较高。在牙齿脱落 6 个月后种植，治疗周期长，但种植风险低。随着牙科设备、技术的发展，即刻种植的种植成功率不断提升。临床对牙周病拔牙后种植时机的选择已有了较多的争论。陆惠娟等对比分析了即刻种植和延期种植治疗牙周病患者的临床效果及对牙周指标的影响，结果显示，两种种植时机患者牙齿种植成功率比较差异无统计学意义，在美学评分方面，即刻种植组患者仅在术后4周的PES评分高于延期组，其它阶段两组患者PES评分均无明显差异。探诊结果方面，两种患者术后不同阶段比较差异均无统计学意义。上述研究说明即刻种植与延期种植在种植效果及对牙周指标的影响方面并无劣势，但其却具有就诊次数少、修复时间短的优势。

综上所述，牙周病患者拔牙后即刻种植与延期种植对牙周指标影响不大，相关指标变化趋势一致，种植成功率一致。即刻种植可减少患者就医次数，提高患者就诊效率，有一定优势。因此，在半口或全口种植修复时，余留牙有牙周病的情况下，对牙周炎症妥善处理后，种植牙的远期效果能得到进一步的提升（如图1-6-1、图1-6-2、图1-6-3所示，图片由博康泰口腔医院梁立山提供）。

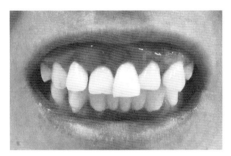 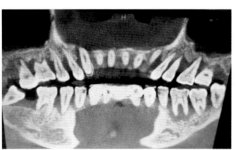

图1-6-1 牙周病患者　　　　　图1-6-2 曲面断层片可见牙槽骨吸收

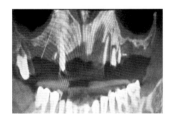 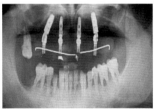 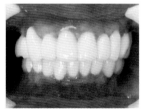

图1-6-3 种植以及修复后

参考文献

[1] 陈路.牙周病患牙拔除即刻种植即刻修复10例临床体会研究 [J].世界最新医学信息文摘，2018（74）：1.

[2] 罗翠芬，彭国光，冯远华，等.牙周病患者行牙种植术的研究进展 [J].口腔医学，2018，38（8）：4.

[3] 毕小成，危伊萍，胡文杰，等.罹患重度牙周病变磨牙拔牙后位点保存与自然愈合后种植治疗效果对比研究 [J].中国实用口腔科杂志，2017，10（10）：598-604.

[4] 欧阳瑾.探讨牙周病患者拔牙后即刻种植与延期种植的临床效果 [J]. 现代诊断与治疗，2017，28（9）：1573-1575.

[5] 陆惠娟.牙周病患者拔牙后即刻种植与延期种植效果及牙周指标分析 [J]. 世界最新医学信息文摘，2019，19（92）：167，169.

[6] 魏玢.浅析牙周病患者的种植治疗时机 [J]. 中国医疗美容，2016，6（6）：58-60.

7. 在局部种植方案中，牙周病的患者如何处理比较稳妥？

根据牙周病严重程度，可控制的牙周病可以种植；如果是牙周病的急性期或者有牙周溢脓等情况，短期内是不能行种植治疗的。

目前大多数文献都强调了术前牙周治疗的必要性，未经治疗的牙周炎患者是种植治疗的绝对禁忌证，严格抗感染与完善的维护支持治疗，可以降低种植体再感染概率，利于控制生物学并发症。无论何种拔牙窝内都存在细菌，是否发生感染取决于机体的抗炎机制。研究表明，经过完善的牙周治疗并定期进行牙周维护，牙周炎患者和无牙周炎患者的种植体周围骨吸收水平无统计学差异。牙周病患者种植手术应在有效牙周治疗的前提下实施，但关于"牙周治疗有效"的标准至今却仍无统一定论。Ong 等提出：全口牙周袋探诊深度≤5mm 且无牙龈探诊出血即为"牙周治疗有效"。而 Roccuzzo 等认为需全口菌斑指数（full-mouth plaque score，FMPS）< 25%，且全口出血指数（full-mouth bleeding score，FMBS）< 25%。

当牙周炎症较重或口腔卫生极差的情况下，一般先拔除无法保留的患牙，经过系统治疗和维护，待余牙的牙周状况稳定后再行种植手术。为缩短患者治疗周期，也可在系统牙周治疗后同期植入种植体。

① 延期种植：一般牙周炎患者临床上多采用延期种植或拔牙后早期种植。Lee 等的比格犬体内实验结果表明，未经治疗的牙周炎实验组中延期种植的种植体更易形成与其相适应的骨结合，但仍因缺乏抵抗力，易发生感染导致种植失败。

② 早期种植：在牙周情况稳定后即可采用，缩短了患者种植治疗周期，在一定程度上部分保留了原来牙槽骨的宽度和高度。

③ 即刻种植：因牙周炎无法保留的患牙，可以拔除后即刻种植或待拔牙创愈合后再行种植。重度牙周炎患者拔牙后牙槽骨吸收改建速度较快，愈合后牙槽嵴高度降低，常形成刃状菲薄牙槽嵴，且软组织质脆易碎、较难翻瓣，

术中易出血，咬合关系紊乱，解剖结构变异，均增加了牙周病区域种植的难度。牙周病的相关致病微生物会对种植体 - 骨结合造成影响，是种植手术失败的危险因素，但近期临床研究表明，牙周病患者拔牙后即刻种植成功率与延期种植类似，牙周病并非是即刻种植的绝对禁忌证，术后的抗炎、维护治疗是必不可少的手段。即刻种植成功的关键在于确保种植体的初期稳定性，初期稳定性越好，种植成功率越高。同时，即刻种植结合软、硬组织增量技术，能较好地维持牙槽骨高度，确保附着龈的宽度，减少愈合过程中的软、硬组织吸收。

简言之，重度牙周炎患者种植修复时机的把握应视具体情况而定。不论如何选择方案，重度牙周炎患者的种植修复均应在牙周炎症控制下进行。种植术中彻底清创并确保种植体的初期稳定性是种植成功的关键。种植术后长期维护可提高种植体远期成功率。

参考文献

[1] Sousa Vanessa, Mardas Nikos, Farias Bruna et al. A systematic review of implant outcomes in treated periodontitis patients [J]. Clin Oral Implants Res, 2016, 27: 787-844.

[2] Mengel Reiner, Flores-de-Jacoby Lavin, Implants in patients treated for generalized aggressive and chronic periodontitis: a 3-year prospective longitudinal study. [J]. J Periodontol, 2005, 76: 534-43.

[3] Ong Constantine T T, Ivanovski Saso, Needleman Ian G et al. Systematic review of implant outcomes in treated periodontitis subjects. [J]. J Clin Periodontol, 2008, 35: 438-62.

[4] Roccuzzo Mario, De Angelis Nicola, Bonino Luca et al. Ten-year results of a three-arm prospective cohort study on implants in periodontally compromised patients. Part 1: implant loss and radiographic bone loss [J]. Clin Oral Implants Res, 2010, 21: 490-6.

[5] 刘宝林.口腔种植学 [M].北京: 人民卫生出版社, 2011: 194-197.

[6] Lee D, Sohn B, Kim KH, et al. Effects of untreated periodontitis on osseointegration of dental implants in a Beagle dog model [J]. J Periodontol, 2016, 2: 1-14.

[7] Lanza Alessandro, Scognamiglio Fabio, Femiano Felice et al. Immediate, early, and conventional implant placement in a patient with history of periodontitis. [J]. Case Rep Dent, 2015, 15: 217895.

[8] Hong Chul Eui, Lee Ju-Youn, Choi Jeomil et al. Prediction of the alveolar bone level after the extraction of maxillary anterior teeth with severe periodontitis. [J]. J Periodontal Implant Sci, 2015, 45: 216-22.

[9] 叶平.牙周病区域的即刻种植 [J].中国实用口腔科杂志, 2011, 4（3）: 138-139.

[10] 孙卫革, 张磊, 耿丽红, 等.牙周病患者拔牙后即刻种植与延期种植的临床研究 [J].口腔颌面外科杂志, 2015, 25（3）: 209-212.

[11] 滕立钊, 杨小东, 吴大怡.牙周病患者前牙即刻种植的临床研究: 成功因素和风险分析 [J].中国口腔种植学杂志, 2014, 19（2）: 62-65.

[12] 邱立新.牙周病患牙拔除后种植治疗考量 [J].中国口腔种植学杂志, 2010, 15（3）: 115-116.

[13] 陈尧.重度牙周炎即刻种植80例临床效果观察 [J].中国医药指南, 2014, 12（34）: 27-29.

[14] 林彦君, 周勇, 林继超, 张敏, 张豹, 吴东.重度牙周炎患者种植修复时机的考量 [J].口腔医学, 2019, 39（10）: 944-947.

8. 无牙颌种植即刻负重后到永久修复期间，如何护理？

如何保证即刻负重中种植体和骨组织间产生良好的骨结合是种植即刻修复成功的关键。因此，为促进种植体的骨结合并减少种植体周围骨丧失，在无牙颌种植即刻负重后要注意以下几点。

① 种植体具有足够的初期稳定性。研究证明，种植体的微小动度在 $100\mu m$ 内能够有骨结合发生，大于 $100\mu m$ 的动度则会使纤维组织长入，而种植体的初期稳定性是控制微动程度的基础，因此要求作为即刻负重的种植体植入扭矩一般不小于 $35N\cdot cm$。

② 控制吸烟。大量研究表明，吸烟是种植失败的危险因素，不吸烟患者种植成功率明显高于吸烟者，因此为提高种植成功率，应倡导患者戒烟。

③ 平台转移。种植体平台转移指在骨水平种植体平台上，基台直径小于种植体平台直径，使基台连接位置向种植体平台中心内移，即负荷平台内移。研究表明，在修复后的种植体影像检查中，因为生物学宽度、种植体基台界面微间隙、应力分布等因素，采用平台转移设计的种植体颈部牙槽骨的吸收程度显著小于采用传统种植体基台连接方式者。

④ 合理的修复体设计。研究显示，机械并发症是广泛存在的问题，其原因较为复杂，可能是咬合力过大或𬌗位关系确定不当，亦与患者饮食及生活习惯有关。因为种植体缺乏牙周膜结构，所以易出现机械并发症甚至导致种植失败。为减少机械并发症的发生，在修复治疗前应准确记录患者的𬌗位关系，进行合理的修复设计，如缩短远端悬臂、降低牙尖斜度等。同时，即刻负重要求过渡义齿具有一定的强度，一方面通过种植体之间坚固的连接，可以弥补单个种植体的稳定性不足；另一方面，可以避免过渡义齿折裂，降低因过渡义齿折裂而引起的局部种植体过载荷，从而降低种植失败风险。即刻负重义齿的固位方式有粘接固位和螺丝固位两种，由于螺丝固位方便拆卸，因此通常为临床首选。由于过渡义齿采用螺丝固位的方式，患者无法自行取下，因此要求义齿组织面的设计利于清洁，组织面要高度抛光，一般做成卵圆形，必要时可以做成卫生桥。修复体戴入后应调整咬合，避免早接触点和咬合不平衡，尽量减少咬合力，并且在修复完成后应告知患者注意保护，勿咬硬物，一般建议软食和流食。

⑤ 即刻负重要求载荷分布均匀，没有咬合高点。患者由于种植手术长时

间张口，咀嚼肌疲劳，加之即刻拔除多颗患牙后即刻接受种植手术，患者短时间内很难确定正确的咬合垂直高度和咬合位置。要求患者术后1天、1周、1个月及时复诊，评估患者过渡义齿的咬合状况，在种植体愈合的早期阶段及时调整，找到患者适合的咬合高度，达到载荷的均匀分布，降低由于局部过载荷导致的种植体骨整合失败。同时，合适的过渡义齿咬合关系也可以为永久修复提供较好的参考。

⑥ 保持口腔卫生。研究发现，口腔卫生较差的群体，其种植体周围骨丧失约是口腔卫生较好群体的3倍。种植体周围菌斑的累积短期内会导致种植体周围黏膜炎，长期的菌斑积累致使种植体周围炎概率大大增加，和慢性牙周炎不同的是，种植体周围黏膜的炎症继续进展导致病损与牙槽骨直接接触，骨丧失的速度与严重程度远大于慢性牙周炎周围骨吸收。因此，应向患者强调保持口腔清洁卫生的重要性，教育其进行正确、规范的刷牙，指导其使用牙线或冲牙器来有效地清除食物残渣的附着和嵌塞，以保持口腔清洁卫生。

参考文献

[1]　Brunski JB, Avoid pitfalls of overloading and micromotion of intraosseous implants [J]. Dent Implantol Update, 1993, 4: 77-81.

[2]　Cooper LF, Rahman A, Moriarty J, et al. Immediate mandibular rehabilitation with endosseous implants: simultaneous extraction, implant placement, and loading [J]. Int J Oral Maxillofac Implants, 2002, 17: 517-525.

[3]　Niedermaier R, Stelzle F, Riemann M, et al. Implant-supported immediately loaded fixed full arch dentures: evaluation of implant survival rates in a case cohort of up to 7 years [J]. Clini Implant Dent Relat Res, 2017, 19（1）: 4-19.

[4]　Sayardoust S, Omar O, Norderyd O, et al. Implant-associated gene expression in the jaw bone of smokers and nonsmokers: A human study using quantitative qPCR [J]. Clin Oral Implants Res, 2018, 29（9）: 937-953.

[5]　DI Girolamo M, Calcaterra R, DI Gianfilippo R, et al. Bone level changes around platform switching and platform matching implants: a systematic review with meta-analysis [J]. Oral Implantol（Rome）, 2016, 9（1）: 1-10.

[6]　Laura L, Luis DS, Isabel MS, et al. Crestal bone level around tissue-level implants restored with platform matching and bone-level implants restored with platform switching: a 5-year randomized controlled trial [J]. Int J Oral Maxillofac Implants, 2018, 33（2）: 448-456.

[7]　Cassetta M. Immediate loading of implants inserted in edentulous arches using multiple mucosa-supported sterolithographic surgical templates: a 10-year prospective cohort study [J]. Int J Oral Maxillofac Surg, 2016, 45（4）: 526-534.

[8]　李振, 童昕, 孟翔峰. 全口即刻负重过渡义齿的临床观察 [J]. 徐州医科大学学报, 2019, 39（8）: 557-561.

[9]　Morneburg TR, Pröschel PA. In vivo forces on implants influenced by occlusal scheme and food consistency [J]. Int J Prosthodont, 2003, 6（5）: 481-486.

[10]　Renvert S, Quirynen M. Risk indicators for periimplantitis. a narrative review [J]. Clin Oral Implants Res, 2015, 26（Suppl 11）: 15-44.

[11]　Renvert S, Polyzois I. Risk indicators for peri-implant mucositis: a systematic literature review [J]. J Clin

Periodontol, 2015, 42（Suppl 16）: S172-S186.

[12] Serino G, Ström C. Peri-implantitis in partially edentulous patients: association with inadequate plaque control [J]. Clin Oral Implants Res, 2009, 20（2）: 169-174.

9. 二期手术的适应证标准是什么？

行二期手术前一般需要进行术前评估，主要包括三个方面。首先是愈合时间，常规种植一般植入 3 个月即可，同期骨增量的需要 4 ～ 6 个月。其次需要影像学检查，一般根尖片即可，也可采用曲面断层片，如对部分区域影像有怀疑可加拍 CBCT，一般种植体周围无透射影（如图 1-9-1 所示），如周围出现透射影，则视情况处理。①颈部少量透射影（如图 1-9-2 所示），种植术区软组织健康，患者无美学诉求，常规二期修复；有美学诉求，则二期同期软组织增量；如种植术区软组织有炎症表现，需积极处理，比如激光处理后植骨。②种植体周围透射影较多，如种植体松动，需要取出种植体（如图 1-9-3 所示），处理窝洞后重新植入；如种植体不松动，则行软硬组织增量。除以上种植区域的评估，术区邻牙也要检查评估，是否存在牙体、牙周、根尖周问题，如存在，治疗邻牙后再行二期手术。

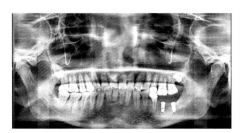

图1-9-1　种植体正常骨结合

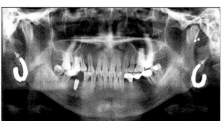

图1-9-2　颈部少量吸收

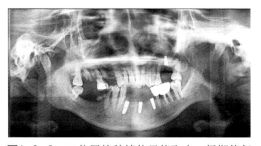

图1-9-3　31位置的种植体只能取出，择期修复

注：图1-9-1、图1-9-2、图1-9-3由博康泰口腔医院梁立山提供。

参考文献

[1] Enislidis G，Wittwer G，Ewers R . Preliminary report on a staged ridge splitting technique for implant placement in the mandible：a technical note [J]. International Journal of Oral & Maxillofacial Implants, 2006, 21（3）: 445.

[2] Ochi S，Morris H F，Winkler S . The influence of implant type, material, coating, diameter, and length on periotest values at second-stage surgery：DICRG interim report no. 4. Dental Implant Clinical Research Group. [J]. Implant Dentistry, 1994, 3（3）: 159-162.

[3] Fiorellini J，Buser D，Paquette D，et al. A radiographic evaluation of bone healing around submerged and non-submerged dental implants in beagle dogs [J]. Journal of periodontology, 1999, 70（3）: 248-54.

10. 选择粘接固位还是螺丝固位的设计原则是什么？

（1）螺丝固位

优点：修复体容易拆卸，采用预成基台连接无需黏结剂密封。在牙龈厚度较大的区域，采用转接基台可以将技工室的操作平台向冠方迁移以便于技工的操作。

缺点：①美观方面，改变了咬合面的解剖形态，有时很难达到理想的解剖学尖窝形态，螺丝孔不可避免地暴露在咬合面；②功能方面，改变了咬合的形态，很难进行咬合调整；③生物力学方面，金制修复体固位螺丝的扭矩为10N·cm，钛合金基台固位螺丝的扭矩为20N·cm，因此很难避免螺丝松动的问题：有折断的风险，咬合面较窄的区域如前磨牙或者固位螺丝所在的咬合面边缘容易发生崩瓷现象；④很难控制被动性，试戴修复体支架时，在旋紧螺丝的过程中导致轻微的变形，从而造成被动就位的假象；修复空间不足时很难操作；螺栓的数目和旋紧时候的精确性决定了修复体紧密度，而被动就位则依赖于焊接技术；很难制作临时修复体，增加了椅位的时间；当固位螺丝的扭矩小于30N·cm时，单颗种植修复义齿不宜采用螺丝固位。

（2）粘接固位

优点：①美学方面，完整无螺孔，保证了修复体具有良好的解剖外形；②生物力学因素及功能方面，粘接固位有利于修复体支架的被动就位，抗松动扭矩可达32～45N·cm，高强度防止螺栓折断，便于进行咬合面的调整；③技工室操作技术接近常规修复，可直观地检查或调改修复体舌侧或腭侧的咬合情况；④在后牙区开口度较小的患者，粘接操作比螺栓固位式更容易。

缺点：①基台有时需要在口内调整，需要 5 ～ 7mm 殆龈距离，如过低则可因粘接面不足易松脱；②永久粘固后维修种植体基台将成为复杂和困难的问题。

两种固位方式各有相应的适应证，所以在临床应用上，要根据实际情况具体掌握使用。种植术前分析有助于在各种不同的修复方式中作出正确的选择，可用骨量、咬合情况、修复需要以及患者自身的美学要求等因素作为最终确定采用何种修复方式的前提条件。

参考文献

[1] Haack J E, Sakaguchi R L, Sun T, et al. Elongation and preload stress in dental implant abutment screws [J]. The International journal of oral & maxillofacial implants, 1995, 10（5）: 529-536.

[2] Karl M, Winter W, Taylor T D, et al. In vitro study on passive fit in implant-supported 5-unit fixed partial dentures [J]. The International journal of oral & maxillofacial implants, 2004, 19（1）: 30-37.

[3] Heckmann S M, Karl M, Wichmann M G, et al. Cement fixation and screw retention: parameters of passive fit. An in vitro study of three-unit implant-supported fixed partial dentures. [J]. Clinical Oral Implants Research, 2010, 15（4）: 466-473.

[4] Hebel K S, Gajjar R C . Cement-retained versus screw-retained implant restorations: Achieving optimal occlusion and esthetics in implant dentistry [J]. Journal of Prosthetic Dentistry, 1997, 77（1）: 28.

[5] Guichet D L, Caputo A A, Choi H, et al. Passivity of fit and marginal opening in screwor cement-retained implant fixed partial denture designs [J]. International Journal of Oral & Maxillofacial Implants, 2000, 15（2）: 239.

11. 选择二氧化锆冠和金属冠修复对种植体有影响吗？

临床研究表明，二氧化锆全瓷冠与钴铬合金烤瓷冠对于种植体周围组织的影响无显著差异，均取得较好的预后，修复效果满意。金属烤瓷冠长期处于口腔弱酸性环境中，与钛种植体接触后发生电解式腐蚀效应，造成牙龈色泽改变。二氧化锆全瓷冠具有耐磨耐腐蚀的物理特性，以及优良的生物相容性和较好的美学效果，不含金属，不会与钛种植体产生电位差。金属烤瓷冠修复存在较高的机械并发症及邻接丧失的风险，但均不足以影响种植体整体的存留率。

目前采用椅旁数字化技术完成的全瓷种植修复体形态、色泽、咬合和邻接等方面都符合临床应用要求，患者更舒适，满意度更高。

参考文献

[1] Torrado E, Ercoli C, Mardini M A, et al. A comparison of the porcelain fracture resistance of screw-retained and cement-retained implant-supported metal-ceramic crowns [J]. Journal of Prosthetic Dentistry, 2004, 91 (6): 532-537.

[2] Kinsel R P, Lin D . Retrospective analysis of porcelain failures of metal ceramic crowns and fixed partial dentures supported by 729 implants in 152 patients: patient-specific and implant-specific predictors of ceramic failure. [J]. Journal of Prosthetic Dentistry, 2009, 101 (6): 388-394

[3] Schwarz S, Schrder C, Hassel A, et al. Survival and chipping of zirconia-based and metal-ceramic implant-supported single crowns [J]. Clinical Implant Dentistry and Related Research, 2011, 14 (Suppl 1): e119-125.

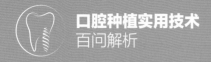

口腔种植实用技术
百问解析

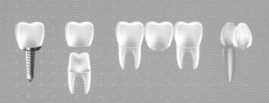

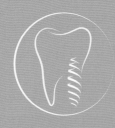

二、种植设计相关问题

1. 关于青少年种植，从生物学转归及循证医学角度，如何界定种植适应证？

2. 后牙连续植入种植体，上部修复选择多个单冠还是联冠？

3. 后牙植入单颗或多颗种植体时，是否可以选择即刻负重？

4. 下颌无牙颌选择全牙弓一体式种植固定修复时，颏孔区如何植入？

5. 无牙颌种植时，采用一体牙弓式种植固定修复还是分段式种植固定修复？

6. 种植修复时，是选择原厂成品修复基台还是选择个性化基台？如何甄别？

7. 选择种植体的直径和长度如何考量？

8. 种植修复冠根比例大于等于1∶1时，需要注意什么？

   可选择何种更好的治疗方案？

9. 单冠或不过中线的桥修复能否进行倾斜种植？相关注意事项有哪些？

10. 对颌牙伸长患者，种植注意事项及应对措施有哪些？

11. 钛种植体的表面处理有哪些方式？

12. 平台转移的优点有哪些？

1. 关于青少年种植，从生物学转归及循证医学角度，如何界定种植适应证？

　　无论哪种原因造成青少年的失牙，对患者和口腔医生来讲，牙齿缺少以及由此带来的面部骨骼发育问题和面容问题是最为重要的问题，治疗的迫切性、必要性也最高。口腔缺牙修复治疗的总目标是：为患者提供的修复体可恢复患者的咀嚼功能、辅助发音功能、牙齿的美观、面部高度，并为口唇组织提供支撑，使其显得丰满。上述总目标可细化为 3 个阶段性的分目标：①早早期目标（3～10 岁）：修复缺隙，促进心身健康，维护余留牙健康，体现美观效果，义齿具有一定的功能；②早期目标（11～18 岁）：修复缺隙，促进心身健康，维护余留牙健康，体现美观效果，义齿功能有提升；③后期目标（18 岁以后）：进一步恢复提升咀嚼功能，协调上下颌关系，体现美观效果。

　　对于先天缺牙的患者，序列治疗是基本原则。医生需要根据不同年龄的患者选择不同的修复方法。修复方法主要包括固定义齿、活动义齿和种植义齿，一般根据年龄、缺失牙、颌骨发育等情况来选择修复方法。

　　活动义齿修复是早期修复最常用的方法，主要有可摘局部义齿、全口义齿、覆盖义齿三种形式。有学者推荐，患者 5 岁开始修复，如果患儿合作则可提前至 3～4 岁，甚至 2～3 岁。有学者提倡全口义齿戴后 1 个月内每周复查 1 次，3 个月后每半年复查 1 次，进行必要的调改。大约 1.5～2 年，义齿的切缘和𬌗面磨损，𬌗关系改变，需重新制作义齿。

　　义齿修复符合颌骨的生长发育规律是序列治疗的指导思想，其有利于指导临床选择合理的修复方法，及时更换活动义齿，确定最佳的种植时机。颌骨的生长包括宽度、长度、高度的生长，称为三维生长模式，颌骨的发育先完成宽度的发育，再完成长度、高度的发育。上颌骨的宽度增长主要依靠腭中缝的生长；而长度增长依赖于骨缝生长、上颌结节骨沉积以及智齿的萌出；高度增长则依赖于骨缝生长和牙槽骨复合体的改建。下颌骨的宽度增长取决于正中联合部的生长、前磨牙区颊舌向骨改建以及恒磨牙的萌出；长度的增长源自髁突的软骨内生长和下颌升支的改建；高度的增长则是髁突生长、牙槽骨复合体骨沉积的结果。

　　女性上颌骨在 17～18 岁基本完成发育，男性比女性稍微推迟；下颌骨较上颌骨提前完成生长发育，女性在 14～15 岁，男性在 18～20 岁。比较特殊的是，在机体快速生长期（大约女 12 岁，男 14 岁）之前下颌骨的前牙弓区在 5 ～ 6 岁后未见明显生长，尤其是缺牙者，其原因在于正中联合部在出生 1 年内就已经闭合，这就使早期种植成为可能。

颌骨的生长发育特点是选择种植时机的理论基础，理想的种植时机是颅面部生长发育完成后或全身骨骼生长发育完成后。临床上，颌骨生长发育完成的时间具有个体差异性，因此单纯依据年龄来确定种植时机是不可靠的，应尽量对以下多个因素进行综合考虑，以便更好地指导临床。除年龄因素外，还需结合患者的缺牙情况，比如部分牙缺失患者比全牙列缺失患者更需要严格选择种植时机，否则容易出现种植区与有牙区不协调而导致种植体的最终失败。牙齿的萌出情况也可作为考虑因素之一，第二磨牙完全萌出后，颌骨的生长发育也就趋于稳定；通过定期拍摄头颅侧位片并进行头影测量及重叠比较，如果颌骨的生长速度小于每年 5mm，则可考虑种植修复；也可拍摄手腕 X 射线片来了解全身骨骼发育情况，例如第三指中节指骨的骨骺成骺帽则提示患者进入青春进发期的减速期，桡骨完全融合则提示患者生长发育结束，该期是在天然牙附近植入种植体的安全时期。全牙列缺失和远离天然牙的缺牙区种植相对安全，可以提前到青春进发期的减速期进行，因为生长发育在该期已大部分完成。

2017 年汪昆发表文章讲述了外胚层发育不全缺牙的种植修复治疗。图2-1-1 ～图 2-1-4 所示为 1 例 15 岁外胚层发育不良（ectodermal dysplasia，ED）患者的种植修复治疗经过。

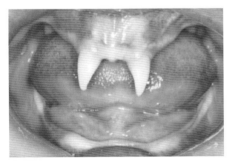

图2-1-1　术前口内情况

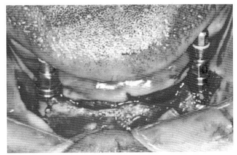

图2-1-2　下颌颏孔前植入两颗种植体（同期植骨）

2015 年，Bergendal 发表文章回顾一例先天缺牙患者 30 年间（3 ～ 33 岁）的口腔修复治疗经过，6 岁时下颌尖牙区植入 2 枚种植体，种植体唇侧的骨缺损未进行植骨；半年后行种植覆盖义齿修复，上颌活动义齿修复；19 岁时下颌前牙区补种 2 枚种植体，上颌在正畸治疗后行固定桥修复，下颌完成种植固定义齿修复。

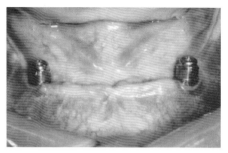

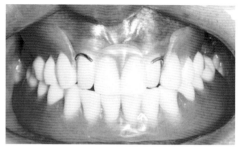

图2-1-3　种植上部固位基台
（植入后6个月）

图2-1-4　上下义齿佩戴后口内情况
（上颌活动义齿，下颌种植覆盖义齿）

参考文献

[1] Bergendal B. Oligodontia ectodermal dysplasia-on signs, symptoms, genetic, and outcomes of dental treatment [J]. Swed Dent J Suppl, 2010, 205: 13-78, 7-8.

[2] Tarjan I, Gabris K, Rozsa N . Early prosthetic treatment of patients with ectodermal dysplasia: a clinical report [J]. Journal of Prosthetic Dentistry, 2005, 93（5）: 419-424.

[3] Alcan T, Basa S, B. Kargül. Growth analysis of a patient with ectodermal dysplasia treated with endosseous implants: 6-year follow-up [J]. Journal of Oral Rehabilitation, 2006, 33（3）: 175-182.

[4] Heij D.G.O, Opdebeeck H, Steenberghe D V, et al. Age as compromising factor for implant insertion [J]. Periodontology 2000, 2003, 33（1）: 172-184.

[5] 张晓霞，冯海兰. 多个牙先天缺失的病例分析及临床分型 [J]. 中华口腔医学杂志，2003, 38（4）: 266-268.

[6] Sakai VT, Oliveira TM, Pessan JP, Santos CF, Machado MA. Alternative oral rehabilitation of children with hypodontia and conical tooth shape: a clinical report. Quintessence Int, 2006, 37（9）: 725-730.

[7] 刘党利，郝瑞. 无汗型外胚叶发育不全儿童的义齿修复 [J]. 中国误诊学杂志，2006, 6（1）: 93-94.

[8] 杨洁，骆小平，张宵炎等. 少汗型外胚叶发育不良（HED）儿童的全口义齿修复 [J]. 口腔颌面修复学杂志，2004, 5（4）: 249-250.

2. 后牙连续植入种植体，上部修复选择多个单冠还是联冠？

对于多颗牙连续缺失的种植义齿修复，国内外主流观点认为，联冠修复能有效分散咬合力，抵抗旋转力，减少骨丧失。在临床工作中，两颗磨牙连续缺失常选用种植体支持联冠修复，认为较单冠修复更能起到增加固位力、防止食物嵌塞等作用。

多数实验结果显示，当种植体平台位置相同，或高度差在 2mm 左右时，在轴向载荷作用下，种植体支持的单冠修复最大等效应力值均小于联冠修复；在侧向载荷作用下，种植体支持的单冠修复的最大等效应力值均大于联冠修复，表明联冠修复更能有效对抗侧向咬合力。此外，种植体平台位置存在大于3mm高度差时，联冠修复时无论轴向还是侧向所受应力值更小。有学者研究了当种植体平台位置存在高度差时联冠的应力分布，结果表明无论是轴向载荷还是侧向载荷其最大等效应力值并未随着种植体平台位置高度差增大而出现连续性增大。所有模型在轴向和侧向载荷下，单冠修复和联冠修复最大等效应力值都集中在种植体颈部皮质骨，这也是临床中种植体颈部周围骨组织易发生吸收的原因。而侧向载荷随着倾斜角度的加大，单冠颈部皮质骨应力明显增大，联冠应力分布较为均衡，变化较小。种植体颈部骨吸收的原因是皮质骨的弹性模量高于松质骨，在相同形变位移时，弹性模量越大应力就越大。应力集中在根尖松质骨区与力的传递作用及种植体周围没有牙周膜的应力缓冲作用有关。为了更好地抵抗侧向力对骨结合的破坏，多颗种植体支持的上部修复更建议采取联冠修复。

从生物力学角度而言，连续缺失后牙种植修复上部联冠修复应力分布更理想，但也有临床研究发现，联连冠修复常采用粘接固位，同时不利于冠之间的清洁，临床上水平食物嵌塞发生率高，增加了种植体周围生物学并发症的发生率。笔者建议当骨质条件差选择了较短的种植体，或者冠根比大、种植体受力较大时采用联冠修复；即刻负重时也需要多个种植体联冠修复，种植体直径长度理想，受力分布理想。骨愈合好的后牙种植修复也可以考虑多个的单冠修复。

病例展示

14、15、16；24、25、26联冠修复见图2-2-1（由北京大学航天临床医学院王文洁提供）。

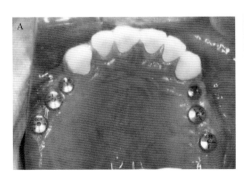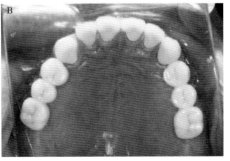

图2-2-1　14、15、16；24、25、26联冠修复

参考文献

[1] Glantz PO, Rangert B, Svensson A, et al. On clinical loading of osseointegrated implants. a methodological and clinical study. Clin Oral Implants Res. 1993, 4: 99-105.

[2] Nissan J, Gross M, et al. Analysis of load transfer and stress distribution by splinted and unsplinted implant-supported fixed cemented restorations. J Oral Rehabil. 2010, 37: 658-662.

[3] Toniollo MB, Macedo AP, Pupim D, et al. Three-dimensional finite element analysis surface stress distribution on regular and short morse taper implants generated by splinted and nonsplinted prostheses in the rehabilitation of various bony ridges. J Craniofac Surg. 2016, 27 (3): 276-280.

[4] Guichet DL, Yoshinobu D, Caputo AA. Effect of splinting and interproximal contact tightness on load transfer by implant restorations. J Prosthetic Dent. 2002, 87 (5): 528-535.

[5] Wang TM, Leu LJ, Wang JS, et al. Effects of prosthesis materials and prosthesis splinting on peri-implant bone stress around implants in poor-quality bone: a numeric analysis. Int J Oral Maxilla Implants. 2002, 17 (2): 231-237.

[6] Iplikcioglu H, Akca K. Comparative evaluation of the effect of diameter, length and number of implants supporting three-unit fixed partial prostheses on stress distribution in the bone. J Dent. 2002, 30 (1): 41-46.

[7] Michailidis N, Karabinas G, Tsouknidas A, et al. A FEM based endosteal implant simulation to determine the effect of periimplant bone resorption on stress induced implant failure. Biomed Mater Eng. 2013, 23 (5): 317-327.

[8] Pjetursson BE, Thoma D, Jung R, et al. A systematic review of the survival and complication rates of implant-supported fixed dental prostheses (FDPs) after a mean observation period of at least 5 yearsClin Oral Implants Res. 2012, 23 (6): 22-38.

[9] 张强, 张宇, 谢畅.采用单冠或连冠种植修复上颌后牙连续缺失患者的主观满意度: 调查与分析 [J]. 中国组织工程研究, 2017, 21 (14): 2203-2207.

3. 后牙植入单颗或多颗种植体时，是否可以选择即刻负重？

口腔种植技术已广泛应用于临床数十年了，目前是缺失牙修复的重要方法。研究表明，失牙后的颌骨长时间不承受功能负荷可致废用性萎缩而不断吸收。新植入的种植体若初期稳定性良好，可承受一定范围内的负荷，并且适当的负荷可作为一种生理性刺激促进植入体周围的骨组织改建矿化，有利于骨整合。大量的试验和临床研究显示负重并不会影响种植体的骨结合，而负重后引起的种植体的微动是影响骨结合的关键，当微动小于 $100\mu m$ 时，不会影响到骨结合。即刻修复大大缩短了种植修复的疗程，最大可能减少了患者的缺牙时间，同时有利于牙龈软组织形态的重塑更自然，是现代种植的趋势。即刻修复分为即刻功能性负重和即刻非功能性负重。即刻功能性负重指种植体植入后48h 内上部修复体与对颌牙或对颌义齿在牙尖交错位建立直接咬合接触，修复体行使功能时种植体承担咬合力量，也称为即刻负重。即刻非功能性负重指种植后上部修复体与对颌牙在牙尖交错位及咬合运动时均没有咬合接触,但仍承受来自于唇舌运动带来的压力和食团与修复体碰撞接触产生的力。适宜的应力刺激有利于骨的生长与改建,但过大的应力会造成骨组织的吸收与坏死,导致骨结合失败。为了更好地控制微动,减小负荷,后牙的即刻修复临床上一般采用非功能性负重,从而缩短缺牙时间,并在一定程度上尽早恢复了患者的部分咀嚼功能。

前磨牙、磨牙缺失的即刻非功能负重,具有较严格的适应证:①种植区域骨质骨量较好,不需要同期进行复杂的骨增量手术;②种植体植入方向、角度较为理想,避免受到非轴向应力;③种植体具有较好的初期稳定性,植入扭矩 ≥ 35N·cm;④种植体直径 ≥ 3.5mm,长度 ≥ 10mm,具有最大的骨结合面积;⑤种植上部冠修复间隙 ≥ 5mm;⑥无夜磨牙、紧咬牙等不良习惯,每日吸烟量小于 20 支,种植区骨质为 Ⅰ ~ Ⅲ类。

临床上一方面加强种植体的初期稳定性,另一方面要减小负荷。种植体的植入方向非常重要,不可以使用角度基台来代偿不良的植入方向,否则会对种植体产生侧向力,增加负重;另一方面即刻修复时咬合接触引导殆力的方向,直接作用于种植体,临床上需要通过调对不同的咬合状态进行选磨消除早接触和侧方接触,同时还要保证一定的咬合功能。

单颗后牙即刻修复多采用 PMMA(聚甲基丙烯酸甲酯)临时修复体进行非功能负重的即刻修复,修复体要求殆面减径,咬合控制于牙尖交错位的尖窝咬合正中自由域,与对颌牙无直接接触,无侧方咬合接触。张磊等将种植体植体植入后,直接拧紧转移基台,上橡皮障,将临时冠通过树脂重衬复位,嘱患者咬紧,等树脂固化后调磨咬合,要求临时冠轻咬合时无接触,在重咬时 200μm 咬合纸可以轻力拉出,无侧方咬合接触,氢氧化钙水门汀临时粘固,结果提示单牙种植的即刻非功能性负重是可行的,与延期修复没有明显差异。有研究显示单颗后牙的即刻种植即刻修复失败率达 20%,而非即刻种植即刻修复是可行的治疗方案。

多个后牙缺失种植修复的即刻负重,种植体植入数目通常为 2 个或以上,种植体长度为 10 ~ 12mm,直径应大于 4.5mm,临时修复体要求联冠修复,与邻近的天然牙紧密接触,尽量扩大接触面积,与对颌牙在正中殆和侧方殆均避免咬合接触,并保留 0.1mm 间隙,修复体需要减少咬合面颊舌向宽度和冠的颊舌径。多个后牙的种植即刻修复,目前临床各项研究依然推荐非即刻种植的即刻非功能性负重修复。

对于后牙非即刻种植的即刻非功能性负重修复，只要严格选择适应证，严格临床操作，缩短了患者缺牙时间，增加了一定的咬合功能，兼顾了舒适、美观，减少了患者复诊次数，具有临床意义。

参考文献

[1] Yeon-Wha Baek，Young-Jun Lim，et al. One-year results of a randomized controlled clinical trial of immediately loaded short implants placed in the lower posterior single molar using a complete digital workflow [J]. Applied Science. 2019, 1282: 1-16.

[2] Sanz-Sanchez, I., Sanz-Martin, I., Figuero, E., Sanz, M. Clinical effificacy of immediate implant loading protocols compared to conventional loading depending on the type of the restoration: a systematic review. Clin Oral Implants Res. 2015, 26: 964-982.

[3] 林野.口腔种植学.北京.北京大学医学出版社，2014.

[4] 季丽彤，马泉生，张立焕.种植义齿连冠修复即刻负重临床效果观察 [J].山东医药，2011，51（31）：65-66.

[5] Albrektsson T，Zarb G，Worthington P，et al. The long-term efficacy of currently used dental implants: a review and proposed criteria of success [J]. Int J Oral Maxillofac Implants.1986, 1（1）: 11-25.

[6] Oyama K，Kan J Y，R ungcharassaeng K，et al. Immediate provi-sionalization of 3.0mm-diameter implants replacing single missing maxillary and mandibular incisors: 1-year prospective study [J]. Int J Oral Maxillofac Implants.2012, 27（1）: 173 -801.

[7] 张磊，侯永福，汪向东.下颌单颗后牙种植即刻修复的临床应用初探 [J].安徽医科大学学报，2016，51（6）：865-867.

[8] 欧阳敏，宫苹，陈文川，等.即刻种植与即刻修复的临床应用 [J].中华口腔医学杂志，2006，41（3）：144-147.

[9] Kang B，Lang LA，Razzoog ME. The dynamic natures of implant loading [J]. J Prosthet Dent，2009，101（6）: 359-371.

[10] Esposito M，Worthington HV，Coulthard P. Interventions for replacing missing teeth: different times for loading dental implants [J]. Cochrane Database Syst Rev，2003，1: 1-16.

[11] Ding X，Liao SH，Zhu XH，et al. Effect of diameter and length on stress distribution of the alveolar crest around immediate loading implants [J]. Clin Implant Dent Relat Res，2009，11（4）: 279-287.

4. 下颌无牙颌选择全牙弓一体式种植固定修复时，颏孔区如何植入？

下颌骨是一个特殊的水平分支结构，在双侧颞下颌关节带动下频繁进行开闭口咀嚼运动。有研究显示下颌开口运动时，在附着升颌肌群和降颌肌群的作用下，颌骨会发生一定的形变，从颏孔远中开始向中线收缩，其形变量随骨的质量及开口大小而定，相对于开闭口和前伸运动，侧方运动的变形量较小。而当下颌骨在不同的咬合状态下受到不同的载荷时，颌骨内会发生不同的力学反应。研究显示下颌骨内有 4 条应力轨迹走向：①下颌角沿升支后缘上到髁突；②沿磨牙下经下颌体及升支到髁突；③沿磨牙牙槽嵴向上经升支前缘到喙突；④经乙状切迹从喙突到髁突。由于下颌骨的真实力学特性受到复杂的人体周围组织环境的影响，特别是颞下颌关节窝、关节盘以及附着于下颌骨的各种肌肉和韧带的作用，限于经验和技术水平，目前对下颌骨模型的加载方式多简化为单一肌力加载和咬合加载。不同加载方式及不同咬合状态对下颌骨的应力分布有影响。

国外学者宋宇峰等采用三维有限元应力分析的方法，对正常离体人下颌升支在不同加载条件下的应力分布特征进行对比定量分析。结果显示下颌骨下颌角、升支后缘是应力相对集中的区域，是临床上常见的下颌骨骨折区，同时还是下颌升支矢状骨劈开术后加强固定以及防止骨段移位的区域。王杭等通过建立下颌骨的机械力学模型，采用电阻应变片的测量方法，分析不同加载方式以及不同咬合状态对下颌骨应力分布的影响，从而得出咬肌或颞肌单独加载时，下颌骨的受力情况与四组肌肉同时加载的情况均不相同。前牙咬合和双侧后牙咬合相比较，下颌角区域的应变较明显，而单侧后牙咬合时，该侧下颌角应力性质发生变化。左艳萍等从生物力学角度讨论下颌前伸后下颌不同部位的应力分布，显示下颌前伸时髁突后缘及下颌体磨牙区出现拉应力集中区，下颌骨下缘后部及下颌角为压应力集中区。国外学者研究，在下颌骨的运动范围内，种植体可产生约 420μm 最大相对位移，并在相互连接的种植体间产生约 16N 的内应力，这与某些类型的并发症有关（如螺丝松动），也指出受试者之间有巨大差异。目前国内关于下颌骨的生物力学研究多集中在骨折的研究领域，针对种植的研究较少。

临床上选择将种植体植入颏孔之间，常常是考虑到颏孔后的解剖条件复杂，骨量不足，易损伤神经。临床上也偶见病例，将下颌骨前段种植体和颏孔后部磨牙区种植体进行一体式刚性连接导致开口疼痛不适的症状。推断不同的受力区刚性连接阻碍了运动的弹性形变，增加种植体周围骨组织的负荷，引起螺丝松动、种植体的边缘骨吸收、开口疼痛不适等症状。下颌骨两侧颏孔间的骨组织强度和硬度较高，弹性形变很小，受力较简单，因此在进行下颌一体式种植固定修复时常常在两侧颏孔间植入种植体，远中行悬臂梁设计。若下颌无牙颌解剖条件允许，即在前后牙区均有足够的水平和垂直骨量，同时上、下颌骨位置关系正常，也可植入 6 ～ 8 颗种植体，支持一个固定修复体，远中的种植体至少要位于第一磨牙的位置，考虑到全牙弓一体式刚性连接影响到了下颌骨的屈曲形变，此时常采用分段设计的固定修复或采用分裂设计的一体式修复。

病例展示

颏孔后方植入种植体采用分段种植固定修复见图2-4-1；颏孔前部植入种植体采用一体牙弓式种植固定修复后方悬臂梁见图2-4-2（由北京大学航天临床医学院王文洁提供）。

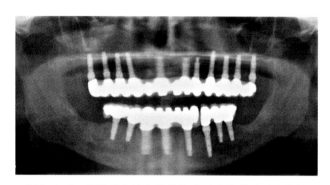

图2-4-1　颏孔后方植入种植体采用分段种植固定修复

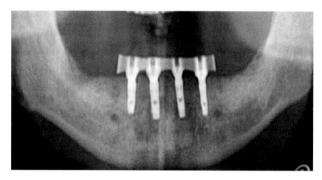

图2-4-2　颏孔前部植入种植体采用一体牙弓式种植固定修复后方悬臂梁

参考文献

[1] Jaisson M, Lestriez P, Taiar R, et al. Finite element modelling of the articular disc behaviour of the temporo - mandibular joint under dynamic loads [J]. Acta Bioeng Biomech, 2011, 13（4）: 85-91.

[2] Dicker GJ, Tuijt M, Koolstra JH, et al. Static and dynamic loading of mandibular condyles and their positional changes after bilateral sagittal split advancement osteotomies [J]. Int J Oral Maxillofac Surg, 2012, 41（9）: 1131-1136.

[3] Fischman B. The rotational aspect of mandibular flexure. J Prosthet Dent 1990, 64：483-485.

[4] Goodkind RJ，Heringlake CB. Mandibular flexure in opening and closing movements [J]. J Prosthet Dent 1973，30：134-138.

[5] Omar R，Wise MD. Mandibular flexure associated with muscle force applied in the retruded axis position [J]. J Oral Rehabil.1981，8：209-221.

[6] Hobkirk JA，Schwab J. Mandibular deformation in subjects with osseointegrated implants [J]. Int J Oral Maxillofac Implants .1991，6：319-328.

[7] 王杭、陈孟诗，田卫东，等. 不同加载方式及咬合部位对下颌骨应力分布的影响 [J]. 四川大学学报（医学版），2004，35（4）：516-519.

[8] 宋宇峰，王大章.人正常下颌升支区应力分布的三维有限元法分析 [J]. 贵阳医学院学报，2003，28（3）：189-196.

[9] 左艳萍，董福生，王洁，等.下颌前伸时下颌骨应力分布的三维有限元分析 [J].医用生物力学，2003，18（2）：97-101.

[10] Marin DOM，Dias KC，etal.Split-framework in mandibular implant-supported prosthesis [J]. Case Reports in Dentistry，2015，12（3）：1-5.

5. 无牙颌种植时，采用一体牙弓式种植固定修复还是分段式种植固定修复？

无牙颌的种植固定义齿根据上部修复体的连接方式不同分为分段式的种植固定义齿修复和一体牙弓式的种植固定义齿修复。分段式固定修复需要植入较多数目的种植体，一般上颌 8～10 枚，下颌 6～8 枚，要求骨量充足或进行复杂的骨增量手术，采用上颌窦提升骨移植、软组织移植等技术，实现包括垂直和水平骨量充分后足以容纳种植体，完成精确的位点种植。上部修复体常常采用粘接方式固位于种植体基台上，而基台由中央螺丝固定，所谓一级螺丝固位。上部修复体结构类似于传统固定桥修复，不需要恢复骨及软组织缺损，仅需要恢复缺失的牙列即可。当牙槽骨骨量不足时，采用分段式固定修复。水平骨量不足，丰满度无法有效恢复。垂直骨量不足，则需要有粉红色龈瓷弥补牙龈组织和骨组织的缺损。当牙槽嵴吸收较多时，修复体骀龈距大，增加了冠根比，侧向剪切力产生的扭矩较大，出现机械并发症较多。分段式种植固定修复制作传统的金属或氧化锆基底，上方烤瓷制作完成，技工室程序较简单，修复体易于获得被动就位，且方便调整修理。由此可见，分段式种植固定修复重点在于外科部分完美的骨增量恢复软硬组织的缺损及精确的位点种植。

无牙颌一体牙弓式种植固定修复将种植体上部结构连接成一个整体进行无牙颌修复，适用于存在不同程度软硬组织缺损、种植骨量不充分、常常要求即刻固定修复而不进行复杂骨增量手术的情况。此时常常种植体数目较少；结合影像学检查，评估骨量，确定可以植入种植体的位点和种植体的类型；常常采用倾斜种植体、短种植体、穿颧骨种植体等种植技术。一体牙弓式修复体常常选择复合基台，复合基台上端有一定聚合度，容易达到多个位点的共同就位，由中央螺丝即一级螺丝固位。上部制作金属或二氧化锆桥架，上方烤瓷、堆塑或排人工树脂牙作为一个整体，采用螺丝固位于复合基台上，即二级螺丝固位。修复体远中常带有悬臂梁结构，基底带有粉红色龈瓷或树脂托以恢复丧失的软、硬组织缺损。选一体牙弓式种植固定修复，临床修复操作复杂，上部修复体技工室操作精密度要求高，不宜达到被动就位，螺丝固位不会出现黏结剂残留，便于拆卸修理，但对各个环节精度要求高。复合基底呈卵圆凸形与牙槽嵴顶软组织接触，以利于发音和清洁。种植体周围的清洁和维护较为困难，需患者有较高的依从性，积极做好口腔卫生工作。一体牙弓式种植固定修复最具代表性的"All on four"种植技术。

无牙颌种植采用分段式固定修复还是一体牙弓式修复要经过术前评估。

首先评估软、硬组织丧失程度。可以术前制作义齿蜡型，确定合理的上下颌关系，进行排牙，制作义齿，恢复患者的牙列和软、硬组织缺损，达到满意的微笑和外形。使用透明材料复制患者义齿，在模型上或戴入口内可以清楚看到牙列下方牙槽骨及软组织丧失程度，这种由于骨吸收引起的软、硬组织缺损在水平及垂直方向均会发生。当无牙颌上颌软硬组织缺损少、骨量充分，可选择植入足够数量的种植体进行位点种植而采用分段设计的种植固定义齿修复；当上颌骨软硬组织缺损较多、骨量不充分，则可以选择一体牙弓式种植固定义齿修复。

第二评估患者的美观需求，考虑剩余牙槽嵴与笑线的关系。无牙颌患者在展露笑容时牙槽嵴顶是否可见，决定了未来种植固定修复体与牙槽嵴软组织的移行线是否可见，关系到修复的美容效果。如果患者大笑时亦看不到牙槽嵴顶软组织，则种植体支持的固定修复体与剩余软组织的移行过渡就不会外露，修复体与软组织交界处的色彩明暗形态过渡拥有较大的自由度，临床显示出较好的美学效果。如果患者微笑时露出牙槽嵴顶软组织，则种植体支持的固定修复体与剩余软组织的移行过渡就会外露，影响到美学效果。此时可以采用分段式固定修复，只修复牙列，达到较好的美学效果；也可以手术截去突出的牙槽骨隐藏牙槽嵴顶，采用一体式种植固定修复。

理想的牙齿位置、口唇软组织丰满度及牙槽嵴骨量之间的相互关系对上颌种植体支持的修复方案选择起到了重要的作用。2017 年，Adrien Pollini 等根据这三者之间的关系提出了唇 - 牙 - 牙槽嵴分类（the lip-tooth-ridge classification，LTR），根据美学分析确定理想牙齿切缘及龈缘位置，确定唇颊丰满度，此位置不要受现有牙槽嵴的影响，然后以能否提供此理想位置来衡量牙槽嵴的宽度和高度，从而决定种植方式。

我国学者刘建彰据此结合临床提出了改良唇 - 牙 - 牙槽嵴分类法，见图 2-5-1。

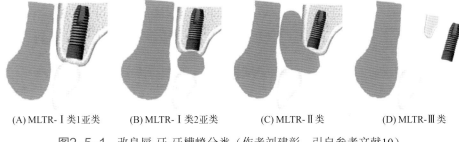

(A) MLTR- Ⅰ 类 1 亚类　　(B) MLTR- Ⅰ 类 2 亚类　　(C) MLTR- Ⅱ 类　　(D) MLTR- Ⅲ 类

图2-5-1　改良唇-牙-牙槽嵴分类（作者刘建彰，引自参考文献10）

图 2-5-1（A）所示即 MLTR- Ⅰ 类 1 亚类：牙槽嵴宽度、高度足够，患者只有牙缺失，牙槽嵴及黏膜等软组织无明显丧失，也可以是经过骨增量手术达到以上条件，可采用分段种植固定修复。一般前牙切缘到龈缘距离为 7 ～ 10mm，理想龈缘距离牙槽嵴顶距离小于 4mm。

图 2-5-1（B）所示即 MLTR- Ⅰ 类 2 亚类：牙槽嵴宽度足够，高度不足，垂直方向存在牙槽嵴和软组织缺损，此时如不经过骨增量手术可采用一体牙弓式修复，通过下方的桥架基托或龈瓷恢复缺损组织。

图 2-5-1（C）所示即 MLTR- Ⅱ 类：牙槽嵴骨量可容纳适宜种植体，但需要在牙槽嵴唇颊侧使用基托以获得唇颊丰满度，此时须选择可摘的种植义齿。

图 2-5-1（D）所示即 MLTR- Ⅲ 类：牙槽嵴骨量不能容纳种植体，如果不使用骨增量技术无法植入种植体，可以选择穿颧种植技术或传统全口义齿的方法进行修复。

病例展示

分段式种植固定修复见图 2-5-2；全牙弓一体式种植固定修复见图 2-5-3（图片由北京大学航天临床医学院王文洁提供）。

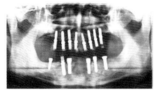 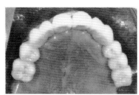 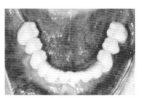

(A) 种植体植入全景片　　　　(B) 上颌分段固定义齿　　　　(C) 下颌分段固定义齿

图2-5-2　分段式种植固定修复

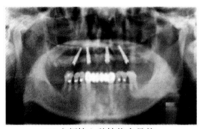 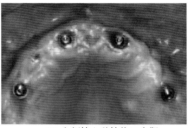

(A) 上颌植入种植体全景片　　　　(B) 上颌植入种植体口内照

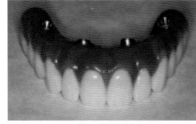 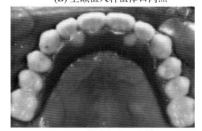

(C) 上颌一体式固定义齿　　　　(D) 一体式义齿口内照

图2-5-3　全牙弓一体式种植固定修复

参考文献

[1] Bedrossian E，Sullivan RM，Fortin Y，et al.Fixed-prosthetic implant restoration of the edentulous maxilla: a systematic pretreatment evaluation method［J］.J Oral Maxillofac Surg，2008，66（1）：112-122.

[2] Sadowsky SJ，Fitzpatrick B，Curtis DA. Evidence-based criteria for differential reatment planning of implant restorations for the maxillary edentulous patient［J］.J Prosthodont，2015，24（6）：433-446.

[3] Zitzmann NU，Marinello CP. Treatment plan for restoring the edentulous maxilla with implant-supported restorations: removable overdenture versus fixed partial denture design［J］.J Prosthet Dent，1999，82（2）：188-196.

[4] Avrampou M，Mericske-Stern R，Blatz MB，et al. Virtual implant planning in the dentulous maxilla：criteria for decision making of prosthesis design［J］.Clin Oral Implants Res，2013，24（Suppl A100）：152-159.

[5] Kan JY，Rungcharassaeng K，Umezu K，et al. Dimensions of peri-implant mucosa: an evaluation of maxillary

anterior single implants in humans [J]. J Periodontol, 2003, 74（4）: 557-562.

[6] Hermann JS, Buser D, Schenk RK, et al. Biologic width around titanium implants. a physiologically formed and stable dimension over time [J]. Clin Oral Implants Res, 2000, 11（1）: 1-11.

[7] Al-Johany SS, Alqahtani AS, Alqahtani FY, et al. Evaluation of different esthetic smile criteria [J]. Int J Prosthodont, 2011, 24（1）: 64-70.

[8] Maló P, Nobre Mde A, Lopes A, et al. Five-year outcome of a retrospective cohort study on the rehabilitation of completely edentulous atrophic maxillae with immediately loaded zygomatic implants placed extra-maxillary [J]. Eur J Oral Implantol, 2014, 7（3）: 267-281.

[9] Phillips K, Wong KM. Space requirements for implant retained bar-and-clip overdentures [J]. Compend Contin Educ Dent, 2001, 22（6）: 516-518, 520, 522.

[10] 刘建彰.改良唇-牙-牙槽嵴上颌全口种植义齿分类设计 [J].华西口腔医学杂志, 2018,（36）3: 233-236.

6. 种植修复时，是选择原厂成品修复基台还是选择个性化基台？如何甄别？

种植后到了修复阶段，对于临床医生来说，修复基台的选择至关重要。修复基台为种植体与其上部修复结构的重要连接部分，具有形成牙龈封闭、牙龈袖口成形的作用，其穿龈高度、材料及形态均对种植义齿牙龈袖口的健康及美学效果有很大影响。

在基台的选择时需要综合考虑各个影响因素，主要体现在种植体周围软组织厚度和形态、种植体位置角度、牙位、缺牙间隙、牙龈乳头高低、临牙倒凹 - 黑三角，基台穿龈轮廓等各方面，既要满足美观条件又要符合生物力学原则。基台的选择至关重要，原厂成品基台能否满足临床需要？个性化基台又能否满足强度及适合性的要求？究竟如何选择？下面分析两种基台的临床应用情况。成品基台和种植体的研发一起完成，能够和种植体形成均匀密合接触，由于原厂研发生产，在减小微间隙和种植体均匀受力方面都是首选，但是成品基台其形态规则、穿龈高度、穿龈轮廓、直径等单一固定，很难适应口腔中各种复杂的情况。

个性化基台即定制基台，是指根据种植体植入位点角度、缺牙间隙的三维位置，拟恢复天然牙的牙龈袖口形态，通过研磨、铸造或 CAD/CAM 技术制作的基台（见图 2-6-1 ～图 2-6-5）。研究表明，采用个性化基台进行上部修复可以获得与成品基台相同的治疗成功率，并且个性化基台可以获得与天然牙颈部穿龈袖口相近似的美学效果，以及与天然牙在 CEJ 处解剖形态协调一致的穿龈轮廓，并且不会影响种植体周围组织健康。

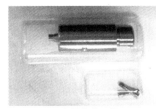
A.切削个性化基台的钛柱

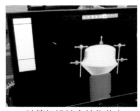
B.计算机设计个性化基台

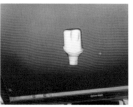
C.计算机设计好的个性化基台文件

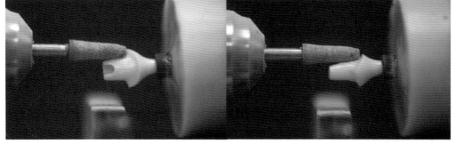
D.个性化基台切削、研磨

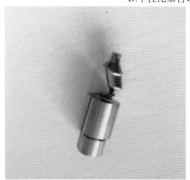
E.切削完成的钛柱

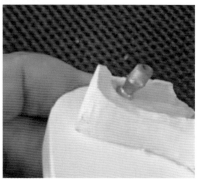
F.成品个性化基台

图2-6-1 个性化基台制作（由河北省石家庄市第二医院许辉提供）

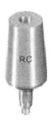

图2-6-2 可通过研磨得到个性化的穿龈高度、穿龈形态以及基台粘接部分的形态（由Straumann提供）

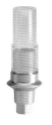

图2-6-3 UCLA基台上半部分为树脂材料，可以完全燃烧，可通过堆蜡型然后铸造的方式生成个性化基台（由B&B提供）

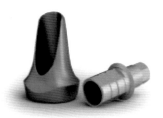

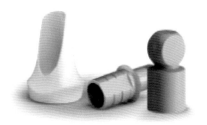

图2-6-4　通过铸造方法加工左半部分，然后将两部分（加工的左半部分和右侧钛base）粘接在一起得到个性化基台（由B&B提供）

图2-6-5　通过数字化方法加工左半部分，然后将两部分（加工的左半部分和中间钛base）粘接在一起得到个性化基台（由B&B提供）

　　虽然个性化基台有诸多方面的优点，但是其在封闭能力和连接强度方面还有待进一步提高，原因在于个性化基台多是由第三方厂家生产，缺少原厂的研究生产数据，故在封闭性和连接强度方面与原厂基台有差距，这主要是由于基台与种植体连接部分的差异所造成的。部分种植系统生产商为了弥补成品基台的不足，加强数字化、信息化技术的开发与研究，生产了原厂base基台和可切削基台即钛柱，这两种基台突出的特点是具有和原厂成品基台同样的与种植体连接的部分，但是与修复体连接的部分具有和个性化基台一样的调改和设计的空间。

　　综上所述，对于基台的选择，如果原厂成品基台能满足临床美学、生物力学及功能的需要，可作为首选基台。在原厂成品基台不能满足临床需求的情况下，选择原厂base基台、可切削基台或者是UCLA基台也是近乎完美的选择。不是所有的种植体厂家都能够提供base基台或可切削基台，研究表明个性化基台在常规受力情况下也可以满足临床的需要。

病例展示

　　base基台见图2-6-6（由B&B提供）；个性化基台折断见图2-6-7（由解放军总医院杨瑟飞提供）。

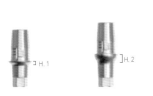

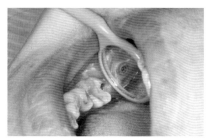

图2-6-6　base基台（B&B）

图2-6-7　个性化基台折断

参考文献

[1] 李璐，申燕，刘艳娇等.Bicon 个性化基台和成品基台在细菌微渗漏和生物力学方面的对比研究 [J]. 西南军医，2017，5（19）：213-217.

[2] Urdaneta RA，Marincola M. The Integrated abutment crown, a screwless and cementless restoration for single-tooth implants: a report on a new technique [J]. J Prosthodont，2007，16（4）：311-318.

[3] Borges T，Lima T，Carvalho A，et al. The influence of customized abutments and custom metal abutments on the presence of the interproximal papilla at implants inserted in single-unit gaps: a 1-year prospective clinical study [J]. Clin Oral Implants Res，2014，25（11）：1222-1227.

[4] Zembic A，Philipp AO，Hemmerle CH，et al. Eleven-year follow-up of a prospective study of zirconia implant abutments supporting single all-ceramic crowns in anterior and premolar regions [J]. Clin Implant Dent Relat Res，2015，17（Suppl 2）：e417-e426

[5] Kutkut A，Abu-Hammad O，Mitchell R. Esthetic considerations for reconstructing implant emergence profile using Titanium and Zirconia custom implant abutments: fifty case series report [J]. J Oral Implantol，2015，41（5）：554-561.

[6] Ryan M.Mizumoto，Dimitrios Malamis.Titanium implant wear from a zirconia custom abutment: a clinical report [J]. The Journal of Prosthetic Dentistry，2020，123（2）：201-205.

[7] Izabela Cristina MaurícioMoris，Yung-ChungChen.Fracture loads and failure modes of customized and non-customized zirconia abutments [J]. Dental Materials，2018，34（8）：e197-e204

7. 选择种植体的直径和长度如何考量？

对于种植体直径和长度的选择在临床中是医生比较苦恼的问题，因没有研究和教材给出明确的标准或指南。为了保证植体足以抵抗咀嚼力而不发生种植体或基台损坏等机械并发症，理论上选择直径大一点的种植体更好。但是临床实际往往是牙槽嵴骨量有限，种植体周围骨量不足会造成骨吸收而发生种植体周围炎或美学并发症，而选择窄颈种植体在承受较大咬合力时有可能造成种植体、基台或中央螺丝的损伤，因而往往面临两难境地。通常增加种植体长度可减小种植体 - 骨界面和种植体平台的应力集中，但是受种植区解剖结构（如下颌神经和上颌窦）的影响，种植体长度的选择也是有限的。现对种植体直径、长度和骨量之间的平衡做如下探讨。

有学者研究发现，种植体唇舌侧要有大于 1 ～ 2mm 厚度的牙槽骨才可维持种植体周围骨板的稳定，得到长期稳定的临床疗效。Tao 等研究发现，垂直及侧向载荷力作用下，种植体直径对皮质骨应力的影响较长度更为显著，但是对于松质骨的影响种植体长度较直径更显著。同样，赵宝红等研究发现，随着种植体长度增加，根尖松质骨区应力集中缓慢下降；随着种植体直径增加，根尖松质骨区应力集中明显减小。Xi Ding 等认为当种植体直径由 3.3mm 增大到 4.1mm 时，其所受应力明显减小，认为临床应该选择较大直径的种植体。有些种植体厂家根据四级钛材料种植体疲劳实验数据，认为后牙区直径 4.0mm、前牙区直径 3.5mm 的种植体足可以承受正常咀嚼合力（如图 2-7-1 所示）。

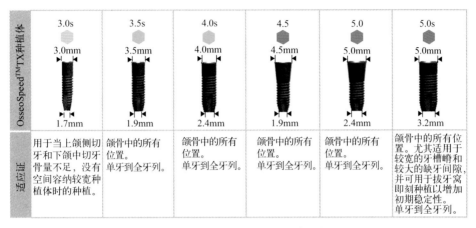

OsseoSpeed™TX种植体	3.0s 3.0mm 1.7mm	3.5s 3.5mm 1.9mm	4.0s 4.0mm 2.4mm	4.5 4.5mm 1.9mm	5.0 5.0mm 2.4mm	5.0s 5.0mm 3.2mm
适应证	用于当上颌侧切牙和下颌中切牙骨量不足，没有空间容纳较宽种植体时的种植。	颌骨中的所有位置。 单牙到全牙列。	颌骨中的所有位置。 单牙到全牙列。	颌骨中的所有位置。 单牙到全牙列。	颌骨中的所有位置。 单牙到全牙列。	颌骨中的所有位置。尤其适用于较宽的牙槽嵴和较大的缺牙间隙，并可用于拔牙窝即刻种植以增加初期稳定性。 单牙到全牙列。

图2-7-1 astra系统不同直径的适应证

但是，近年来一些种植体厂商应用了一些弹性模量比四级纯钛材料明显增加的合金生产种植体，如五级钛（Ti-6Al-4V）、钛锆合金等。这些材料的抵抗种植体折断和劈裂的能力明显增强，即使是窄颈种植体也能达到四级钛常规颈种植体的强度，所以当种植区骨量不足时，可以选用直径稍小的五级钛或钛锆合金种植体。有学者应用直径 2.4mm、长度 10mm 的瑞锆种植体完成了即刻种植即刻负重病例。同时需要注意，虽然高弹性模量种植体从强度方面可以应用小直径种植体，但是种植体直径越小，当其受到侧向力时，种植体周围骨组织所受压应力越大，发生种植体周围骨组织"角型"的风险越高。因此，使用五级钛或钛锆合金种植体可降低直径的要求，但也应考虑到骨组织压应力过大而吸收的问题。

综上所述，有关种植体直径和长度的选择建议如下。

（1）在保证种植体唇颊侧骨板厚度在 1.5mm、舌侧骨板在 1.0mm 的前提下，前牙区选择 3.5～4.0mm、后牙区选择 4.0～5.0mm 直径四级钛种植体，大于 5.0mm 直径种植体除特殊情况下不建议选择，因保留种植体周围充足的骨量意义大于宽径种植体。

（2）在解剖结构的限制条件下，尽量选择长种植体，以减小种植体周围骨组织应力。但是受后牙区开口度的影响，过长的种植体会给手术操作带来不便，造成种植体无法植入或种植体污染等后果。前牙区选择过长种植体，受上前牙区唇侧凹陷区影响，可能阻止种植体植入到理想的空间位置和角度，或种植体从唇侧骨板穿出。笔者推荐种植体长度选择后牙区 8 ～ 14mm、前牙区 10 ～ 13mm 为宜，但在极端情况下，6 ～ 8mm 长度种植体亦可选择［适当增加种植体直径或是连冠修复，如图 2-7-2（a）～图 2-7-2（d）所示］。

① 如果骨量相对不足，可酌情考虑稍小直径五级钛或钛锆合金等材料种植体。

② 如不能满足以上要求，需进行骨增量手术。

病例展示

短种植体病例见图 2-7-2（a）～图 2-7-2（d）（由河北省石家庄市第二医院许辉提供）。

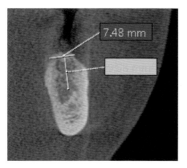

图2-7-2（a）　36CBCT测量数据

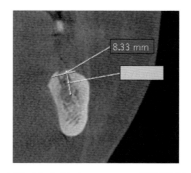

图2-7-2（b）　37CBCT测量数据

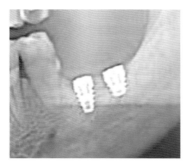

图2-7-2（c）　36、37分别植入
8mm、6mm种植体

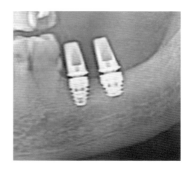

图2-7-2（d）　36、37安装基台，
拟联冠修复

参考文献

[1] 赵宝红，张娇，蔺增等.种植体长度与直径对骨界面应力分布影响的三维有限元分析.[J].口腔医学.2014，1（34）：22-27.

[2] Li X，Xu P，Xu X，et al. The application of a delayed expansion technique for horizontal alveolar ridge augmentation in dental implantation［J］. Int J Oral Maxillofac Surg. 2017，46（11）：1451-1457.

[3] Li T，Hu KJ，Cheng LB，et al. Optimum selection of the dental implant diameter and length in the posterior mandible with poor bone quality-a 3D finite element analysis［J］. Applied Mathematical Modelling，2011，35（1）：446-456.

[4] Xi Ding，Xing-hao Zhu. Implant-bone interface stress distribution in immediately loaded implants of different diameters：a three-diamensional finite element analysis［J］.J Prosthodont，2009，18（5）：394-402.

[5] Worni A，Fehmer V，Zimmermann P，Sailer. Immediate loading of ø 2.4mm narrow-diameter implants in the edentulous maxilla and mandible［J］.Swiss Dent J.2020，130（9）：691-698.

[6] Panos Papaspyridakos，Andre De Souza.Survival rates of short dental implants（≤6 mm）compared with implants longer than 6 mm in posterior jaw areas：a meta-analysis［J］.Clin Oral Implants Res. 2018，29（16）：8-20.

8. 种植修复冠根比例大于等于1:1时，需要注意什么？可选择何种更好的治疗方案？

牙种植成功的一个首要条件就是要保证植入区有足够的牙槽骨。种植修复通常要求种植区域的牙槽骨骨量高度不低于10mm，厚度不少于5mm。然而天然牙在拔除后，剩余牙槽嵴的宽度在1年内会减少约25%；随时间延长，骨吸收过程持续进行，最终可导致50%左右的牙槽骨丧失；若是因牙周炎导致的缺牙，局部牙槽骨吸收会更严重。因此，临床上40%～60%的病例均存在骨量不足，甚至出现冠根比例大于或等于1:1的情况，这使种植体的植入与上部结构的修复均非常困难。

根据牙槽骨吸收的不同程度，Cawood-Howell分类法将缺牙区牙槽骨分为6类（如图2-8-1所示）。

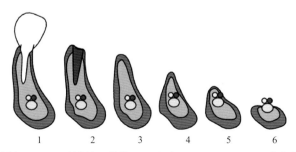

图2-8-1　牙槽骨吸收的不同程度，Cawood-Howell分类法

Ⅰ类牙槽嵴——含牙和牙槽嵴；

Ⅱ类牙槽嵴——牙齿拔出之后的即刻牙槽嵴；

Ⅲ类牙槽嵴——圆钝牙槽嵴，高度和宽度充足；

Ⅳ类牙槽嵴——刃状牙槽嵴，高度充足，宽度不足；

Ⅴ类牙槽嵴——扁平牙槽嵴，高度和宽度均不足；

Ⅵ类牙槽嵴——牙槽嵴向基骨凹陷，同时存在显著的基骨丧失。

除了前三类，剩下均涉及牙槽骨高度或宽度不足的问题。在这些牙槽骨条件下若直接进行种植修复，可酌情采用以下几种方案。

（1）短种植体，即长度小于 8.5mm 的种植体：它主要用于颌骨骨量不足的后牙种植修复。有临床研究证明，对于牙槽嵴高度不足但是宽度充足的病例，用粗直径的短种植体不仅可避免复杂的外科手术，还能减轻患者的经济和精神负担。

（2）对于上颌后牙区重度牙槽骨缺损的患者，可考虑选择有一定骨量的替代植入部位。有大量临床研究证明，在上颌骨严重吸收的病例中，将颧骨种植体与常规种植体结合使用，术后的成功率能大大提高。另外，还可以使用翼上颌种植体。Sorni 等经文献回顾认为，穿翼种植体的生存率约为86.3%～97.2%，且不会发生重大并发症。

（3）倾斜种植体：下颌磨牙区严重的牙槽骨吸收常常会造成牙槽骨的高度及宽度降低，加上下颌神经管的限制，使种植修复可用骨的高度降低。有学者提出，可通过 CT 来确定种植区域内下颌神经管的走行及位置，将种植体颊舌向倾斜一定的角度以避开下颌神经管，进行种植修复，从而达到简化手术操作、缩短治疗周期、减少手术创伤的目的。

（4）骨增量术＋种植体植入，可达到理想的种植效果。目前临床上常用的骨增量方法有以下几种。

① 上颌窦提升术：适用于上颌后牙区牙槽骨垂直骨量不足的病例。已有大量的临床研究证明，上颌窦提升术后的骨增量效果显著，且同期或延期植入种植体均能达到理想的效果。

② 当患者下颌牙槽骨严重吸收时，可采用引导骨再生、骨劈开术、自体骨移植（如图 2-8-2 所示）、垂直牵引成骨、下牙槽神经移位术及牙槽骨牵引成骨术（alveolar distraction osteogenesis，ADO）等，来达成种植区域牙槽骨

的骨增量，以保障牙种植手术的成功。有临床研究采用了"下颌骨ADO-种植体植入-使用脱细胞真皮基质膜进行软组织重塑-CAD/CAM技术制作修复体"，术后持续跟踪随访，结果显示牙槽骨和软组织水平高度稳定，且种植体周围没有发生生物并发症和机械并发症。这表明此治疗方案对下颌骨严重缺损是有效的。

③ 采用两种骨增量技术联合治疗：如onlay植骨+ADO。在第一阶段使用onlay植骨，增加缺损区域的骨高度；成骨后在第二阶段进行截骨术和放置牵张器。有学者认为这种方式甚至可获得20mm的骨增量效果。如图2-8-2所示。

④ 钛网辅助技术：钛网具有一定的强度，可以防止软组织塌陷，从而能为移植的骨和新骨形成保留空间；且表面光滑，降低了感染风险，是牙槽骨重建的可靠封闭系统。在临床上使用钛网+自体骨或骨移植材料作为颌骨的垂直骨增量技术已得到越来越多的应用并取得了成功。随着数字化科技的不断发展，还有学者提出可以用一种机械生物学优化的3D多孔钛植入物，不仅可以准确地修复下颌骨缺损，为咀嚼提供足够的机械支撑，为骨骼再生提供出色的机械环境，还能为咬合重建提供显著的稳定性。当然，这有待于更多的临床试验来证明。

综上所述，对于牙槽骨吸收严重的病例，若患者不考虑植骨，可选择的方案是：短种植体、倾斜种植体，或选择有一定骨量的替代部位种植，如颧种植体、穿翼种植体等。

若患者能接受植骨术，可采用以下方法先进行骨增量：①引导骨再生；② onlay植骨；③上颌窦提升术；④骨劈开术；⑤牙槽骨牵引成骨术（ADO）；⑥钛网结构辅助骨增量；⑦下牙槽神经移位术；⑧两种或以上方案联合使用。

若患者缺牙较多，且预计骨增量后种植修复效果不佳者，还可选择种植覆盖义齿，即在种植体上覆盖患者可以自行摘戴的义齿，种植体与义齿之间通过机械式或磁性附着而产生固位，也可达到修复缺失牙的目的。

病例展示

自体骨移植病例见图2-8-2（由博康泰口腔医院梁立山提供）

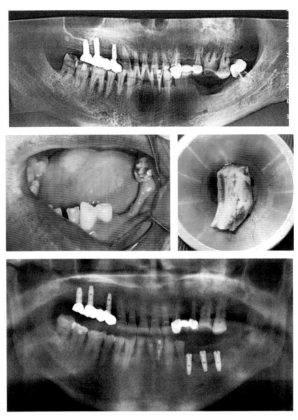

图2-8-2　左下颌牙槽骨缺损，在第三磨牙区取自体块状骨
onlay移植，择期种植病例

参考文献

[1]　Griffin T J，Cheung W S．The use of short，wide implants in posterior areas with reduced bone height：a retrospective investigation［J］．Journal of Prosthetic Dentistry，2004，92（2）：139-144.

[2]　Hirsch J M，Hrnell L O，Henry P J，et al. A clinical evaluation of the zygoma fixture：one year of follow-up at 16 clinics［J］．Journal of Oral & Maxillofacial Surgery，2004，62：22-29.

[3]　Higuchi K W．The zygomaticus fixture：an alternative approach for implant anchorage in the posterior maxilla［J］．Ann Roy Australas Coll Dent Surg，2000，15：28-33.

[4]　Bedrossian E，Stumpel L，Beckely M L，et al. The zygomatic implant：preliminary data on treatment of severely resorbed maxillae. a clinical report［J］．Int J Oral Maxillofac Implants，2002，17（6）：861-865.

[5]　Malevez C，Abarca M，Durdu F，et al. Implant dentistry：clinical outcome of 103 consecutive zygomatic implants：a 6-48 months follow-up study［J］．British Dental Journal，2004，197（1）：28.

[6]　Branemark PI，Grondahl K，Ohrnell LO，et al. Zygoma fixture in the management of advanced atrophy of the maxilla：technique and long-term results［J］．Scandinavian Journal of Plastic & Reconstructive Surgery，2004，38（2）：70-85.

[7]　Becktor J P，Isaksson S，Abrahamsson P，et al. Evaluation of 31 zygomatic implants and 74 regular dental implants

used in 16 patients for prosthetic reconstruction of the atrophic maxilla with cross-arch fixed bridges [J]. Clinical Implant Dentistry & Related Research, 2010, 7（3）: 159-165.

[8] M Sorní, Guarinos J, M Peñarrocha. Implants in anatomical buttresses of the upper jaw [J]. Medicina Oral Patología Oral Y Cirugía Bucal, 2005, 10（2）: 163.

[9] 陈鹏, 刘宪, 蒋志平, 等. 下颌磨牙区牙槽骨中重度萎缩牙种植修复的临床研究 [J]. 临床口腔医学杂志, 2009 （7）: 415-417.

[10] 阎旭, 彭滟, 芈大卫. 倾斜种植体和角度基台在骨量不足前牙美学区种植修复中的应用分析 [J]. 中国美容医学, 2015, 24（19）: 57-59.

[11] 宿玉成. 现代口腔种植学 [M]. 北京: 人民卫生出版社, 2004: 91-104.

[12] 申载贤, 金东洙, 张默函. 下颌管的解剖结构与牙种植关系的研究 [J]. 延边大学医学学报, 2007（03）: 170-172.

[13] Rachmiel A, Emodi O, Aizenbud D, et al. Two-stage reconstruction of the severely deficient alveolar ridge: bone graft followed by alveolar distraction osteogenesis [J]. Int J Oral Maxillofac Surg, 2017, 47: 117-124.

[14] Mounir M, Mounir S, Elfetouh A A, et al. Assessment of vertical ridge augmentation in anterior aesthetic zone using onlay xenografts with titanium mesh versus the inlay bone grafting technique: a randomized clinical trial [J]. International Journal of Oral & Maxillofacial Surgery, 2017, 46（11）: 1458-1465.

[15] Qassemyar Q, Assouly N, Temam S, et al. Use of a three-dimensional custom-made porous titanium prosthesis for mandibular body reconstruction [J]. International Journal of Oral and Maxillofacial Surgery, 2017, 46（11）: 1248-1251.

[16] You-Young, Kim, Seong-Gon, et al. Mandibular reconstruction using a customized three-dimensional titanium implant applied on the lingual surface of the mandible [J]. The Journal of craniofacial surgery, 2018, 29: 415-419.

9. 单冠或不过中线的桥修复能否进行倾斜种植? 相关注意事项有哪些?

　　理想种植体的轴向应该是与缺牙区牙槽嵴平面垂直, 以便与上部的修复牙冠轴向平行。然而在临床实际工作中, 由于种植区骨量、邻牙位置及牙根走向的影响, 或是一些重要解剖结构（如下牙槽神经管、颏孔、上颌窦）的限制, 种植体难以按理想方向植入。

　　倾斜种植体的应用可以克服如骨吸收、骨质疏松等骨量不足的问题, 避免伤及下牙槽神经管、上颌窦等重要结构。

　　目前在全口"All on four"设计中倾斜种植体的应用比较广泛。对于单个牙缺失的病例, 尤其是遇到牙槽骨骨量不足时, 有学者使用改良的手术导板将种植体倾斜放置, 且通过临床观察和数据评估, 发现倾斜种植体的设计不但可省去骨增量的复杂过程, 术后效果也是十分成功的。国内外多项研究表明, "All on four"种植修复中, 远中倾斜种植体的边缘骨吸收情况与轴向种植体的边缘骨吸收情况相比, 两者无统计学差异。Chrcanovic 等对 2014 年 7 月以前的文献作了 meta 分析, 该研究中包含多种修复类型的倾斜种植体, 共

5029 颗倾斜种植体（98.37% 存留率）和 5732 颗垂直种植体（98.19% 存留率）纳入分析，得出结论：倾斜种植不会增加种植体失败率和骨吸收程度，倾斜种植体具有较好的临床效果。

那么，不过中线的固定桥修复能否进行倾斜种植呢？有研究对上下颌单侧后牙区多颗牙缺失且牙槽骨垂直高度不足的患者，选择 1 个倾斜种植体和 1 个轴向种植体，以固定桥的方案修复磨牙区域。术后持续随访，评估骨吸收量并计算倾斜和轴向种植体的成功率，发现倾斜种植体能为后牙区骨缺损的牙列修复提供良好的结果，且在边缘骨吸收方面与轴向种植体之间没有显著差异。这证实了在倾斜种植体联合固定桥修复方案的可行性，同时也减少了患者植骨的风险，扩展了种植适应证。

因此，无论是单冠还是不过中线的固定桥修复，使用倾斜种植体的设计是可行的。那么植体的倾斜角度该如何把握呢？

相对于轴向种植体而言，倾斜种植体承载的负荷应力分布存在不一致性。Carval 在相关的三维有限元（FEA）研究中发现，倾斜种植体应力分布主要集中于颈部。所以在倾斜植体的颈部容易发生骨吸收，且其上部结构修复较常规修复的程序要相对复杂。通常需要通过个性化角度基台来调整修复体的轴向位置，以实现当种植体长轴方向不太理想时能最大程度地恢复美观、功能和稳定，尽可能地满足患者的个性化需求。

陈祖贤等通过对单个种植体建立三维模型，用有限元软件分析种植体连接 0°、5°、10°、15°、20°、25°、30° 和 35° 八个不同角度基台时，在 500N 的力量加载下，观察单冠种植体模型的安全系数及周围骨质的应力应变情况后认为，随着种植体连接基台角度的增大，种植体模型周围骨质的最大应变值增加明显，同时也指出，从种植体的安全系数考虑，可应用到 25° 之内的角度基台。陈祖贤等认为，随着种植体角度基台的增加，种植体颈部受力逐渐增大，提示当采用倾斜种植时，有必要适度降低倾斜角度、增加种植体直径和长度以增加对抗力。

个性化角度基台的应用也将会对种植体、颌骨产生应力。在上颌前牙区使用角度基台可以超过 20°，甚至达到 25°，在生物力学上种植体没有安全隐患，但是超过 25° 以后种植体周围牙槽骨会达到功能性超载。为了长远的成功率，建议在上颌前牙区使用大于 25° 的角度基台时，对最终修复体进行适当调𬌗，以减小种植体所受的𬌗力。根据文献，尽量将角度基台控制在 25° 以内，以减少颈部皮质骨的受力和骨吸收，也可以减少机械性并发症的发生。

也有学者研究表明，当缺失多颗牙时，若倾斜种植体设计有游离臂，其承受应力比无游离臂斜形种植体增加 1 倍。因此，此时再选择倾斜种植体修复时，应尽可能增加种植体数目，多颗牙联冠修复可分散应力。同时，应尽可能避免出现远中游离端，否则将加重倾斜种植体颈部应力。

倾斜种植体倾斜角度会对种植体骨界面应力产生直接影响，综合国内外文献报道，将倾斜角度控制在 5°～ 10° 范围之内，可避免出现过大应力损伤。丁熙等在下颌第一磨牙分别植入舌向倾斜 10°、20° 和 30° 的不同种植体，并建立三维有限元模型，模拟咀嚼力加载，分析在正中咬合情况下种植体骨界面应力、应变及位移改变，结果发现，随着倾斜角度的增大，上述指标均随之增加。当倾斜 30° 种植时，种植体骨界面应力显著增大（$p < 0.01$），故认为种植倾斜角度应小于 30°。

综上，对于单冠或固定桥修复不过中线的病例，都可以使用倾斜种植体方案，但进行上部修复时倾斜种植体一般需要与角度基台联合使用。由于倾斜种植体的应力集中在颈部，且会对种植体 - 骨界面产生应力影响，一般倾斜角度不宜过大，建议控制在 30° 以内，角度基台不超过 25°，且单冠修复时需要对修复体适当调𬌗，以减小种植体所受的𬌗力；桥修复时，建议尽量增加种植体数目，并注意避免出现远中游离端。

病例展示

单冠倾斜种植见图 2-9-1；不过中线的固定桥修复见图 2-9-2（图片作者李培等，引自参考文献 4）。

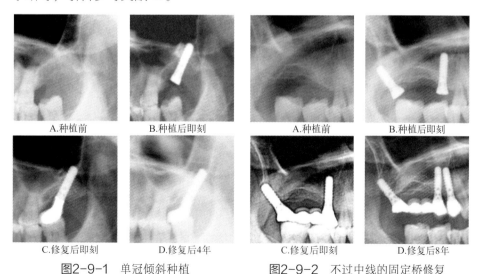

图2-9-1　单冠倾斜种植　　　　图2-9-2　不过中线的固定桥修复

参考文献

[1] Sannino G, Bollero P, Barlattani A, et al. A retrospective 2-year clinical study of immediate prosthetic rehabilitation of edentulous jaws with four implants and prefabricated bars [J]. J Prosthodont, 2017, 26（5）: 387-394.

[2] Chrcanovic B R, Albrektsson T, Wennerberg A. Tilted versus axially placed dental implants: a meta-analysis [J]. J Dent, 2015, 43（2）: 149-170.

[3] 陈祖贤, 王 超, 王立军. 上颌后牙区倾斜种植的三维有限元分析 [J]. 中国组织工程研究, 2013, 17（33）: 5957-5962.

[4] 李培, 顾晓明, 李雅娟, 刘克礼, 王立军, 陈祖贤. 倾斜种植体在上颌后牙游离缺失伴余留牙槽骨高度不足时的应用 [J]. 口腔颌面修复学杂志, 2019, 20（5）: 267-271.

[5] F Rojas-Vizcaya, Zadeh H H. Minimizing the discrepancy between implant platform and alveolar bone for tilted implants with a sloped implant platform: a clinical report [J]. Journal of Prosthetic Dentistry, 2017, 119（3）: 319-324.

[6] Dds T K, Dds K K, Dds R T. Tilted placement of tapered implants using a modified surgical template [J]. Journal of Oral and Maxillofacial Surgery, 2011, 69（6）: 1642-1650.

[7] Diago M P, L Maestre Ferrín, et al. Tilted implants for the restoration of posterior mandibles with horizontal atrophy: an alternative treatment [J]. Journal of Oral & Maxillofacial Surgery, 2013, 71（5）: 856-864.

[8] Monje A, Chan H L, Suarez F, et al. Marginal bone loss around tilted implants in comparison to straight implants: a meta-analysis [J]. International Journal of Oral & Maxillofacial Implants, 2012, 27（6）: 1576-1583.

[9] Casar-Espinosa J C, R Castillo-Oyagüe, MÁ Serrera-Figallo, et al. Combination of straight and tilted implants for supporting screw-retained dental prostheses in atrophic posterior maxillae: a 2-year prospective study [J]. Journal of Dentistry, 2017, 63: 85-93.

[10] Cruz M, Wassall T, Toledo E M, et al. Finite element stress analysis of dental prostheses supported by straight and angled implants [J]. International Journal of Oral & Maxillofacial Implants, 2009, 24（3）: 391-403.

[11] Bateli M, Woerner W, Att W. Tilted implants to support a maxillary removable dental prosthesis: A case report [J]. Quintessence International, 2012, 43（3）: 191-195.

[12] F Pancko, Dyer J, Weisglass S, et al. Use of tilted implants in treatment of the atrophic posterior mandible: a preliminary report of a novel approach [J]. J Oral Maxillofac Surg, 2010, 68（2）: 407-413.

[13] 陈祖贤, 王超, 樊瑜波, 等. 上颌前牙区非埋入式种植体不同角度基台的三维有限元分析 [J]. 中国组织工程研究与临床康复, 2010, 14（30）: 591-595.

[14] 阎旭, 彭滟, 毕大卫. 倾斜种植体和角度基台在骨量不足前牙美学区种植修复中的应用分析 [J]. 中国美容医学, 2015, 24（19）: 57-59.

[15] Zampelis A, Bo R, Heijl L. Tilting of splinted implants for improved prosthodontic support: a two-dimensional finite element analysis [J]. Journal of Prosthetic Dentistry, 2007, 97（Suppl 6）: S35-S43.

[16] 丁熙, 陈树华, 陈日齐, 等. 倾斜角度对种植体骨界面生物力学影响的三维有限元分析 [J]. 中国口腔种植学杂志, 2002, 7（4）: 162-165.

10. 对颌牙伸长患者，种植注意事项及应对措施有哪些？

缺牙区对颌牙在长期缺乏咬合接触的情况下会逐渐伸长，伸长的牙不仅在下颌运动时会造成早接触和咬合干扰等症状，严重可发展成颞下颌关节疾病；严重伸长的牙齿会侵占缺牙位殆龈距离，造成缺牙间隙垂直修复空间不足，即便不进行处理的情况下勉强修复，伸长的牙齿也会破坏纵殆曲线，造成咬合障碍。正畸不是磨牙伸长唯一的治疗方法，有些患者从时间和经济效益上并不能接受正畸治疗。有时候也会采取调磨的方式，如果需要调磨量过大，需与患者商议能否接受根管治疗后冠修复。

　　伸长的对颌牙一般都是磨牙，称为磨牙伸长。应对磨牙伸长最理想的方法是，不论是否影响缺牙区的修复空间都用正畸方法进行压低，具体方法可以使用：传统托槽矫治器压低、微种植钉牵引个别伸长磨牙压低、活动矫治器压低和较新的隐形矫治压低。很多患者由于正畸方法进行压低要付出更多的时间和经济成本，以及拒绝正畸过程中的不适感，宁可选择大量的磨牙甚至去髓后截冠的方案，因为后者所需时间更短。但是从医生的角度出发还是要首先建议患者选择微创或无创的方法，贯彻保存的理念。

　　压低磨牙的正畸方法可以按照矫治范围分为两种：第一类患者同时有其他牙列畸形且矫正愿望比较强，可以使用全颌矫治的方法，隐形矫正目前也可以做到压低磨牙的效果；另一种是只矫正个别伸长的，比如局部活动矫治器或单独使用微种植钉。微种植支抗钉的使用极大地提高了正畸治疗的效率，特别是在这种压低磨牙情况下可以提供强大的支抗。应用该方法注意控制牙齿转矩，在打支抗钉时注意躲避牙根。

参考文献

[1] Yao C C J, Lee J J, Chen H Y, et al. Maxillary molar intrusion with fixed appliances and mini-implant anchorage studied in three dimensions [J]. The Angle Orthodontist, 2005, 75（5）: 754-760.

[2] Kravitz N D, Kusnoto B, Tsay T P, et al. The use of temporary anchorage devices for molar intrusion [J]. The Journal of the American Dental Association, 2007, 138（1）: 56-64.

[3] Alves A, Cacho A, San Roman F, et al. Mini implants osseointegration, molar intrusion and root resorption in sinclair minipigs [J]. International orthodontics, 2019, 17（4）: 733-743.

[4] Alsafadi A S, Alabdullah M M, Saltaji H, et al. Effect of molar intrusion with temporary anchorage devices in patients with anterior open bite: a systematic review [J]. Progress in orthodontics, 2016, 17（1）: 9.

11. 钛种植体的表面处理有哪些方式？

　　曾用于种植体的生物材料并不只有钛种植体，还有金属材料、陶瓷材料及复合材料等。

机械加工的钛种植体表面光滑，不利于骨结合，经过表面处理，可改变其表面性能，促进种植体的骨结合，提高种植的成功率。目前钛种植体表面处理常用以下几种方式。

（1）钛种植体表面粗化处理技术

光滑的种植体表面经过粗化处理后（图2-11-1和图2-11-2），表面张力增加，促进了成骨细胞、软骨细胞的吸附、分化、扩增，不仅增加了骨结合面积，还能更快更广泛地形成骨结合。常用的粗化技术有以下几种。

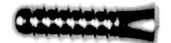

图2-11-1 机加工种植体表面
（由Straumann提供）

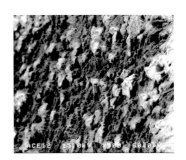

图2-11-2 电镜下种植体喷涂表面
（由Straumann提供）

① 钛离子喷涂（titanium plasma spray）：将熔融状态的液体钛合金高速喷射在光滑的种植体表面，再快速冷却，形成钛种植体粗糙表面的同时，可增加种植体表面积6～8倍，同时化学、生物相容性不变。

② 喷砂（sand blasting）：直径25～250μm的Al_2O_3颗粒可用作喷砂材料。经过喷砂处理的种植体形成粗糙的表面结构，有利于骨结合，但残留的Al_2O_3颗粒却不利于骨结合，故近年来TiO_2、羟基磷灰石（HA）颗粒由于具有良好的生物相容性而广泛替代Al_2O_3用作喷砂材料。

③ 酸蚀（acid etching）：酸蚀的方法可以使种植体清洁表面形成20μm的窝洞，增加了种植体的表面积和粗糙度，还可以清除残留的喷砂颗粒，去除污染，增加种植骨结合率（如图2-11-3所示）。

④ 激光表面处理（laser bombardment）：利用激光对种植体表面进行处理，可按照预定的角度形成有规律的粗糙表面，具有精确的可控性，可提高骨结合率。

（2）钛种植体表面生物活性涂层技术

利用生物活性较好的材料对种植体表面进行涂层，能改善其与骨的结合方式，提高结合强度，加速骨结合的过程，缩短种植修复的愈合期。目前国际上应用的生物涂层有钙磷陶瓷涂层（如HA涂层）、玻璃陶瓷涂层、复合涂层［如羟基磷灰石-玻璃-钛（HA-G-Ti）复合涂层］等（如图2-11-3所示）。由于复合涂层技术界面处理难度大，结合强度弱，临床应用较为局限。

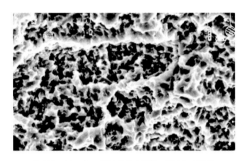

图2-11-3 种植体喷涂+酸蚀表面
（由Straumann提供）

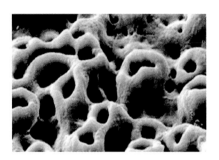

图2-11-4 阳极氧化表面
（由Straumann提供）

（3）钛种植体表面生物因子活化技术

在种植体表面增加各种生物活化因子促进骨结合是目前的种植体表面处理研究热点，各类生物活化因子包括骨形成蛋白（BMP）、骨基质明胶（BMG）、釉基质蛋白、碱性成纤维细胞生长因子（bFGF）、血管内皮生长因子（VEGF）等。这类技术成本较高，各项技术仍在研究和探讨中。

（4）钛种植体表面亲水化处理

在氮气条件下隔绝空气污染，对种植体表面进行亲水化处理，然后保存在pH值为4～6的等渗盐水密封管中以维持其表面的化学活性，使其具备超强的亲水性和表面活性。亲水化处理的种植体表面具有更好的组织相容性，易于更快形成骨结合。

种植体表面的处理方法也可以总结为物理法，包括喷涂、激光熔覆；化学法，包括酸蚀、阳极微弧氧化法（图2-11-4）等；生物化学法，通过将特定的蛋白、酶或肽固定于种植材料表面，来诱导特殊细胞分化和组织改造，即通过将分子直接引入到种植体界面来控制骨整合的发生与发展，包括吸附、键结合以及复合涂层3种。吸附法即将种植体浸于要引入的生物活性分子溶液中,让其自然附着于种植体上。但该法的吸附效果受种植体表面结构及个体差异影响较大,目前仍不能作为理想的方法。键结合法则较为复杂,由于形成键结合,故被固定的分子不能直接释放至种植体周围,但被固定的活性分子仍能表现出与可溶解蛋白相同或更高的活性,然而仍存在生物活性持续时间过短的问题。复合涂层法是将生物活性分子复合于种植体的表面涂层中,形成良好的生物活性界面,当种植体被植入体内后,这些活性分子可被释放至周围组织中,利用这一方法有助于控释系统的建立,从而可以在较长的时间内缓慢而持续地释放生物活性分子。有学者将具有骨诱导能力的转化生长因子β和骨形成蛋白复合于羟基磷灰石涂层中,以弥补羟基磷灰石缺乏骨诱导能力的缺陷,研究表明该法可有效地促进骨组织的早期形成。

Straumann(士卓曼)种植体采用的SLA(sand blasted/large grits/acid-etched,SLA)表面处理技术,即在特定的压力和时间控制下,通过高速气流对种植体表面进行Al_2O_3大颗粒喷砂,然后在高温下用硫酸或盐酸进行表面酸蚀(如图2-11-5所示)。国产康盛亲水植体也采用了SLA表面处理方法。

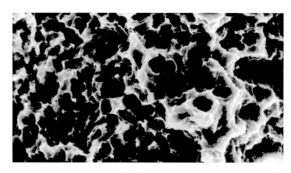

图2-11-5　种植体活性亲水SLA表面（由Straumann提供）

参考文献

[1] Ivanoff CJ, Hallgren C, Widmark G, et al. Histologic evaluation of the bone integration of TiO₂ blasted and turned titanium mi-croimplants in humans [J]. Clin Oral Implants Res, 2001, 12（2）: 128-134.

[2] Deppe H, Warmuth S, Heinrich A, et al. Laser-assister three-di mensional surface modifications of titanium implants: preliminary data [J]. Lasers Med Sci, 2005, 19（4）: 229-233.

[3] 贾国栋, 王艺, 潘可风. 金属基底牙种植体表面陶瓷类涂层的材料学研究进展 [J]. 口腔颌面外科杂志, 2004,

14（1）：74-78.

[4] Hatakeyama J，Philp D，Hatakeyama Y，et al. Amelogenin-mediated regulation of osteoclastogenesis，and periodontal cell proliferation and migration [J]. J Dent Res，2006，85（2）：144-149.

[5] Di Felice RD，Amario M，De Dominicis A，et al. Immediate placement of bone lever straumann implants：a case series [J]. Int J Periodotics Restorative Dent，2011，31（1）：57-65.

[6] Li Y，Lee IS，Cui FZ，et al. The biocompatibility of nanostructured calcium phosphate coated on micro-arc oxidized titanium [J]. Biomaterials，2008；29（13）：2025-2032.

[7] 刘同军.钛金属种植体表面生物化学改性 [J].国外医学：口腔医学分册，2006，23（3）：210-212.

[8] Heinrich A，Dengler K，Koerner T，et al. Laser-modified titanium implants for improved cell adhesion [J]. Lasers Med Sci，2008；23（1）：55-58.

[9] 陈传忠，王佃刚，徐萍.激光熔覆HA生物陶瓷梯度涂层的微观组织结构 [J].中国激光，2004，31（8）：1021-1024.

[10] Schuler M，Owen GR，Hamilton DW，et al. Biomimetic modification of titanium dental implant model surfaces using the RGDSP-peptide sequence：a cell morphology study [J]. Biomaterials，2006，27（21）：4003-4015.

12. 平台转移的优点有哪些？

传统的两段式种植体植入牙槽骨并暴露于口腔环境之后，颈部组织即开始发生骨改建，1 年后常见颈部骨吸收至种植体 - 基台连接处下方 1.5 ～ 2.0mm，称为杯状吸收或蝶形吸收。种植体边缘骨丧失与否是判定种植成功的重要标准，对于两段式种植体来说，一般认为种植体周边缘骨丧失第 1 年不超过 1.5mm，随后每年不超过 0.2mm。随着种植学的发展与研究的深入，种植体平台转移（platform switching，PLS）概念被提出并为实现种植体周围骨组织的稳定提供了可能。

种植体平台转移指在骨水平种植体平台上，基台直径小于种植体平台直径，使基台连接位置向种植体平台中心内移，即负荷平台内移（loading platform switching）。基台半径与平台半径的差为平台转移的距离。研究表明，在修复后的种植体影像检查中，因为生物学宽度、种植体基台界面微间隙、应力分布等因素，采用平台转移设计的种植体颈部牙槽骨的吸收程度显著小于采用传统种植体基台连接方式者。在 PLS 设计中，种植体基台直径差所形成的平台使得种植体周围生物学宽度有水平分布，种植体边缘处的骨吸收也因此减少。

此外，虽然当下种植体的生产及加工工艺较以前有了很大进步，但种植体基台的连接处仍不可避免地存在微间隙。研究表明，种植体周围牙槽骨的吸收与微间隙处细菌及微动因素相关，因而与传统设计相比，PLS 设计种植体颈部能够维持在一定水平。另有研究表明，采用 PLS 设计的种植体相比传统设计者直接作用于种植体周围的应力变小，从而能有效减小应力过大导致的种植体颈部骨吸收。种植体的平台转移设计影响到种植体颈部骨组织的稳定性，具有平台转移设计的种植体有利于保存种植体颈部骨组织，无论是在单牙修复还是在多牙或无牙颌种植修复中都表现出良好的种植体颈部骨组织稳定性，同时可以增加植入物平台周围的软组织体积，改善修复美学，是一种提高种植体长期存留率的方法。

综上所述，PLS 设计对保持种植体颈部牙槽骨高度有显著作用，同时骨水平的稳定也为软组织提供了良好支持，进而提高美学效果。虽然有报道基台与种植体直径相差越大对牙槽骨保存效果越好，但是由于局部应力增加，可能有基台及基台螺丝折断的风险，尤其是小直径种植体。因此采用 PLS 设计时应将基台与种植体间直径差值控制在合适范围，而如何在负荷平台内移距离增大的同时减小应力集中导致的基台折断风险仍待进一步研究。

参考文献

[1] 孙子环，夏荣，徐基亮，等. 种植体边缘骨吸收：平台转移与平台匹配的Meta分析 [J]. 实用口腔医学杂志，2015，31（3）：378-383.

[2] Albrektsson TO, Johansson CB, Sennerby L. Biological aspects of implant dentistry: osseointegration [J]. Periodontol 2000, 1994, 4（1）：58-73.

[3] Tatullo M, Marrelli M, Falisi G, et al. Mechanical influence of tissue culture plates and extracellular matrix on mesenchymal stem cell behavior: a topical review [J]. Int J Immunopathol Pharmacol, 2016, 29（1）：3-8.

[4] 刘宝林. 口腔种植学. 北京：人民卫生出版社. 2011：83-85.

[5] DI Girolamo M, Calcaterra R, DI Gianfilippo R, et al. Bone level changes around platform switching and platform matching implants: a systematic review with meta-analysis [J]. Oral Implantol（Rome），2016，9（1）：1-10.

[6] Laura L, Luis DS, Isabel MS, et al. Crestal bone level around tissue-level implants restored with platform matching and bone-level implants restored with platform switching: a 5-year randomized controlled trial [J]. Int J Oral Maxillofac Implants, 2018, 33（2）：448-456.

[7] Elian Nl, Bloom M. Effect of 3 and 4mm interimplant distances on the height of interimplant bone crest: a histomorphometric evaluation measured on bone level dental implants in minipig [J]. Implant Dent, 2014, 23（5）：522-528.

[8] Eekeren PJ, Tahmaseb A, Wismeijer D. Crestal bone changes around implants with implant-abutment connections at epicrestal level or above: systematic review and meta-analysis [J]. Int J Oral Maxillofac Implants, 2016, 31（1）：119-124.

[9] Steinebrunner L, Wolfart S, Kern M, et al. In vitro evaluation of bacterial leakage along the implant-abutment

interface of different implant systems [J]. Int J Oral Maxillofac Implants, 2005, 20（6）: 875-881.

[10] Vela-Nebot X, Rodrigue-Ciurana X, Rodado-Alonso C, et al. Benefits of an implant platform modification technique to reduce crestal bone resorption [J]. J Implant Dent, 2006, 15（3）: 313-320.

[11] Chu CM, Huang HL, Hsu JT, et al. Influences of internal tapered abutment designs on bone stresses around a dental implant: three dimensional finite element method with statistical evaluation [J]. J Periondontol, 2012, 83（1）: 111-118.

[12] 刘伟，文爱杰，于德鹏.平台转移设计对种植体边缘骨的影响 [J].北京口腔医学, 2021, 29（1）: 57-60.

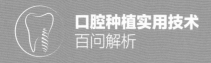

口腔种植实用技术
百问解析

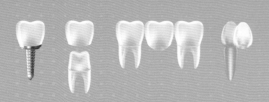

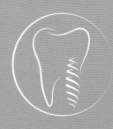

三、临床操作相关问题

1. 临床上后牙种植单冠修复的邻接和咬合如何选磨？

2. 种植体植入后发现与下颌管比较近，患者下唇麻木，如何处理？

3. 下牙槽神经部分损伤后会恢复吗？如何处理？如何预防？

4. 种植修复后，食物嵌塞问题如何解决？

5. 种植修复中央螺丝折断，解决方案如何？

6. 即刻种植修复时，如何选择合适的种植体？

7. 哪些原因会导致戴牙前基台不能顺利就位，或邻接过紧，或咬合过高？

8. 环切和翻瓣（切口设计的方法和利弊）怎样选择？

9. 在单颗或多颗种植修复时，如何确定修复体的咬合位置和关系？

10. 钻速太慢会造成什么？

11. 种植手术为什么要用 4℃ 生理盐水冷却？

12. 选择安放愈合基台的标准是什么？

13. 种植手术为什么主张采用局部浸润麻醉？

14. 必兰一次使用最大剂量是多少？

15. 种植修复调𬤇原则是什么？

16. 个性化基台与成品基台有什么区别？

1. 临床上后牙种植单冠修复的邻接和咬合如何选磨？

后牙种植单冠修复体通过调𬌗对种植体受力的方向和大小进行调整，即把传导到种植体上的咬合力控制在患者口颌系统能承受的生理限度内，有利于种植修复体的长期稳定和良好功能的实现。

种植牙与天然牙结构不同，受力也不同。天然牙周围具有牙周膜结构，受力后具有缓冲作用，受侧方力时天然牙可缓冲移动 50 ～ 108μm，且在根 2/3 处发生转动；受到轴向力时，天然牙下沉 8 ～ 28μm，牙周膜中存在本体感受器，可反馈调节过大的咬合力。而种植体与牙槽骨之间的结合是直接的刚性连接，没有牙周膜的缓冲作用，当受到侧向力时，种植体不会发生转动，应力集中于种植体颈部牙槽骨界面，产生 10 ～ 50μm 继发性移动；当受到轴向力时，继发性下沉 3 ～ 5μm。种植体周围也缺乏本体感受器，反馈调节咬合力的能力较低，缺乏自我保护。此外，天然牙牙根的表面积大于种植体，尤其是骨内的总横截面积较种植体大，受到同样的力天然牙周围应力小，而种植体周围应力大。

后牙种植单冠修复咬合设计基本原则：①维持患者原有的正常咬合关系，如患者原来为尖牙保护𬌗，则修复后仍然为尖牙保护𬌗；原为组牙功能𬌗，则还恢复为组牙功能𬌗。②由于种植牙与天然牙的动度不同，所以后牙种植单冠修复非游离端时可以设计成轻咬合，即延迟咬合，在重咬时均能与其他天然牙一并咬合。当种植单冠修复体为游离端或者唯一磨牙时应与天然牙一样，正常设计咬合。③后牙种植单冠修复咬合力的合力应为轴向或近轴向，建立正中自由域，正中关系位与牙尖交错位协调一致，下颌在各个方向位置的运动自由无偏斜。

针对以上原则，临床上调𬌗应注意：第一，去除早接触、咬合干扰。种植修复后如果存在早接触、咬合干扰，则形成咬合创伤，破坏种植体的骨整合界面，导致种植失败。基本方法包括开沟、修圆、磨尖。可以使用不同颜色的咬合纸进行侧方和正中调𬌗。第二，非游离端种植单冠较邻牙延迟后接触并形成良好的𬌗面接触形态。为了避免损伤种植体，有学者提出了种植体延后负载的调𬌗方法。Stevens 提出使种植牙冠在天然牙接触 0.01 ～ 0.03s 后再受力，即种植体轴向受力，在天然牙咬合接触一段时间发生下沉后，种植牙与对颌牙再发生咬合接触，这一时间称为时间延迟。Misch 则建议使用厚度小于 25μm 的咬合纸让患者正中轻咬，达到种植冠上无咬合接触点，而周围天然牙上有明显的咬合接触；然后在牙尖交错位重咬，使种植体轴向受力，其接触面积大小和周围天然牙类似。一般种植牙冠咬合面接触较天然牙降低了约 0.1mm。种植冠𬌗面越宽，在功能和非功能咬合接触时所产生的负荷离牙长轴越远，转矩越大，在种植体颈部产生的应力越大，故要尽可能减小种植冠的𬌗面宽度，使咬合接触面积限于种植体直径内有直接支持的范围；正中咬合形成一定的尖窝接触关系。天然牙的稳定咬合近远中方向形成前止接触、后止接触，颊舌方向形成经典的 A、B、C 三点接触或 AB、BC 点接触。对于种植冠修复体，除了近远中方向的稳定的前止接触、后止接触外，颊舌向常常减径形成 AB、BC 点接触，且点接触应调磨成尖小平面接触，即在每个对应的牙窝底部设计一个 $1mm^2$ 的小平面形成尖底接触，便于侧方运动时不接触牙尖的斜面。第三，后牙种植单冠修复应调整牙尖斜度，侧方咬合无接触、无引导。牙尖斜度越大，侧向力越大。Kaulinen 研究发现 33° 牙尖斜度应力为 3.846kg，0° 牙尖斜度应力为 1.938kg，所以后牙种植单冠修复体应减小牙尖斜度，从而减小侧向力，保证种植的稳定。

种植牙邻面应与天然牙形成良好的接触关系以避免食物嵌塞。首先，邻面应具备良好的接触形态，形成凸面接触，通常后牙邻面接触区是以颊舌向为长轴的椭圆形。其次，邻面还应形成紧密的接触，牙线是临床上最常用的检查邻面接触松紧度的方法，牙线进入相邻牙邻面接触区时应感到稍有阻力。

参考文献

[1] Stevens Christopher J. Computerized occlusal implant management with the T-scan II system: a case report [J]. Dentistry today, 2006, 25 (2).

[2] Spidkemann H.Implantology.New York: Thieme Medical Publishers Inc, 1995: 299-304.

[3] MM, Nelson SJ.Wheeler's dental anatomy, physiology, and occlusion. 8th ed.Harcourt publishers Ltd, 2003: 462-484.

[4] Sutpideler M, Eckert SE, Zobitz M, et al. Finite element analysis of effect of prosthesis height, angle of force application, and implant offset on supporting bone [J]. Int J Oral Maxillofac Implants, 2004, 19 (6): 819-825.

[5] Esposito M, Hirsch JM, Lekholm U, et al. Biological factors contributing to failures of osseointegrated oral implants. Etiopathogenesis [J]. Eur J Oral Sci, 1998, 106 (3): 721-764.

[6] Lundgren D, Falk H, Laurell L. Influence of number and distribution of occlusal cantilever contacts on closing and chewing forces in dentitions with implant-supported fixed prostheses occluding with complete dentures [J]. Int J Oral Maxillofac Implants, 1989, 4 (4): 277-283.

2. 种植体植入后发现与下颌管比较近，患者下唇麻木，如何处理？

种植体植入后发现与下颌管比较近，但是种植体并未进入下颌管，可患者术后仍然有下唇麻木的现象，有几种可能原因？如何处理？

种植过程中的下牙槽神经的损伤分为直接损伤和间接损伤，包括直接钻孔损伤、种植窝洞制备扩孔时产生的机械损伤和热物理化学损伤、翻瓣反射引起的神经损伤、阻滞麻醉时引起的针刺损伤。

① 直接钻孔损伤。首先要明确下牙槽神经管上壁的术中误伤，在术后不能察觉的情况。a. 仔细通过 CBCT 观察种植体尖端与神经管上壁间的有限骨量是否有结构变化。一般情况，术中骨钻的每一次提拉，深度不易保证一致。在比较极限的情况下，有时某一个下压动作可能破坏骨质，骨小梁破坏不明显，但已经刺中神经髓鞘，而在术后影像中不易确定，术后一段时间后再复查影像就更没有临床价值。所以严格手术标准是非常重要的，即操作深度距离神经管 2 ~ 3mm。当然出现偶尔的轻微损伤，神经恢复可能性是很大的，一般在 2 ~ 6 个月可以恢复。b. 压缩型骨折片压迫，有些病例在神经管上方骨质不均匀，种植体强行植入时会出现骨折，移位的骨质压迫也可以有神经症状。但是这种情况发生后，取出或旋浅压迫神经的种植体，给予 B 族维生素药物，配合理疗，2 个月内恢复的概率很大。

② 临床上种植窝洞制备扩孔时会产生机械力损伤和热物理化学损伤。目前的各大种植体系统扩孔钻头前端均尖锐，存在 0.4 ~ 0.5mm 的前端突起，引导备洞时旋转压迫挤压或者锥形种植体旋入时压迫，导致下颌神经管上壁骨质压缩破裂；同时备洞出现的热物理化学损伤，如果在手术过程中无法有效规避，容易导致骨热化学性坏死，种植体骨结合不佳，骨屏障丧失，均可能造成下齿槽神经出现疼痛、麻木、感觉异常。

Khawaja 报道两例种植时洞穿下颌神经管上壁情况，术后出现持续加重的麻木，术后 1 ~ 4 天内拔除种植体后神经功能均恢复正常。

除此之外，术者必须考虑下牙槽神经管变异的情况，如双管等。Chavez-Lomeli 等通过研究 302 例产前期胎儿的下颌骨标本，发现下颌神经管是由三个独立的神经小管融合而成的，在发育过程中，如独立的神经小管出现不全融合，则会形成分叉下颌管。据文献记载，分叉下颌管发生率不等，男女也有一定差异，这可能与基因、环境等因素相关。

分叉下颌管分成五型。

Ⅰ型：又称磨牙后管（retromolar canal），下颌管发出分支后开口于磨牙后区骨表面。

Ⅱ型：又称牙管（dental canal），下颌管发出分支后，分支末端位于第一、第二或第三磨牙根尖，根据接触牙位不同分为三个亚型：A亚型，与下颌第一磨牙接触；B亚型，与下颌第二磨牙接触；C亚型，与下颌第三磨牙接触。

Ⅲ型：又称前行管（forward canal），在下颌神经管上壁发出分叉后，分支与主干在下颌骨体部前行。根据分支与主干是否汇合而分两个亚型：A亚型，分叉后分支与主干无汇合；B亚型，分叉后分支与主干有汇合。

Ⅳ型：又称颊舌管（buccolingual canal），分两型：A亚型，分支在分叉下颌管主干的颊侧走行；B亚型，分支在分叉下颌管主干的舌侧走行。

Ⅴ型：三分支下颌管（trifid mandibular canal）或其他类型。

可见，为有效规避临床操作风险，避免术中、术后并发症，术者应在术前进行仔细的CBCT影像学分析，对其进行三维定位，确定下颌管及其分支的位置走向以决定安全手术区域，模拟手术过程。

病例展示

分叉下颌管的分型见图3-2-1。

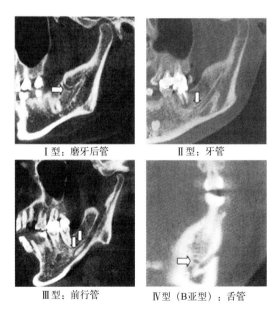

Ⅰ型：磨牙后管　　Ⅱ型：牙管

Ⅲ型：前行管　　Ⅳ型（B亚型）：舌管

图3-2-1　分叉下颌管的分型（Ⅰ～Ⅳ型）（作者李庭庭，引自参考文献3）

参考文献

[1] Diotallevi P, Moglioni E, Pezzuti E, et al. Indirect post-impplant lesions of the inferior alveolar nerve. Radiologicalang biomechanica findings [J]. Oral Implantol, (Rom), 2008, 1 (2): 66-70.

[2] Khawajan N, Renton T. Case studies on implant removal influencing the resolution of inferior alveolar nerve injury [J]. Br Dent J, 2009, 206 (7): 365-370.

[3] 李庭庭, 刘亚林, 李长义. 分叉下颌神经管的研究概述 [J]. 中华老年口腔医学杂志, 2015 (6): 365-368.

[4] Chavez-Lomeli ME, Mansilla Lory J, Pompa JA, et al. The human mandibular canal arises from three separate canals innervating different tooth groups [J]. Journal of dental research, 1996, 75 (8): 1540-1544.

[5] Rashsuren O, Choi JW, Han WJ, et al. Assessment of bifid and trifid mandibular canals using cone-beam computed tomography [J]. Imaging science in dentistry, 2014, 44 (3): 229-236.

[6] Mizbah K, Gerlach N, Maal TJ, et al. The clinical relevance of bifid and trifid mandibular canals [J]. Oral and Maxillofacial Surgery, 2012, 16 (1): 147-151.

[7] Wadhwani P, Mathur RM, Kohli M, et al. Mandibular canal variant: a case report [J]. Journal of oral pathology & medicine, 2008, 37 (2): 122-124.

[8] Auluck A, Pal KM, Mupparapu M. Multiplemandibularnerve canals: radiographic observations and clinical relevance. report of 6 cases [J]. Quintessence international (Berlin, Germany: 1985), 2007, 38 (9): 78l-787.

[9] Alhassani AA, Alghamdi A. Inferior alveolar nerve injury in implant dentistry: diagnosis, causes, prevention, and management [J]. Journal of Oral Implantology, 2010, 36 (5): 401-7.

[10] Park YT, Kim SG, Moon SY. Indirect compressive injury to the inferior alveolar nerve caused by dental implant placement [J]. J Oral Maxillofac Surg, 2012, 70 (4): e258-e259.

[11] Renton T, Dawood A, Shah A, et al. Post-implant neuropathy of the trigeminal nerve. a case series [J]. British Dental Journal, 2012, 212 (11): E17.

3. 下牙槽神经部分损伤后会恢复吗？如何处理？如何预防？

下牙槽神经损伤的发病率为 0 ～ 33.2%，术前评估、适当的手术计划和训练能降低损伤的发生率。对于下颌后牙区骨量不足的病患常常运用下牙槽神经移位或下牙槽牵张成骨术等技术来避免神经损伤，然而这些技术本身就是高风险的，甚至更容易造成损伤。

Juodzbalys 报道的文献回顾了 1972—2010 年种植导致下牙槽神经异常的表现，大致为麻木、刺痛、感觉异常等，但导致下牙槽神经损伤不可逆的情况比较罕见，除非是种植钻头进入下颌管腔并破坏神经束膜。

Seddon 分类法是目前较常用的神经损伤分类方式，根据神经纤维的三种主要损伤形式及神经的连续性是否中断分类。

Ⅰ度损伤：神经失用症或功能麻痹（neurapraxia），一般是较轻的损伤，神经纤维不出现明显的解剖学和形态上的改变，远段神经纤维不出现退行性变，可由受压或牵拉所致。神经传导功能障碍为暂时性的生理性阻断，由于神经轴突完整，神经传导功能及暂时性的感觉丧失一般在数日至数周内自行恢复。不需要外科干预。

Ⅱ度损伤：轴索断伤（axonotmesis），即轴突及髓鞘的连续性中断，但保存了神经的结缔组织支架（即神经外膜和神经束膜尚存）。由于轴突断裂，远段神经纤维发生沃勒变性，但神经的结构完整，损伤可能导致束内水肿、缺血或脱髓鞘。在术后5～11周可恢复感觉，并可在随后的10个月内继续改善。

Ⅲ度损伤：神经断伤，神经束或神经干完全断裂，或为瘢痕组织分隔，此类损伤时神经冲动不能沿神经传递，神经的断裂不经外科手术吻合其感觉恢复是不可能的。外科手术主要是最大限度地重新吻合神经鞘，预后通常较差，一般与损伤的范围和解剖部位有关，通常软组织内的神经断裂吻合术后效果不如神经管内吻合术。

下牙槽神经受损，多因术中损伤、压迫，甚至穿通下牙槽神经管，使下牙槽神经受损、断裂及局部微循环障碍，传导功能减弱或丧失。神经受损后恢复的时间主要在于受损的严重程度及后继的处理。神经损伤后修复越早，其再生速度越快，功能恢复也越完全。出现偶尔的轻微损伤，神经恢复可能性是很大的，一般在2～6个月可以恢复；如果神经损伤症状在2年后仍然未改善，被认为是永久性功能丧失。种植术后，根据使用的麻醉药剂和麻醉方式，麻醉效果一般在术后3～5h消失；在麻醉效果消失后仍有神经传导功能障碍的表现，如皮肤麻木及邻牙牙髓活力降低等，要及时处理。首先应查明出现并发症的原因，拍摄CBCT，判断神经管骨壁的完整性，确定神经组织受损程度。如骨壁的完整性被破坏或种植体深入骨管，应立即减压，退出或取出种植体，防止神经组织不可逆性损坏。激素类药物在无明显禁忌证的情况下早期足量应用，可以有效减轻术后神经周围组织肿胀，保护并促进神经的恢复；局部给予理疗针灸；全身给予促进神经组织代谢的药物，维生素 B_1、维生素 B_{12} 是传统神经营养用药，对术后营养神经、损伤的修复以及预防神经炎症都有良好的效果；神经生长因子对外周神经病变的治疗也具有良好效果，它对周围神经系统和中枢神经系统受损神经元的修复与再生有极为显著的效果，具有广泛的生物学效应；Singh 等研究发现周围神经损伤后给予适当的电刺激，能显著促进神经的再生及神经感觉的恢复。

因此,维持种植安全间距的意义重大,主要有以下几点:①避免术中器械穿通下颌神经管导致下颌神经损伤;②预防术后种植体感染累及下颌神经管腔导致神经炎或骨髓炎;③防止术后种植体承载咬合时传导至下颌神经,导致神经受刺激发生感觉异常或传导障碍。

在外科操作时的一些习惯有助于规避此类风险:①种植窝预备时提拉式操作;②测深习惯;③体验骨密度的习惯。

病例展示

种植体滑落骨髓腔见图3-3-1(由解放军总医院杨瑟飞提供)。

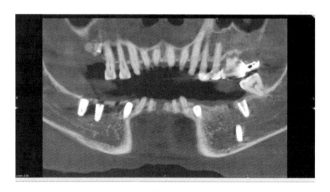

图3-3-1　种植体滑落骨髓腔

参考文献

[1] Renton T, Dawood A, Shah A, et al. Post-implant neuropathy of the trigeminal nerve. a case series [J]. British Dental Journal, 2012, 212 (11): e17-17.

[2] Juodzbalys G, Wang HL, Sabalys G. Injury of the inferior alveolar nerve during implant placement: a literature review [J]. J Oral Maxillofac Res, 2011.2 (1): e1.

[3] 雷双喜, 杨敏. 种植牙致下牙槽神经损伤1例的临床报告 [J]. 中国口腔种植学杂志, 2006, 11 (3): 135-136.

[4] Flores AJ, Lavemia CJ, Owens PW. Anatomy and physiology ofperipheral nerve injury and mpair [J]. Am J Orthop (Belle MeadNJ), 2000, 29 (3): 167-173.

[5] 周磊. 牙种植术中的神经损伤 [J]. 中华口腔医学杂志, 2010, 45 (12): 726-729.

[6] Manca A, Capsoni S, Di Luzio A, et al. Nerve growth factor regulates axial rotation during early stages of chick embryo development [J]. Proc Nat Acad Sci USA, 2012, 109 (6): 2009-2014.

[7] Andres C, Hasenauer J, Allgower F, et al. Threshold-free population analysis identifies larger DRG neurons to respond stronger to NGF stimulation [J]. Plos One, 2012, 7 (3): e34257.

[8] Alhassani AA, Alghamdi A. Inferior alveolar nerve injury in implant dentistry: diagnosis, causes, prevention, and management [J]. Journal of Oral Implantology, 2010, 36 (5): 401-407.

[9] Jeffrey Burstein, Chris Mastin, Bach Le. Avoiding injury to the inferior alveolar nerve by routine use of intraoperative radiographs during implant placement [J]. Journal of Oral Implantology, 2008, 34（1）: 34-38.

[10] Park YT, Kim SG, Moon SY. Indirect compressive injury to the inferior alveolar nerve caused by dental implant placement [J]. J Oral Maxillofac Surg, 2012, 70（4）: e258-e259.

4. 种植修复后，食物嵌塞问题如何解决？

临床证据表明，在种植支持的固定义齿与邻牙之间产生食物嵌塞的概率大约为 42%，远远大于自然牙之间的发生概率。后牙区种植固定修复体食物嵌塞现象有随修复时间延长而逐渐增加的趋势，主要源于天然牙的生理性移动导致的与种植体支持的修复体的接触丧失，研究表明使用超过 5 年的种植修复体与天然牙之间的邻间隙明显大于使用少于 5 年的。

临床上将食物嵌塞分为垂直型、水平型和混合型 3 种。后牙区种植固定修复时，医师常可控制修复体与邻牙间的松紧度，消除垂直型嵌塞的发生因素，使得后牙区种植固定修复后并发的食物嵌塞主要表现为水平型嵌塞。

缺牙区存在龈乳头降低或丧失（主要影响因素包括种植体与邻牙之间或种植体之间的距离、组织厚度、角化龈宽度、牙齿外形和位置等）、种植体肩台直径小于原自然牙穿出牙龈部分的牙根直径、邻牙向缺隙倾倒和对颌牙伸长、缺牙间隙过大、牙周疾病等导致种植修复后食物嵌塞，成为影响种植修复效果的主要原因。

解决方案：①在二期手术中应用临时冠材料制作个性化愈合基台，能引导种植体上皮袖口愈合及软组织附着，提高软组织水平高度及促进成形，在后期戴冠修复后，减少或封闭种植义齿与正常牙之间龈向外展隙，有效预防水平型食物嵌塞。②即刻种植保存软硬组织，采用不翻瓣技术或使用改良型切口，避免在龈乳头区域使用垂直减张切口可明显降低龈乳头退缩的风险。③选择合适的种植体直径和数目：合理控制种植体周牙槽嵴顶与修复体邻接点的距离，是龈乳头能否完全充满邻间隙的基础，当此距离≤5mm 时一般可以获得良好的龈乳头充填。当单颗牙缺牙间隙＞14mm 时，可以考虑植入两枚种植体，使龈乳头充满邻间隙，减少水平型食物嵌塞。④预防和纠正邻牙倾斜并改变邻牙与修复体邻接区外形：a. 牙齿缺失后先制作保持器，防止邻牙位置发生变化。b. 若邻牙已出现轻度倾斜，则可尝试通过局部正畸的方式将倾斜牙扶正，恢复正常的位置和邻接关系，也可对邻牙进行适当调磨，改变邻面外形高点位置、形态和大小，使其接近正常状态。c. 若邻牙出现中度倾斜，首选正畸方式调整邻牙，此外在保证邻牙牙髓健康的前提下也可对邻牙进行适当调磨。d. 当邻牙倾斜严重时，首选正畸方式调整全口牙齿的位置关系和咬合，从而恢复种植区邻牙的正确轴向位置。另外，可制作邻牙颊侧瓷贴面，减少倾斜邻牙造成的邻间隙。⑤ CADI/CAM 个性化基台应用于后牙区种植修复中，可以形成更好的龈乳头形态，减少食物嵌塞的发生，有利于种植体周围的健康。

在垂直嵌塞的病例中，原因多见于：①对颌牙伸长，使种植修复体与邻牙产生"台阶"，这种嵌塞通常表现得比较凶猛和恶劣，患者通常对医生失去耐心和信任。所以解决和预防很重要。一般情况下要解决对颌牙伸长的问题，如果可磨改，就在修复前磨改。如果不可磨改，则需要采取正畸等办法压低。②邻接关系技工成型不佳。种植修复体和天然牙的邻接点，一定保持龈、殆外展隙宽大，临接位置越是接近点状嵌塞越不明显，另外将种植修复体邻接点做成一点接触，是解决垂直嵌塞的姑息治疗办法。③邻牙有牙周病，有活动度，一定要控制邻牙牙周病。

此外，如种植修复体在天然牙列中，嵌塞问题有时不好避免，患者养成良好的种植修复体维护的习惯，充分利用冲牙器、间隙刷都是必要的。如果出现严重的嵌塞情况，一定及时就诊处理，以免出现严重的并发症。

根据患者食物嵌塞的影响因素针对性给予处理干预，具体如下：若患者的修复体与健康邻牙接触点不良，则需将修复体拆除重做；若修复体殆平面与邻牙不一致，需进一步调整殆平面；若修复体形态过差，可给予口内调殆、磨改或拆除重做；若修复体与邻牙邻接面有龋坏或旧充填体，需对邻牙龋洞给予重新充填，在充填时需注意不要形成悬突；若患者对颌牙存在充填式牙尖，则需进一步调整对颌牙的牙尖；若邻牙存在松动，则可进行联冠修复（此法一般不推荐），对重度松动者需将患牙拔除；若上述方法处理后依然无法改善食物嵌塞症状，则需考虑将固定义齿取下重新制作。

参考文献

[1] Koori H，Morimoto K，Tsukiyama Y，et al. Statistical analysis of the diachronic loss of interproximal contact between fixed implant prostheses and adjacent teeth［J］. Int J Prosthodont，2010，23（6）：535-540.

[2] 高也，孙勇，谢芸，赵峰. 个性化愈合基台预防种植义齿水平型食物嵌塞的临床观察. 西安国防医药，2016，26

（11）：1230-1233.

[3] Song YL. The causes and treatment strategies of molar food impaction after implant restoration [J]. Zhonghua kou qiang yi xue za zhi, 2016, 51（1）：7.

[4] Chow YC, Wang HL. Factors and techniques influencing peri-implant papillae [J]. Implant Dentistry, 2010, 19（3）：208-219.

[5] Bidra, Avinash S. Nonsurgical management of inflammatory periimplant disease caused by food impaction: a clinical report [J]. Journal of Prosthetic Dentistry, 2014, 111（2）：96-100.

5. 种植修复中央螺丝折断，解决方案如何？

种植修复后的机械并发症主要包括种植体折断、劈裂、中央螺丝折断和修复基台折断等。其中最常发生的是中央螺丝折断。一旦发生种植体中央螺丝折断，绝大多数是折断部分存留在种植体中央，如何顺利地将折断在种植体中的螺丝取出是临床医生常见也是亟待解决的问题。下面介绍几种取出折断中央螺丝的方法供临床医生参考。

（1）通过探针轻轻逆时针钩划将中央螺丝取出。这种方法只适用于折断部分比较短而且有一定松动度的螺丝，或者是折断螺丝部分螺纹与种植体内部无接触的情况，但是大多数病例折断的中央螺丝不能被探针钩划取出。裴仲秋等报道了应用此方法成功取出折断螺丝两例，报道中指出螺丝折断面凹凸不规则，先使用探针感觉螺丝松动的情况，再用探针尖端在螺丝折断面不平处施加逆时针旋出力，发现螺丝有轻微转动，然后继续加力使之旋出。

（2）通过根管超声荡洗器械的震动，将折断螺丝震松，并自动旋转取出螺丝。此种方法常常不能单独使用并取出螺丝，最好和其他方法联合使用，其最主要的作用是将折断螺丝震松，并荡洗螺丝周围血液等固态污物等有可能阻挡螺丝取出的阻挡物。

（3）使用低速裂钻倒转，利用裂钻头部与螺丝断面的摩擦力将螺丝旋出。因为裂钻头部有刃，螺丝断面往往不光滑，所以互相之间的摩擦力较大，可轻松将折断螺丝取出。如果螺丝与种植体结合紧密，摩擦力不能旋动螺丝，可联合应用根管超声荡洗器械，一般可取出折断的螺丝。但是应该注意的是，裂钻的侧面也是有刃的，转速宜慢不宜快，以防损伤种植体内部结构。如果能生产出只有头部有刃而且是反刃、侧面光滑的裂钻，会使取出断裂的中央螺丝更简单、效率更高。

（4）一些厂商针对种植体中央螺丝折断设计了专用的取出工具盒，设计精巧，操作简单，具体工具和操作方法如图3-5-1所示。

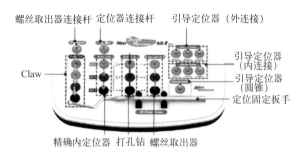

图3-5-1　Neo SR Kit（纽佰特种植体螺丝取出工具盒）

特殊设计钻针，工作端刃口为反向，应用时要将种植机设置到反转模式，螺丝断面多为粗糙面，利用钻针刃口与其摩擦和卡顿使折断螺丝旋出（如图3-5-2所示）。

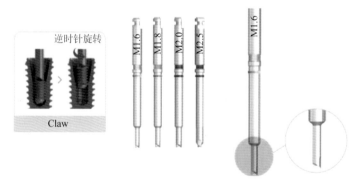

图3-5-2　适应不同直径中央螺丝的Claw钻针（由纽佰特厂家提供）

如果无法通过Claw取出破损螺丝，则可使用反向打孔（reverse drill）和螺丝取出器（screw remover）取出螺丝。此方法是先选用合适的定位器，准确就位，类似于修复基台与种植体密合接触，然后用扩孔钻通过定位器精准地在螺丝断面钻孔，但要注意钻针的直径小于中央螺丝直径，并且钻针钻孔方向为逆时针，然后用螺丝取出器（螺丝取出器的螺纹是反扣的）对准中央螺丝钻孔位置，逆时针方向旋转取出螺丝，如图3-5-3和图3-5-4所示。

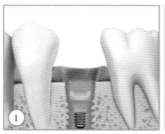
① 断裂的螺丝

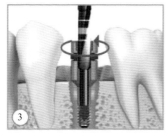
② 定位器

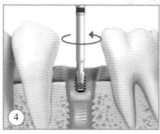
③ 逆时针钻孔

④ 逆时针取出螺丝

图3-5-3 反向打孔（reverse drill）和螺丝取出器（screw remover）取出螺丝
（由纽佰特厂家提供）

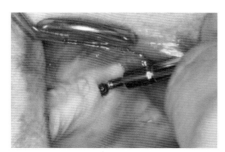
a.安放引导定位器

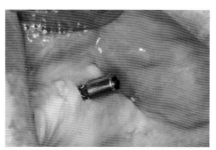
b.定位器安放到位

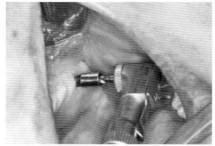
c.在折断螺丝上钻孔

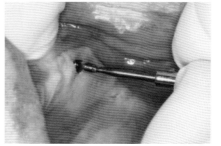
d.取出折断的螺丝

图3-5-4 折断螺丝取出过程（由纽佰特厂家提供）

如果折断螺丝与种植体间有大量固体物质将螺丝固定得非常牢固，通过上述方法联合应用都不能将折断螺丝取出，可放弃取出螺丝，以防损伤种植体内部结构。通过特殊基台的应用，可直接通过螺丝与种植体连接完成最终修复。此基台类似膨胀基台，通过基台六角结构和种植体内部六角结构挤压摩擦将种植体和基台连接，但是此基台只能应用于部分种植体，需要生产商生产适用于各个种植系统的此类基台（如图3-5-5～图3-5-7所示）。

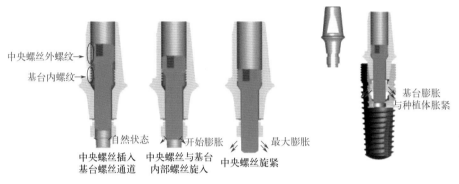

图3-5-5　膨胀基台示意图（由威高植体厂家提供）

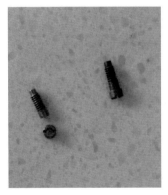

图3-5-6　中央螺丝折断
（由博康泰口腔医院梁立山提供）

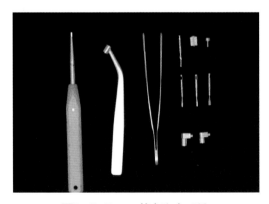

图3-5-7　ITI基台取出工具
（由博康泰口腔医院梁立山提供）

此基台的中央螺丝与基台之间设计互相吻合的螺纹，螺丝在旋转加力时会使基台根端部分向两侧膨胀，使得基台与种植体产生压力，从而将基台与种植体固定在一起，但是这种基台要求和种植体内部锥度的适配性要非常好，尽可能避免对种植体带来的内应力。

参考文献

[1] Pjetursson BE, Asgeirsson AG, Zwahlen M, et al.Improvements in implant dentistry over the last decade: comparison of survival and complication rates in older and newer publications [J].Int J Oral Maxillofac Implants, 2014, 29 Suppl: 308-324.

[2] 裴仲秋，李晓东，杨小竺. 种植体上部基台螺丝折断后无损取出2例. [J]. 第三军医大学学报. 2009, 31（24）- 2413-01.

[3] 林璇，李阳，林臻彦等. Ankylos 种植体中央螺丝杆折断取出1例. [J]. 中国口腔种植学杂志. 2016, 21（1）: 30-31.

[4] 陈垂史，李阳. 牙种植术中机械并发症发生原因及处理体会. [J].中国口腔种植学杂志.2019,（2）: 82-85.

[5] Jagadish Reddy Gooty, Sunil Kumar Palakuru. Noninvasive method for retrieval of broken dental implant screw.Contemp Clin Dent. [J]. 2014 Apr-Jun; 5（2）: 264-267.

6. 即刻种植修复时，如何选择合适的种植体？

目前即刻种植技术是种植牙领域研究的热点，也是临床常常面对的问题，即刻种植要想达到医生和患者都满意的临床效果，除了医生具备精湛的外科技术、美学修复技术等，种植体的选择也十分重要。在遵循种植体直径和长度方面的选择原则的同时，还有更多方面的考量。比如在 21 世纪初，由 Straumann 公司提出的即刻种植体设计，引起了人们的关注，它的设计特点是颈部更粗大、螺纹密集、体部和根部缩窄，但仍然是柱形，主要是考虑其外形适合拔牙窝的一般状态。密集的螺纹形态可以增加种植体固位，如图 3-6-1 所示。

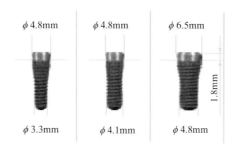

图3-6-1　不同直径形态的种植体

然而，对于锥形种植体和柱形种植体的研究表明，锥形种植体植入时对周围骨组织产生明显的侧向压力，因而种植体螺纹与骨组织更加紧贴，有利于增加初期稳定性。国外学者 Kan 等也发现，在即刻种植手术中锥形种植体比柱形种植体更容易获得良好的初期稳定性，而且锥形种植体更适合应用于骨量局限的患者。随着人们对即刻种植技术认识的逐步深刻，种植体颈部唇侧的骨吸收引起种植医生的注意，当种植体颈部和唇侧骨板留下 2～3mm 的间隙，并植入骨代用品时，这部分空间代偿了唇侧骨板的吸收。颈部膨大的种植体紧紧贴合唇侧骨板，当唇侧骨板吸收时，出现了唇侧螺纹暴露的问题。所以目前认为颈部缩窄的种植体可能更适合即刻种植的情况。

病例展示

窄颈种植体与唇侧骨板留有间隙见图3-6-2（由解放军总医院杨瑟飞提供）。

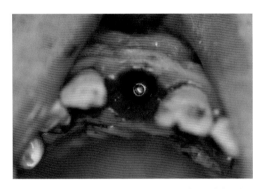

图3-6-2　窄颈种植体与唇侧骨板留有间隙

在即刻种植中，种植体的表面螺纹设计对种植体顺利就位、增加骨接触面积、提高初期稳定性等方面也有显著区别。表面螺纹深而密集的种植体更有利于增加其与拔牙窝根方 3～5mm 的骨组织的接触面积以获得良好初期稳定性。具有切割刃设计的种植体具有良好的自攻性，可允许大极差备洞下轻松植入种植体，在植入过程中可均匀挤压周围骨质，即使在骨质条件疏松情况下，依然可以获得良好的初期稳定性，且避免植入过程中过度产热影响最终骨结合。有关研究指出，螺纹深度和螺距是种植体设计的重要指标，螺纹深且螺距小的种植体与骨组织接触的表面积大，应力分散较好。

从微观角度看，种植体表面处理对骨接触面积和骨结合也有差别，研究表明粗糙度 $Ra > 2\mu m$，表面粗化处理的种植体骨结合速率优于光滑表面，粗糙度 $1\mu m < Ra < 2\mu m$ 的种植体表面具有更好的骨引导作用。其中羟基磷灰

石喷涂和钛浆喷涂表面处理是粗糙度 $Ra > 2\mu m$ 的代表，但是由于羟基磷灰石喷涂层和基体的界面结合不牢固，易发生界面分离而逐渐被淘汰。喷砂酸蚀（sand-blasted and acid-etched，SLA）表面处理粗糙度 $1\mu m < Ra < 2\mu m$，可提高骨结合速率，使愈合时间缩短，长期稳定性临床效果佳，是当前最常用的种植体表面处理主流技术之一。此外，还有一些改良表面处理技术如 SLActive 亲水性种植体、TiUnit 阳极氧化技术，由于其可以加速骨和钛植体表面的生物愈合过程，对即刻种植修复技术的影响意义重大。

另外，基台与种植体的连接方式可影响种植体颈部骨组织的稳定性和抗感染能力，可分为外连接型与内连接型，内连接型又可分为平台转移锥度连接、平台对接、套管连接等方式。其中平台转移锥度连接可以减小种植体颈部骨的"角型"吸收，是目前种植体基台连接设计的主流方式，其他方式逐渐被市场淘汰。

综合上述，在即刻种植修复时种植体选择考虑：

① 前牙区相对窄径，但综合考虑种植体材质和强度；

② 有平台转移设计的种植体；

③ 自攻性良好及密集深螺纹的锥形种植体优先考虑，但是一般柱形种植体的根尖区也有缩窄的设计，所以在即刻种植选择中也不应排斥；

④ 喷砂酸蚀及其他改良技术表面处理的种植体。

病例展示

12 外伤冠根联合折见图 3-6-3；即刻种植体植入，唇侧间隙植入骨粉材料见图 3-6-4；12 种植修复术后见图 3-6-5（由解放军总医院杨瑟飞提供）。

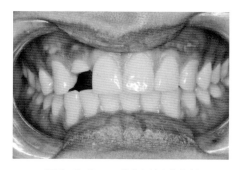

图3-6-3　12外伤冠根联合折

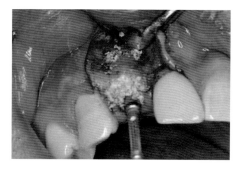

图3-6-4　即刻种植体植入，唇侧间隙植入骨粉材料

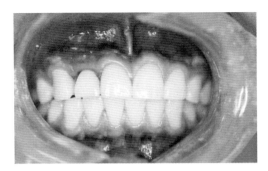

图3-6-5　12种植修复术后

参考文献

[1] Sakoh J, Wahlmann U, Stender E, et al. Primary stability of a conical implant and a hybrid, cylindric screw-type implant in vitro [J]. Int J Oral Maxillofac Implants, 2006, 21（4）: 560-566.

[2] Wu SW, Lee CC, Fu PY, et al. The effects of flute shape and thread profile on the insertion torque and primary stability of dental implants [J]. Med Eng Phys, 2012, 34（7）: 797-805.

[3] Kan JY, Roe P, Rungcharassaeng K. Effects of implant morphology on rotational stability during immediate implant placement in the esthetic zone [J]. Int J Oral Maxillofac Implants, 2015, 30（3）: 667-670.

[4] Markovic A, Calvo-Guirado JL, Lazic Z, et al. Evaluation of primary stability of self-tapping and non-self-tapping dental implants. a 12-week clinical study [J]. Clin Implant Dent Relat Res, 2013, 15（3）: 341-349.

[5] Chung SH, Heo SJ, Koak JY, et al. Effects of implant geometry and surface treatment on osseointegration after functional loading: a dog study [J]. J Oral Rehabil, 2008, 35（3）: 229-236.

[6] Abuhussein H, Pagni G, Rebaudi A, et al. The effect of thread pattern upon implant osseointegration [J]. Clin Oral Implants Res, 2010, 21（2）: 129-136.

[7] Wennerberg A, Albrektsson T. Effects of titanium surfacetopography on bone integration: a systematic review [J]. ClinOral Implants Res, 2009, 20（Suppl 4）: 172-184.

[8] Røkkum M, Reigstad A, Johansson CB. HA particles can be released from well-fixed HA-coated stems: histopathology of biopsies from 20 hips 2-8 years after implantation [J]. Acta Orthop Scand, 2002, 73（3）: 298-306.

[9] Bornstein MM, Lussi A, Schmid B, et al. Early loading of nonsubmerged titanium implants with a sandblasted and acid-etched（SLA）surface: 3-year results of a prospective study in partially edentulous patients [J]. Int J Oral Maxillofac Implants, 2003, 18（5）: 659-666.

7. 哪些原因会导致戴牙前基台不能顺利就位，或邻接过紧，或咬合过高？

（1）基台不能顺利就位

在种植治疗过程中，修复基台不能顺利就位除了显而易见的基台与种植体内部结构适配操作不当、后牙区由于开口度不佳使基台未能按正常角度方向就位等原因外，患者出现不明原因的疼痛症状从而导致基台就位不顺利也是原因之一。

目前，种植修复基台就位疼痛的临床研究鲜有报道，该疼痛的相关临床因素也并不明确。根据文献报导，牙龈上皮细胞是通过类似半桥粒的凝聚细胞质连接牙龈袖口和种植基台表面。而来源于牙槽嵴顶和邻牙的胶原纤维束在上皮细胞下走行，相互平行，并包绕种植愈合基台。与正常牙龈组织相比，牙龈袖口内的胶原纤维含量更高，弹性较大。因此，种植愈合基台移除后，牙龈袖口容易发生收缩。当临床上患者进行种植修复基台就位时，收缩的牙龈袖口为适应基台就位被迫发生牵张和形变，从而引发不同程度的疼痛。同样，愈合基台放置时间越长，牙龈袖口中围绕愈合基台形成的纤维束就会越多，牙龈袖口更加致密，形变产生的张力就更大，使修复基台就位时更容易产生疼痛，从而导致了基台就位不顺利。应该使平台转移过程中修复基台与愈合基台穿龈坡度及直径尽量保持一致，以减少疼痛。

另外，种植手术中需要进行 GBR 时，在种植体正确放置后，术者一般会放置覆盖螺丝，同时将颗粒状骨放入间隙中。要注意颗粒状移植物应仅放置在种植体的骨质边缘，不要过度填充。这样最后完成的修复基台将处于理想的位置，能保持牙槽骨的解剖结构。有临床研究发现，若是在牙龈沟内也堆积了颗粒状移植物，将会造成基台不能顺利就位。

（2）邻接过紧的原因

邻接关系的检查方法和判定标准：用薄荷浸蜡牙线在冠就位后检查邻接的松紧，牙线勉强通过则邻接正常；通过无阻力则邻接过松；不能通过且邻牙有胀痛感，说明邻接过紧。

种植牙冠的邻接力度合适并固位后，与邻牙之间的邻间隙逐渐加大，当牙线、50μm 咬合纸或 50μm 金属片能够无阻力地通过该间隙时，即发生了种植义齿邻接触丧失。

在临床戴牙中，牙冠与邻牙良好的接触关系及适合的接触紧密度是十分重要的。牙冠的邻接既不能太紧也不可太松。这种情况受多种因素影响，其中技师制作是一个重要的因素。不同品牌的石膏、不同的室内环境、不同的技师操作等都会对邻接关系产生较大影响。

有临床研究发现，导致邻接关系失败的原因主要有两点：

① 石膏膨胀导致模型和口内实际情况有误差。

② 测试调磨力度较正常值有偏差（每位患者从取印模至戴牙间隔的时间不同，反馈需要一定的周期，且一个修复体需要几名技师分步完成，所以调整相关参数需要一定的规范化操作和时间）。

因此，技师和医生之间有效沟通、技师及时调整制作参数及技师在模型上调磨的力度是制作中需要关注的问题。常用的治疗方法为：修补邻面或者重新制作种植牙冠、调磨邻牙与对颌牙、邻牙嵌体或冠修复等。

（3）咬合过高的原因

种植义齿修复体如果咬合过高，可能会产生过大咬合力，而咬合力过大是导致骨吸收或种植体失败的重要原因之一。天然牙的牙周膜具有本体感受器，对咬合接触敏感性极高，一旦咬合力过大时，会出现牙周膜适应性增宽、咬合面与颈部发生磨损磨耗、疼痛等反应。而骨结合种植体缺乏天然牙的功能性牙周膜机械感受器，虽然也存在一定的骨感知性（osseoperception），可利用中枢或外周神经系统"感知"到种植体的存在，但这种骨感知的敏感性是比较弱的，而且没有牙周韧带的一定范围的调节作用，因此容易在过大咬合力的作用下产生种植体周围骨吸收、修复基台螺丝松动，甚至种植体、基台的折断等，还可能作用于骨骼、肌肉、颞下颌关节，对口颌系统造成影响，导致咀嚼系统的功能障碍。

那么，哪些因素会导致在戴牙时出现咬合过高呢？

首先，考虑取模型和修复体制作过程中可能存在的误差。比如，印模变形、取模时咬合记录有偏差、技师操作时的个体差异及与临床医生沟通不足等情况，这些都有可能造成修复体戴牙时咬合过高。

其次，在有种植修复体的牙列中，最初在牙尖交错位（intercuspal position，ICP）时咬合接触应该仅发生在天然牙上。种植修复体咬合设计的总原则是：轻咬时种植修复体不接触，重咬时种植修复体与邻近天然牙同时与对颌牙形成均匀咬合接触。也就是说：轻咬不接触，重咬轻接触。此外，中央的咬合接触区不宜设计成斜面接触或紧密的尖-窝接触，斜面或窝应形成1.5mm范围的平坦的正中自由域，形成尖-卵圆窝解除模式，咬合接触区不偏离种植体轴向中心线，否则均容易造成咬合过高。

最后，若临床检查未见明显咬合高点，患者仍主诉咬合过高时，不排除精神因素的可能性，有可能是中枢神经系统中信号处理系统受到了干扰。这种干扰甚至即使通过牙科治疗缓解了咬合状况，治疗前患者的咬合"记忆"也可能保留在中枢神经系统中。这种记忆会导致治疗后某种闭塞的感觉／知觉，从而导致无法适应新的咬合状况。

（4）不同材料种植修复体殆面的厚度要求

种植修复体有全瓷、金属烤瓷、金属、树脂复合材料4种材质。临床上技师制作修复体常用的材料有商业纯钛、钛合金、氧化锆、钴铬合金和多种树脂基复合材料。其中，复合材料冠及丙烯酸树脂冠比由氧化锆全瓷、常规的陶瓷或金合金制成的牙冠更能承受咬合力的冲击。技师制作牙冠时，不同材料修复体咬合面的厚度不仅取决于缺牙区咬合垂直距离，同时也要满足抗力形的要求。

在治疗计划阶段，必须确保从种植体／基台到咬合面的最小垂直咬合空间，以制造修复体。咬合空间不足会导致无法制造修复体、固位力丧失、螺钉松动以及饰面材料和支架断裂。

对于固定修复体，采用水门汀固位的基台最小高度必须为4mm。

氧化锆全瓷是对人体极好的硬组织修复材料，它具有较高的抗弯强度和断裂韧性，优异的美学性能和良好的生物相容性，近年来已广泛用于牙齿修复。关于其咬合面的厚度与种植修复体存留率的关系，在国外有研究发现：整体式氧化锆修复体的抗断裂性与厚度呈正相关；厚度为0.7mm或更大的氧化锆修复体在垂直和倾斜载荷下具有最高的抗断裂性和最低的应力值；对于临床使用，建议使用厚度大于等于0.8mm的氧化锆修复体，以允许手术时植体位置偏差和咬合调整的误差。

此外，种植体支撑的固定全口义齿，内部支架的制作需要11～12mm的最小垂直空间，因为丙烯酸牙和树脂需要3～4mm厚度，而支撑金属支架和修复体基台需要8mm。当可用的垂直空间较少时，建议使用整体式氧化锆或金属与聚甲基丙烯酸甲酯的组合代替种植体支撑的支架结合全瓷或烤瓷固定式全口义齿，因为整体式氧化锆将支架和基台一体式加工，可以节省更多的空间。

参考文献

[1] Menini M，Conserva E，Tealdo T，et al. Shock absorption capacity of restorative materials for dental implant prostheses：an in vitro study [J]. International Journal of Prosthodontics，2013，26（6）：549-556.

[2] Ting-Hsun，Lan，Pao-Hsin，et al. Fracture resistance of monolithic zirconia crowns with different occlusal

thicknesses in implant prostheses [J]. Journal of Prosthetic Dentistry, 2016., 115（1）, 76-83.

[3] Carpentieri J，Greenstein G，Cavallaro J . Hierarchy of restorative space required for different types of dental implant prostheses [J]. Journal of the American Dental Association（1939），2019，150（8）：695-706.

[4] 王林霞，孟玉坤. 种植修复中的殆学问题 [J]. 中国实用口腔科杂志，2015，8（1）：13-16.

[5] Yan C，Ye L，Zhen J，et al. Neuroplasticity of edentulous patients with implant-supported full dentures [J]. European Journal of Oral ences，2010，116（5）：387-393.

[6] Taylor T D，Wiens J，Carr A . Evidence-based considerations for removable prosthodontic and dental implant occlusion: a literature review [J]. Journal of Prosthetic Dentistry，2005，94（6）：555-560.

[7] Merin R L . Repair of peri-implant bone loss after occlusal adjustment : a case report [J]. Journal of the American Dental Association，2014，145（10）：1058-1062.

[8] Tamaki K，Ishigaki S，Ogawa T，et al. Japan prosthodontic society position paper on "occlusal discomfort syndrome" [J]. Journal of Prosthodontic Research，2016，60（3）：156-166.

[9] 赵铱民.口腔修复学 [M].北京：人民卫生出版社，2010：108.

[10] 程石、李靖桓. CAD/CAM种植全瓷冠修复邻面接触情况的调查分析 [J]. 北京口腔医学，2017，25（4）：234-235.

[11] Atsuta I，Ayukawa Y，Kondo R，et al. Soft tissue sealing around dental implants based on histological interpretation [J]. Journal of Prosthodontic Research，2016，60（1）：3-11.

[12] Yeung S . Biological basis for soft tissue management in implant dentistry [J]. Australian Dental Journal，2010，53（s1）：s39-s42.

[13] Nissan J，Zenziper E，Rosner O，et al. The effect of mucosal cuff shrinkage around dental implants during healing abutment replacement [J]. Journal of Oral Rehabilitation，2015，42（10）：774-778.

[14] Abrahamsson I，Berglundh T，Sekino S，et al. Tissue reactions to abutment shift: an experimental study in dogs. [J]. Clinical Implant Dentistry & Related Research，2010，5（2）：82-88.

[15] 邵水易、虞颖娟、邱憬. 种植修复基台就位疼痛的VAS评测及其临床影响因素初探 [J]. 口腔医学，2016，36（12）：1083-1086.

[16] Loney R W，Lee C J，Michaud P L，et al. Use of a dental surveyor to ensure optimal seating of implant overdenture attachments [J]. The Journal of Prosthetic Dentistry，2019，121（3）：381-383.

[17] Dds R A . A new concept in maintaining the emergence profile in immediate posterior implant placement: the anatomic harmony abutment [J]. Journal of Oral and Maxillofacial Surgery，2016，74（12）：2385-2392.

8. 环切和翻瓣（切口设计的方法和利弊）怎样选择？

黏膜环切入路是微创种植牙的一种方案，可以配合种植导板使用，用环切刀根据种植体直径提前设计好需要切除的圆形牙龈的直径（一般需要比种植体直径略大）。在种植导板引导下进行逐级备洞、攻丝、种植体植入。适应证为骨条件比较好的简单种植，牙槽嵴顶平坦，不需要去骨或者骨增量手术。

因为一旦涉及到骨增量手术或者去骨，则需要更大的黏膜入路进行操作或者减张缝合。而且很关键的一个问题是控制好种植体的初期稳定性，一旦初期稳定性不好，很容易造成需要潜入式愈合但是又不能进行常规缝合的尴尬局面。这些同时也是环切方法的弊端。

所以目前绝大多数的种植手术都还是用翻瓣的方法，可以做保留两侧龈乳头的 H 型切口，翻牙槽嵴顶小瓣，不做唇颊侧垂直切口；在需要做 GBR 或骨膜减张时，可以延长牙槽嵴顶的颊舌向切口，这样更加灵活。

9. 在单颗或多颗种植修复时，如何确定修复体的咬合位置和关系？

除覆盖义齿行组牙功能𬌗，固定全口义齿或双侧后牙对称缺失做成尖牙保护𬌗，其他参考对侧的𬌗型。维也纳学说派比较推荐种植修复中恢复成尖牙保护𬌗，前牙进行序列引导，这样可以更加缓解关节和肌肉带来的各种力量。

由于种植体没有天然牙的牙周膜，更容易发生咬合过载，导致种植修复失败。避免咬合过载是种植义齿咬合设计的主要目标。个别牙缺失时，应采用轻咬合；多数牙缺失时，应采用种植体保护𬌗。总之，需根据患者缺失牙的数目、牙位、牙槽骨骨质、口腔副功能以及有无牙周病史等情况，设计种植义齿修复的咬合方案。

（1）单颗牙缺失修复

单颗牙缺失时，在牙尖交错位时，种植单冠调至轻咬合，有 8 ~ 30μm 的间隙，重咬时均匀接触。非中正咬合时，无论是工作侧还是平衡侧，均不接触。

（2）多颗牙种植修复

肯氏 I 类：肯式 I 类为两侧末端游离端缺失，为避免前牙承受过大的𬌗力，轻咬时种植义齿与天然牙均匀接触。有学者建议采用相互保护，在最大牙尖交错位时种植体与天然牙都有咬合接触，而切牙可以没有接触或只有轻接触。如果尖牙存在且条件好，可采用尖牙保护𬌗以保护种植体；但尖牙缺失或牙周条件不好，则应采用组牙功能𬌗。另外，应在调𬌗时注意使悬臂区的咬合有梯度变化，即沿悬臂长度逐渐减少咬合接触。

肯氏 II 类：肯式 II 类为一侧末端游离端缺失，天然牙仍能提供稳定的咬合关系和支撑时，仍可设计为轻咬合。侧向𬌗时根据情况而定，如一侧前磨牙和磨牙均缺失，两侧尖牙条件好，可以采用尖牙保护𬌗。如果尖牙条件差，则应采用组牙功能粭，以达到工作时所有种植体均匀分担粭力。

肯氏Ⅲ类：与单颗牙缺失的种植义齿修复原则类似，轻咬合时种植体不接触，尽量消除非轴向力，达到前伸、侧方运动时无咬合干扰，形成前导或尖导以减少后牙区种植体的应力。

肯氏Ⅳ类：牙尖交错位时前牙应没有接触，力由天然后牙承担，如果天然牙支持力较好，可以采用尖牙引导或者组牙功能粭。前导建立在前牙上，种植体也得如此，可以通过增加种植体的数目来权衡，或者由天然牙和种植体一起来形成前导。

（3）全口覆盖种植义齿

Kim 等认为，牙槽嵴条件尚可的患者可以用平衡粭或者舌向集中粭，而牙槽嵴吸收严重的患者可以用单面粭。Wismeijer 等认为，当患者上颌是传统全口义齿、下颌是由 2 颗种植体固位的覆盖义齿时，建议用舌向集中粭。John 等调查评估了少数覆盖种植义齿修复的患者，比较了舌向集中粭和生理粭，大部分患者认为生理粭更好。Peroz 等采用随机对照实验比较了 22 例分别用平衡粭与尖牙保护粭的全口义齿患者，结果显示后者更美观、咀嚼效能更好、固位力更强。因此，目前并没有统一的结论，一般认为需综合考虑患者对颌牙齿、剩余牙槽嵴的高度和宽度、美学要求、面型等情况而选择个性化的粭型。

（4）全口种植固定义齿

全口种植固定义齿的上颌悬臂梁长度应小于 12mm，下颌应小于 15mm，且在悬臂梁处设计降低咬合约 100μm。当对颌牙为全口义齿时，应设计为平衡粭；当对颌牙为天然牙或固定义齿时，应设计为相互保护粭。Wie 和 Rainer 等认为，尖牙保护粭在尖牙位置处容易产生应力集中而导致失败率高，一般采用组牙功能粭或者平衡粭较好。Reitz 等认为带有前导的舌向集中粭是固定义齿的理想咬合设计方案，该型的粭接触集中在舌侧、舌向，均为上舌尖与下牙窝的接触，既保持了解剖粭型的自然外观，又在一定程度上消除了侧向力的产生，同时可有效简化口腔内调整步骤，特别是在颌弓关系不良排解剖粭型困难时或下颌骨吸收严重时可以采用。

参考文献

[1] 许月丹，金鑫阳，赵维家，蒋文翔，傅柏平.种植义齿的咬合设计 [J].口腔医学，2020，40（12）：1124-1128.

[2] Yuan Judy, Chia-Chun, Sukotjo Cortino. Occlusion for implant-supported fixed dental prostheses in partially edentulous patients: a literature review and current concepts [J]. J Periodontal Implant Sci, 2013, 43: 51-57.

[3] Brånemark P I, Hansson B O, Adell R, et al. Osseointegrated implants in the treatment of the edentulous jaw. experience from a 10-year period [J]. Scand J Plast Reconstr Surg Suppl, 1977, 16: 1-132.

[4] Davies S J, Gray R J M, Young M P J. Good occlusal practice in the provision of implant borne prostheses [J]. Br Dent J, 2002, 192: 79-88.

[5] Rilo Benito, Da Silva José Luis, Mora Maria Jesús, et al. Guidelines for occlusion strategy in implant-borne prostheses. a review [J]. Int Dent J, 2008, 58: 139-145.

[6] 王林红, 樊立洁, 谷志远.种植义齿的咬合接触设计与临床应用 [J]. 中国口腔种植学杂志, 2009, 14（4）: 143-146.

[7] Kim Yongsik, Oh Tae-Ju, Misch Carl E, et al. Occlusal considerations in implant therapy: clinical guidelines with biomechanical rationale [J]. Clin Oral Implants Res, 2005, 16: 26-35.

[8] Wismeijer D, Van Waas M A, Kalk W. Factors to consider in selecting an occlusal concept for patients with implants in the edentulous mandible [J]. J Prosthet Dent, 1995, 74: 380-384.

[9] Aarts John M, Payne Alan G T, Thomson W Murray. Patients' evaluation of two occlusal schemes for implant overdentures [J]. Clin Implant Dent Relat Res, 2008, 10: 140-156.

[10] Peroz Ingrid, Leuenberg Ariane, Haustein Ingrun, et al. Comparison between balanced occlusion and canine guidance in complete denture wearers: a clinical randomized trial [J]. Quintessence Int, 2003, 34: 607-612.

[11] Wie H. Registration of localization, occlusion and occluding materials for failing screw joints in the Brånemark implant system [J]. Clin Oral Implants Res, 1995, 6: 47-53.

[12] Bocklage Rainer. Biomechanical aspects of monoblock implant bridges for the edentulous maxilla and mandible: concepts of occlusion and articulation [J]. Implant Dent, 2004, 13: 49-53.

[13] Reitz J V. Lingualized occlusion in implant dentistry [J]. Quintessence Int, 1994, 25: 177-180.

10. 钻速太慢会造成什么？

为保证种植修复的长期成功与稳定，除了种植体的理想三维位置以外，采用的种植预备与植入技术还要做到微创，避免因预备造成骨灼伤，保证种植位点细胞的活性与成骨能力，提高初期稳定性和二期稳定性。

在窝洞预备中，钻头转速是一个很关键的技术参数。钻头在预备过程中通过与牙槽骨摩擦产生热量，导致局部骨温度升高。骨温度升高超过47℃持续 1min 以上就能够引起不可逆的骨坏死。影响骨温度升高的技术参数，不只是钻速，还包括进钻速度、钻头形态设计、冷却方式等。不同几何形状的钻头影响骨温度升高，三个切削刃比两个切削刃可有效降低钻针过程中产生的热量。因此，不同的种植系统各自根据其钻头的设计参数和机械性能、冷却系统等因素匹配不同的钻孔参数，目的是保证钻孔效率、钻孔精度，同时降低牙槽骨温度的升高，在这几个方面找到一个平衡点，从而改善牙槽骨的初始修复，并提高种植的成功率。

有学者研究表明，高转速能够改善骨修复。牛皮质骨钻孔实验表明，转速 20000 ～ 100000r/min，增加的转孔速度能够有效降低皮质骨温。对于同一钻头前进速度，钻头转速越快，越能降低牙槽骨内温度的升高。

另外，除了温度升高，不同转速对术后愈合率和成骨质量也有影响。有学者研究三种不同速度下钻孔术后愈合率和质量，在术后 6 周内，高速钻孔后的愈合率和新骨形成的质量高于低速或中速钻。有研究表明，钻头钻速和进钻速度对种植体的初期稳定性影响不显著，但提高钻头钻速（800 ～ 1500r/min），或者降低进钻速度（1 ～ 2mm/s），术后 4 周的二期稳定性增强。

以上是针对传统常规预备技术，近些年有学者提出低速无水备洞技术。低速无水备洞（45 ～ 50r/min）与常规备洞（800 ～ 1500r/min）相比在温度升高方面存在争议，但均没有超过 47℃ 这个关键阈值温度。大量研究发现 50r/min 无水备洞不会导致骨灼伤，低速无水备洞相比常规备洞，钻头磨损程度更小，预备精度更高。取骨质量方面，低速无水备洞技术取骨的细胞活力、细胞增殖和分化能力较强，且组织学和临床证据显示低速无水备洞能获得成功的种植体骨整合。

综上所述，转速过慢会导致骨灼伤等影响种植体骨整合可能是一个片面的认识。目前在临床上常常利用低转速收集自体骨屑。有学者研究发现，种植窝低速备洞留取的自体骨屑无论是成骨活性还是成骨潜能均好于从滤过式集骨器收集的自体骨，且低速备洞留取的自体骨中骨诱导蛋白含量显著高于刮骨刀收集的自体骨。另外，对于Ⅳ类骨而言，低速备洞也有利于取得种植体初期稳定性。

参考文献

[1] Eriksson AR，Albrektsson T. Temperature threshold levels for heat-induced bone tissue injury: a vital-micro scopic study in the rabbit. J Prosthet Dent，1983，50（1）: 101-107.

[2] Cordioli G，Majzoub Z. Heat generation during implant site preparation: an in vitro study. Int J Oral Maxillofac Implants，1997，12: 186-193

[3] Krause WR，Bradbury DW，Kelly JE，et al. Temperature elevations in orthopaedic cutting operations. J Biomech，1982，15: 267-275.

[4] Chen YC，Hsiao CK，Ciou JS，et al. Effects of implant drilling parameters for pilot and twist drills on temperature rise in bone analog and alveolar bones. Med Eng Phys，2016，38（11）: 1314-1321.

[5] Iyer S，Weiss C，Mehta A. Effects of drill speed on heat production and the rate and quality of bone formation in dental implant osteotomies. part I: relationship between drill speed and heat production. Int J Prosthodont，1997，

10（5）：411-414.

[6] Mirzaie T, Mirzaie T, Rouhi G, et al. Dental implants' stability dependence on rotational speed and feed-rate of drilling: in-vivo and ex-vivo investigations. J Biomech, 2021, 127: 110696.

[7] Calvo-Guirado JL, Delgado-Peña J, Maté-Sánchez JE, et al. Novel hybrid drilling protocol: evaluation for the implant healing-thermal changes, crestal bone loss, and bone-to-implant contact. Clin Oral Implants Res, 2015, 26（7）: 753-760.

[8] Oh JH, Fang Y, Jeong SM, et al. The effect of low speed drilling without irrigation on heat generation: an experimental study [J]. J Korean Assoc Oral Maxillofac Surg, 2016, 42（1）: 9-12.

[9] Fraguas de San José L, Ruggeri FM, Rucco R, et al. Influence of drilling technique on the radiographic, thermographic, and geomorphometric effects of dental implant drills and osteotomy site preparations. J Clin Med, 2020, 9（11）: e3631.

[10] Li WT, Li P, Piao MZ, et al. Study on bone volume harvested from the implant sites with different methods. Beijing Da Xue Xue Bao, 2020, 52（1）: 103-106.

[11] Coelho PG, Suzuki M, Guimaraes MV, et al. Early bone healing around different implant bulk designs and surgical techniques: a study in dogs [J]. Clin Implant Dent Relat Res, 2010, 12（3）: 202-208.

[12] Liang C, Lin X, Wang SL, et al. Osteogenic potential of three different autogenous bone particles harvested during implant surgery [J]. Oral Dis, 2017, 23（8）: 1099-1108.

11. 种植手术为什么要用4℃生理盐水冷却？

在口腔种植手术过程中需要生理盐水持续冲洗，以去除口腔异味，清除口腔内积血、积液，带走碎屑等异物和钻孔时的热量。有文献报道，骨组织在47℃时1min可使骨细胞坏死，60℃时1min便可造成骨细胞不可逆的坏死。因此，术中严格控制产热和散热，不超过47℃，对保护骨组织活力十分重要。种植手术出现骨灼伤的原因：①患者骨质较硬，导致手术备洞时间长，骨屑容易把冷却口堵塞从而出现产热过多；②冷却水温度不够低，不足以起到降温的作用；③钻头不够锋利，导致备洞时间延长，产热过多。

有研究显示，使用4～6℃生理盐水冲洗液的种植成功率，尤其是Ⅰ类骨的种植成功率显著高于使用22～24℃生理盐水组。这是由于Ⅰ类骨骨质较硬，在钻孔时增加了摩擦力和作业时间，易产生高温，采用4～6℃生理盐水冲洗，能快速冷却降温，保持骨细胞活力，从而提高口腔种植的成功率。该研究还显示，Ⅱ、Ⅲ类骨两组患者的种植成功率比较差异无统计学意义。可能原因是，机体散热以辐射、传导、对流及蒸发的方式进行，机体热量在水中的丢失速度比空气中快32倍。低于人体温度（36℃）的生理盐水可通过水的传导作用带走大量热量，22～24℃生理盐水和人体温度相差较小，持续冲洗才可带走大部分热量。而Ⅱ、Ⅲ类骨骨质较软，钻孔时的摩擦力小，作用时间短，即使采用 22 ～ 24℃ 生理盐水冲洗也能将大部分热量带走，不至于影响骨的整合导致种植失败。

种植手术出现骨灼伤以及后期种植失败率增加与钻孔过程中产生的热量和骨组织处于高温状态的时间成正比。有文献指出，在 2000r/min 的转速、1.2kgf/cm^2 的操作压力、室温盐水冲洗下可使骨组织处于最高温度。相比之下，使用 2500r/min 的转速、2.4kgf/cm^2 的操作压力和 0℃ 盐水时可使骨组织处于最低温度。因此，高钻孔速度、高手压和连续大量冷却盐水可能是种植体钻孔时的理想组合。

为避免骨灼伤，对于骨质较硬，且术中操作时间较长的患者，应选用锋利的钻针进行窝洞预备，并使用大量冷却水冲洗且应注意反复上下提拉进行冲洗，以及时清除钻针凹槽上的骨屑达到窝洞深部有效降温。为避免冷却不足造成骨灼伤，植入区骨密度较高时，种植体植入前应进行适当攻丝，以防种植体植入过程中产热过大，避免种植体对骨壁挤压造成的微小骨折和产生的压迫性骨坏死。此外，不同的种植体系统配合相应的转速，避免出现转速过快的情况，合理控制转速，并根据不同的种植系统选择合适的种植扭矩及深度。

参考文献

[1] Bocklage R.Biomechanical aspects of monoblock implant bridges for the edentulous maxilla and mandible：concepts of occlusion and articulations [J]. Implant Dent，2004，13（1）：49-53.

[2] 徐欣.口腔种植失败病例原因分析 [J].中国实用口腔科杂志，2009，2（11）：653-655.

[3] 宿玉成.现代口腔种植学 [M].北京：人民卫生出版社，2004.

[4] 林野.口腔种植学 [M].北京：北京大学医学出版社，2014.

[5] 马萍，郑毅，黄桂红.不同温度生理盐水用于口腔种植手术的效果分析 [J].护理研究，2018，33（6）：8-10.

[6] 高秀珍，纪会娟，王彦华，等.腹腔冲洗液温度对新生儿腹部手术术后恢复的影响 [J].护理实践与研究，2012，9（1）：37-38.

[7] 付庆华.大量加温生理盐水冲洗液对消化道穿孔患者的影响 [J].护理实践与研究，2015，12（2）：8-9.

[8] 陈红艳，周伟颜，余俊英，等.老年患者口腔种植义齿修复的护理配合 [J].护理学杂志，2014，29（8）：46-47.

[9] Esposito M，Hirsch JM，Lekholm U，Thomsen P. Biological factors contributing to failures of osseointegrated oral implants（I）.success criteria and epidemiology [J]. Eur J Oral Sci. 1998，106：527-551.

[10] Sharawy M，Misch CE，Weller N，Tehemar S. Heat generation during implant drilling：the significance of motor speed [J]. J Oral Maxillofac Surg. 2002，60：1160-1169.

[11] Radhu R，Manju，Vinod K，Manu E.Analysis of factors determining thermal changes at osteotomy site in dental implant placement：an in-vitro study [J]. J Clin Exp Dent.2021，13：234-239.

[12] 林野，李健慧，邱立新，等.口腔种植修复临床效果十年回顾研究 [J].中华口腔医学杂志，2006，41（3）：131-135.

[13] 孙晨雨，朱洪光，白建文.种植牙失败病例原因分析 [J].中国口腔种植学杂志，2019，24（03）：139-141.

12. 选择安放愈合基台的标准是什么？

一期手术时根据不同的种植系统（骨水平种植体或者软组织水平种植体）植入种植体，如果达到该种植系统要求的理想的初期稳定性，可以安放愈合基台形成非潜入式愈合。

研究发现，种植体植入的初期稳定性与颌骨骨质有明显的关系。1988年Misch提出基于肉眼观察骨皮质和骨小梁特点的四种骨密度分型。D1型骨主要是致密的骨皮质。D2型骨包括由致密到多孔的嵴顶骨皮质和其下层的粗纹理骨小梁。D3型骨牙槽嵴顶由较薄的多孔骨皮质组成，其下为细纹理的骨小梁。D4型骨几乎没有牙槽嵴顶骨皮质，几乎全部由细纹理骨小梁构成。研究发现，D3、D4型骨加载30N·cm力矩时，可产生150～200μm的微动，种植体微运动始终较高，这可能导致骨整合失败。

在临床上，判断种植体区骨密度主要通过两种方式：术前影像学检查测量拟种植区CT值和种植备洞过程中的触感。同时还要注意，对于牙槽骨高度、宽度不足，合并慢性疾病的病例也要慎重选择是否行非潜入式愈合，否则可能会出现骨与种植体结合不良，造成种植体松动、脱落。

二期手术安放愈合基台的主要目的是塑形牙龈轮廓，尽可能还原之前牙齿及相关软组织的自然解剖结构，保证种植体周围软组织的美观性，同时保证种植体穿龈的最佳密封。

常用种植系统的愈合基台设计主要分为四个类型：圆柱形愈合基台、锥形愈合基台、复合形愈合基台及个性化愈合基台。

圆柱形愈合基台：顶端直径一致，柱状，且不同型号愈合基台穿龈高度不同，根据穿龈深度选择合适高度的愈合基台。

锥形愈合基台：上宽下窄，呈锥形，最终塑形的牙龈袖口直径随高度变化。更换锥形愈合基台的标准是，愈合基台的边缘高度应该与周围龈缘位置平齐，以基台的最大径处为基准进行牙龈塑形。

复合形愈合基台：顶端为圆柱形，穿龈部分为锥形，主要是利用顶端圆柱形进行牙龈成形，因此应选择顶端圆柱部分高度合适的愈合基台。

个性化愈合基台：对于复杂的软组织塑形，常规愈合基台很难满足，这时应选择个性化的愈合基台进行牙龈塑形，一般是由PEEK等聚合物制成，方便调磨。

二期手术时安放愈合基台的标准为根据临床及放射线检查或利用检测仪器来检测发现种植体与颌骨之间已经形成良好的骨结合。

愈合基台难以就位的主要原因是软硬组织的阻力。临床上术者的手感可以辅助判断，根尖片检查可以明确就位情况。通过手感进行判断：在拧入愈合基台的起始阶段就能感受到明显的阻力，此时可能存在软组织阻力。一旦拧紧愈合基台后，等待30s，若还能再次用手拧紧，愈合基台可进一步旋入，说明基台没有完全就位，此时应排查软硬组织阻力。

硬组织阻力主要来源于种植体周不规整的骨组织，需要利用一些特制的去骨钻在不损伤种植体的情况下将此部分骨组织去除；未修整完全的软组织也会对基台的就位产生阻挡，临床上在尽量维护附着龈的量及宽度的情况下，可以对软组织进行修整及成形，以利于愈合基台的就位；还有一种比较少见的情况，就是由于相邻牙齿有倾斜等情况，会阻挡基台的就位。

参考文献

[1] Engelke W，Decco O A，Rau M J，et al.In vitro evaluation of horizontal implant micromovement in bone specimen with contact endoscopy.Implant Dent. 2004，13（1）：88-94.

[2] Misch CE，Dietsh-Misch F，Hoar J，et al. A bone quality-based implant system: first year of prosthetic loading. J. Oral Implantol. 1999，25（3）：185-197.

[3] Trisi P，Perfetti G，Baldoni E，et al. Implant micromotion is related to peak insertion torque and bone density. Clin Oral Implants Res. 2009，20（5）：467-471.

13. 种植手术为什么主张采用局部浸润麻醉?

种植手术局部浸润麻醉，又称牙槽嵴顶麻醉，是专门针对人工种植牙而设计的一种麻醉方法，即在种植体植入部位的牙槽嵴顶，也就是种植体植入的中心点穿刺行局部浸润麻醉。该方法麻醉效果可靠，麻醉药用量少，起效快，创伤小，手术过程出血少，安全有效。该方法可用于常规的种植手术和不翻瓣的种植手术；既可用于前牙区的种植，也可用于后牙区的种植；用于单颗牙的人工种植一次注射即可，对多颗牙的人工种植则采取分区注射的方法；也可用于上颌窦的内提升术。其操作方法是根据在牙槽嵴顶设定的种植体植入部位的中心点进针，缓慢注入麻药，此时可见黏膜略显泛白，如行不翻瓣的人工种植牙手术，至白色扩展到牙槽嵴边缘，2～3min后即可开始种植手术。如需翻瓣种植或行上颌窦内提升，则需注射量较多，范围更广，5～10min即可手术，此时，不仅种植中心点进行局部浸润，牙槽黏膜也需要浸润麻醉。另外，下颌后牙区采取浸润麻醉可以在术中保护下牙槽神经。根据注入麻醉药的量和范围，麻醉时间可达1h左右。如多区域种植，则可采取分区分次注射。

参考文献

[1] Duka M，Zoran Lazić，Novak Stamatović，et al. Clinical parameters of the local anesthetic effects of bupivacaine applied with and without a vasoconstrictor in oral implantology [J]. Vojnosanitetski pregled. Military-medical and pharmaceutical review，2007，64（9）：611-615.

[2] Altug H A，Sencimen M，Varol A，et al. The Efficacy of mylohyoid nerve anesthesia in dental implant placement at the edentulous posterior mandibular ridge [J]. Journal of Oral Implantology，2012，38（2）：141.

14. 必兰一次使用最大剂量是多少？

根据2020年11月30日修订的阿替卡因肾上腺素注射液说明书，关于必兰用量的说明：本品适用于成人及4岁以上儿童，这种麻醉技术对于4岁以下年龄组不适用。

成人：必须根据手术需要注射适当的剂量。对于一般手术，通常使用剂量为1/2～1支。盐酸阿替卡因最大使用量不超过7mg/kg体重。

4岁以上儿童：必须根据儿童的年龄、体重、手术类型使用不同的剂量。盐酸阿替卡因最大用量不超过5mg/kg体重。盐酸阿替卡因的儿童平均使用剂量以毫克（mg）计，可计算如下：儿童的体重（kg）×1.33。

老年人：使用成人剂量的一半。

以成人体重60kg为例：最大剂量为7mg/kg×60kg=420mg，单支必兰1.7ml中含有盐酸阿替卡因68mg，那么最大必兰支数为420÷68≈6支。

15. 种植修复调𬌗原则是什么？

种植牙的动度、感知以及应力分散方式与天然牙差异大，其咬合设计应在稳定、均匀、相互保护的原则下做相应的调整和折衷，以期保证种植牙的长期稳定。种植体与颌骨形成骨结合，缺乏牙周膜缓冲，动度远小于天然牙的生理动度，咬合力作用下，天然牙会出现生理动度内的下沉，种植牙几乎不下沉，这种动度的差异会在种植牙上集中造成伤害。①后牙种植单冠的调𬌗原则是避免咬合力的非轴向传导，侧向力容易导致应力在植体周围组织内集中，造成伤害。即在牙尖交错𬌗时，不宜采用尖窝三点接触方式，应该用尖 - 卵圆窝接触，前伸和侧方运动时，种植后牙单冠脱离咬合接触。一般调𬌗至轻咬不接触、重咬轻接触即可。②前牙种植单冠，在牙尖交错𬌗时，应无接触，前伸和侧方运动时，以不改变原有的功能运动引导模式为原则。前伸时，尽可能无接触，由余留天然牙引导。当尖牙为种植牙时，避免设计成尖牙保护𬌗。③种植固定桥，固定桥原则基本同单冠，注意前牙固定桥的种植基牙不可作为咬合引导。④全口种植义齿没有了天然牙与种植牙的区别，无需再预留缓冲空间。调𬌗原则是牙齿均匀接触即可，后牙区基牙的咬合点设计为尖 - 卵圆窝接触。牙尖交错𬌗时，注意避免出现较大侧向力。前伸时，应扩大基牙前伸引导接触面积，减小桥体的前伸引导接触面积。侧方引导尽可能靠近中，尽可能设计为尖牙保护𬌗和组牙功能𬌗（由侧切牙、尖牙和前磨牙共同引导的组牙功能𬌗）。

参考文献

[1] Klineberg I J, Trulsson M, Murray G M . Occlusion on implants is there a problem? [J]. Journal of Oral Rehabilitation, 2012, 39（7）: 522-537.

[2] Carlsson G E . Dental occlusion: modern concepts and their application in implant prosthodontics [J]. Odontology, 2009, 97（1）: 8-17.

16. 个性化基台与成品基台有什么区别?

种植体制造商通常为其种植系统制作原厂基台，包括预成不可调改基台和预成可调改基台。其中的预成不可调改基台也就是成品基台，在临床上使用时不允许进行任何调改。预成可调改基台既可以作为成品基台不经修改直接使用，也可以进行有限的调改后使用。

个性化基台是根据种植体植入的三维位置、缺牙间隙的三维空间，由医生或技师进行个别调改或者制作的基台的总称，包括预成可调改基台、可铸造基台、CAD/CAM 基台等，如图 3-16-1、图 3-16-2 所示。

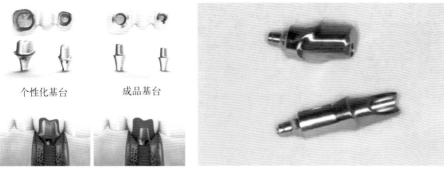

个性化基台　　　　成品基台

图3-16-1　与牙龈边缘相适应的个性化基台

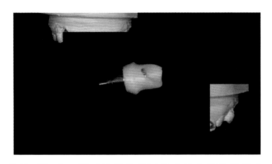

图3-16-2　用于前牙美学区的个性化氧化锆基台

相对比而言，成品制作的修复体很难达到理想的功能和美观，比如最常见的颈部狭窄，修复体容易出现黑三角区；个性化基台可以将种植体袖口处很好地塑形，从而达到理想的解剖形态。牙龈袖口处牙龈高度有时候高低不一致，成品基台很难研磨达到与牙龈完全一致，从而出现粘接剂无法清除；个性化基台可以与牙龈高度完全一致来设计穿龈形态，更有利于修复体的自洁和清洁。特殊的病例，比如穿龈达到8mm，就没有合适的成品基台了，而个性化基台不存在这个问题。在美学区牙龈较薄的时候，成品基台会透出金属基台颜色，个性化氧化锆基台就可以解决这个问题。

参考文献

[1]　Khraisat A，Stegaroiu R，Nomura S，et al. Fatigue resistance of two implant/abutment joint designs［J］. Journal of Prosthetic Dentistry，2002，88（6）：604-610.

[2]　Steinebrunner L，Wolfart S，Klaus Bössmann，et al. In vitro evaluation of bacterial leakage along the implant-abutment interface of different implant systems［J］. International Journal of Oral & Maxillofacial Implants，2005，20（6）：875.

[3]　Finger I M，Castellon P，Block M，et al. The evolution of external and internal implant/abutment connections［J］. Practical Procedures & Aesthetic Dentistry Ppad，2003，15（8）：625.

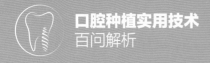
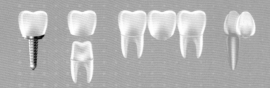

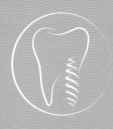

四、种植并发症相关问题

1. 在愈合期或修复窗口期出现种植体松动，是"去除"还是"等待"？

2. 种植体与天然牙相连是绝对不可以的吗？

3. 种植体周围炎引起边缘骨吸收，当螺纹存在不同程度暴露时，如何处理？

4. 种植体出现松动是什么原因？能否再次出现骨结合？

5. 如何预防和处理种植同期安装的愈合基台的脱落？

6. 影响骨水平种植体边缘骨吸收的因素有哪些？

7. 二期手术后发现种植体颈部螺纹外露，是否可以进行 GBR 手术？

8. 如何防范种植体周围病？

9. 种植体周围出现骨吸收，是否处理？怎么处理？

10. 为什么植入过程中扭矩会突然丧失？怎么规避？

11. 中央螺丝断裂常见原因是什么？

12. 修复基台未完全就位会有什么并发症发生？

1. 在愈合期或修复窗口期出现种植体松动，是"去除"还是"等待"？

患者因素（性别、年龄、吸烟、骨质疏松症、糖尿病、药物服用、牙周炎、磨牙症），临床条件（种植部位、种植区骨质、种植体尺寸）和医生因素（手术因素、修复因素）均会对种植体的失败与否造成影响。

种植体的生物性失败指的是宿主不足以建立或维持骨整合，种植体周围被大量纤维结缔组织包裹。通常根据失败的发生时间，可进一步将种植体失败分为早期失败和晚期失败。

早期失败是指种植体植入后初始骨愈合过程受到了干扰，未能实现骨整合，发生在功能性负荷之前。研究表明早期失败的发生率为 0.76% ～ 7.47%，这类失败通常发生较快，有研究显示 30% 左右的早期失败发生在种植体植入后 1 个月以内。影响早期失败的因素很多，包括全身疾病、口腔局部因素、手术条件及患者习惯等，术中骨灼伤、术后感染和青霉素过敏是重要的失败原因。

晚期失败是指骨整合建立后的失败或者种植体的功能性失败，无法维持已实现的骨整合，发生在功能性负荷之后或者第一次临时性修复去除之时。

晚期失败的发生率为 2.1% ～ 11.3%，当涉及晚期失败时，种植体周围炎、负荷超载及修复体设计不当等因素对晚期失败的影响更大一些。

患者年龄越大，往往可能伴随有更多的全身性疾病，如骨质疏松症、糖尿病等。吸烟是普遍公认的对种植体失败影响较大的因素之一。烟草中的尼古丁等有害物质会降低白细胞活性，导致趋化迁移率降低，吞噬活性降低，感染抵抗力降低和伤口愈合延迟。吸烟产生的一氧化碳和氰化物等残留物也会延迟伤口愈合，并与尼古丁一起抑制细胞增殖。长期的高血糖可通过抑制成骨、促进破骨来影响骨代谢，降低种植体骨结合能力和种植修复的长期成功率，也是引起失败的原因之一。牙周疾病已被视为是种植失败的重要局部因素，特别是对于患有侵袭性牙周炎的患者。

种植失败如果是种植体周围病造成的，则按种植体周围病治疗，不能保留的及时拔除复种。种植失败如果是没有骨丧失的骨结合不良造成的，则等待骨结合。

种植体周围病包括种植体周围黏膜炎及种植体周围炎。研究表明，28%～56%接受口腔种植修复的患者，12%～43%的种植位点存在发生种植体周围炎的风险。2017年牙周共识会议对种植体周围炎（peri-implantitis）的定义为：种植体周围炎是种植体周围发生的菌斑相关的病理性情况，特点为种植体周围黏膜炎症及渐进性的支持骨组织丧失。种植体周围黏膜炎（peri-implant mucositis）是局限于种植体周软组织、与菌斑相关的病理状态，不累及深层骨组织，去除菌斑后症状可逆转。种植体周围炎是指菌斑为始动因素的种植体周围黏膜炎症和进行性种植体周围骨丧失。

健康种植体的诊断标准：①无炎症相关表现；②无探诊出血或溢脓；③与基线相比无探诊深度增加；④骨改建后牙槽嵴顶水平无骨吸收。

种植体周围黏膜炎的诊断标准：①探诊出血或溢脓；②无探诊深度增加；③骨改建后牙槽嵴顶水平无骨吸收。

种植体周围炎的诊断标准：①探诊出血或溢脓；②与基线相比探诊深度增加；③骨改建后牙槽嵴顶水平存在骨吸收。

经典的治疗方法包括Lang教授于2015年提出的累加阻断性支持治疗方案（cumulative interceptive supportive therapy protocol）。在此基础上，常用的种植体周围炎治疗方法包括以下5种。

① 机械清创：当口腔种植体具有明显的菌斑，牙结石沉积，邻近的种植体周围组织探诊出血阳性，但无化脓并且探诊深度不超过3～4mm时，应接受机械清创。

② 种植体周抗菌治疗：当种植体周存在菌斑及牙结石，探诊出血阳性，探诊深度增加至4～6mm，伴或不伴溢脓时，应采取抗菌治疗与机械清创联合的方法。采用抗菌剂每天进行种植体周清洁，如氯己定冲洗或凝胶注射。

③ 抗生素治疗：当探诊深度＞6mm时，通常有菌斑及牙石，探诊出血阳性，伴或不伴探诊溢脓。通常X射线片中牙槽骨吸收≤2mm，此时应用抗生素可促进软组织愈合，但在此之前必须使用机械清创和抗菌治疗方案。

④ 光动力治疗：光动力疗法（photodynamic therapy）能有效降低种植体周伴放线杆菌、牙龈卟啉单胞菌及中间普氏菌的数量，降低探诊深度。常用的光源为Nd：YAG激光（波长800～1100nm）、二极管激光（波长

980nm)、Er：YAG 激光（2940nm）及非激光发光二极管光源。光动力疗法可有效杀灭牙周致病菌，更易进入深牙周袋、根分叉等较难到达的部位，且不会产生抗生素耐药等问题，已用于种植体周围炎的临床治疗。

⑤ 再生治疗：当探诊深度＞6mm 时，通常有菌斑及牙石，探诊出血阳性，伴或不伴探诊溢脓。当 X 射线片中牙槽骨吸收＞2mm，应采用机械清创和抗菌治疗、抗生素治疗及种植体周骨再生性治疗。将种植体周翻全厚瓣至健康的骨组织表面，用树脂刮治器、钛刷等清洁种植体。采用激光进行袋内去上皮、消毒后使用骨替代材料及可吸收性膜进行再生治疗。

参考文献

[1] 林国芬，许杨波，王思源，等.种植失败原因分析 [J].口腔医学，2023，43（1）：18-23.

[2] Brignardello-Petersen, Romina. Implants placed in patients with a history of aggressive periodontitis had high survival rates and low marginal boneloss [J]. Journal of the American Dental Association, 2017, 148（4）: e37.

[3] Tawil G, Younan R, Azar P, et al. Conventional and advanced implant treatment in the type II diabetic patient: surgical protocol and long-term clinical results [J]. International Journal of Oral & Maxillofacial Implants, 2008, 23（4）: 744-752.

[4] Araujo MG, Lindhe J. Peri-implant health [J]. J Clin Periodontol, 2018, 45（suppl 20）: s230-s236.

[5] Lindhe J, Meyle J. Peri-implant diseases: consensus report of the sicth european workshop on periodontology [J]. J Clin Periodontol, 2008, 35（Suppl8）: 282-285.

[6] Renvert S, Polyzois I, Maguire R. Re-osseointegration on previously contaminated surfaces: a systematic review [J]. Clin Oral Implants Res, 2009, 20（Suppl 4）: 216-227.

[7] Lang, Niklaus P., and M. S. Tonetti . Peri-implantitis: etiology, pathogenesis, prevention, and therapy. Dental Implant Complications: Etiology, Prevention, and Treatment, 2. John Wiley & Sons, Inc. 2015.

[8] Deppe H, Horch HH, Neff A. Conventional versus CO_2 laser-assisted treatment of peri-implant defects with the concomitant use of pure-phase beta-tricalcium phosphate: a 5-year clinical report [J]. Int J Oral Maxillofac Implants, 2007, 22（1）: 79-86.

[9] Meimandi M, Talebi AMR, Esmaeil NA, et al. The effect of photodynamic therapy in the treatment of chronic periodontitis: a review of literature [J]. J Lasers Med Sci, 2017, 8（Suppl 1）: s7-s11.

[10] Sah U, Sharma K, Chaudhri N, et al. Antimicrobial photodynamic therapy: single-walled carbon nanotube （SWCNT）-porphyrin conjugate for visible light mediated inactivation of Staphylococcus aureus [J]. Colloids Surf B Biointerfaces, 2018, 162: 108-117.

[11] Tastepe CS, van waas R, Liu Y, et al. Air powder abrasive treatment as an implant surface cleaning method: a literature review [J]. Int J Oral Maxillofac Implants, 2012, 27（6）: 1461-1473.

[12] 释栋.种植体周围炎再生治疗五年观察一例 [J].中华口腔医学杂志，2018，53（4）：271-274.

[13] Berglundh T, Armitage G, Araujo MG, et al. Peri-implant diseases and conditions: consensus report of workgroup 4 of the 2017 world workshop on the classification of periodontal and peri-implant diseases and conditions [J]. J Clin Periodontol, 2018, 45（Suppl 20）: s286-s291.

[14] Schwarz F, Derks J, Monje A, et al. Peri-implantitis [J]. J Clin Periodontol, 2018, 45（Suppl 20）: s246-s266.

2. 种植体与天然牙相连是绝对不可以的吗?

随着种植技术在口腔领域的应用越来越广泛,在多牙缺失的修复中,种植固定桥以其美观、体积小、不影响发音、咀嚼效率高等特点受到广大牙列缺损患者和口腔医生的青睐。由于患者局部解剖特点的限制或某一种植体植入的失败,常常需要天然牙与种植体联合做基牙来进行固定桥修复。这种设计可以避开种植条件较差的区域以及避免植骨、上颌窦提升等复杂手术,从而既减轻患者痛苦,又降低费用,故临床上颇受患者欢迎。但是种植体支持的修复体与天然牙支持的修复体的生物力学分布特性不大相同,其差异的原因与两者的解剖生理结构密切相关,因此种植体与天然牙联合修复是否可行是口腔种植领域一直存有争议的问题。

天然牙因具备牙周膜,故在生理状态下有一定的动度,水平向为 $80 \sim 140\mu m$,垂直向为 $30 \sim 90\mu m$。而种植体与牙槽骨呈骨性结合,并不具备类似牙周膜的结构,因此基本处于无动度状态,但由于骨的弹性,可在小范围内有一定的动度,但不超过 $25\mu m$。一颗健康的天然牙受到 0.1N 外力时可移动约 $200\mu m$,而种植体仅移动 $10\mu m$,甚至更少。天然牙与种植体对应力的反应也不相同,对天然牙施加应力后天然牙发生非线性移动,在承受垂直或者侧方的应力时,其动度可达到种植体的 $10 \sim 50$ 倍。

谢煜庭和乔志平曾为 135 例患者植入 CDIC 种植体 366 枚,制作天然牙与种植体联合支持固定桥 145 件,进行临床观察 $5 \sim 12$ 年,成功率为98%。失败病例原因为负荷 $6 \sim 8$ 年后,天然基牙折断致种植体负荷过大,发生种植体周围炎而出现固定桥松动。其余患者均感觉良好,修复体稳固,种植体和天然牙周无明显异常表现。他们认为,天然牙与种植体联合支持固定桥在临床上是一种相对简便、经济、实用、有效的修复方式。

Hosny 等通过对 18 位患者的种植体支持固定桥和天然牙与种植体联合支持固定桥 14 年的随访观察,未发现种植体松动、天然牙压低、种植配件折断和粘接失败等并发症,两者在种植体周围边缘骨丧失方面也无明显差异。他们认为,天然牙与种植体联合支持固定桥修复远期效果良好,临床上可行。

Naert 等为 123 位患者行天然牙与种植体联合支持固定桥修复,随访观测 $1.5 \sim 15$ 年,另外随机选取 123 位患者行种植体支持固定桥修复,随访观察

1.3 ～ 14.5 年，两者进行对比分析。结果显示，天然牙和种植体刚性连接者其种植体颈部边缘骨吸收明显多于种植体支持桥，而非刚性连接者种植体颈部边缘骨吸收与种植体支持桥无明显差别。他们认为，种植体与天然牙联合修复未必是理想的选择，应尽量避免；当条件所限，无法行种植体支持固定桥修复时可选择应用。

有学者从 3844 篇文章中选取 176 篇有关种植体与天然牙联合支持固定桥修复的文章进行研究，并重点对其中 13 篇随访达 5 ～ 10 年的文章进行分析总结，涉及 555 名患者，1002 枚种植体，种植体存在率 5 年为 90.1%，10 年为 82.1%，固定桥的存在率 5 年为 94.1%，10 年为 77.8%，随访 5 年，种植体和天然牙失败率分别为 3.4% 和 3.2%，差异无统计学意义，13 篇文章中有 2 篇文章报道了生物学并发症，累积发生率为 11.7%。结合之前有关种植体支持固定桥的研究（种植体和义齿 5 年存在率分别为 95.4% 和 95%，10 年存在率分别为 82.1% 和 77.8%），他们认为种植体与天然牙联合支持固定桥修复成功率低于种植体支持固定桥，因此，种植体支持固定桥为更佳选择。

Ozelik 应用 2 种不同的测量方法对刚性及非刚性连接的天然牙 - 种植体联合固定修复体进行应力分析，结果显示刚性连接的种植体周围牙槽骨的应力大于非刚性连接，由此认为在天然牙 - 种植体联合固定修复中应用非刚性连接可以减少牙槽骨受到的损害。然而另一位学者 Lin 却发现刚性和非刚性连接对种植体与骨组织产生的应力值差别不大。由此可以看出，在天然牙 - 种植体联合固定修复的连接方式上，刚性与非刚性连接的选择尚无定论。

尽管国内、国际许多学者对种植体 - 天然牙联合固定修复的临床效果予以肯定，但就目前看来，大多数临床病例选择的都是健康的基牙，对此种修复方式的临床观察年限也较短，因此该方式的远期效果还无从得知。这就要求从理论和临床实践两方面着手，探求出治疗后天然牙与健康天然牙在作为修复基牙上的差异，并以此为指导进行临床实践。

病例展示

天然牙与种植联合修复体基牙的骨吸收见图 4-2-1（引自参考文献 10）。

治疗后天然牙与种植体的联合固定修复见图 4-2-2（由博康泰口腔医院梁立山提供）。

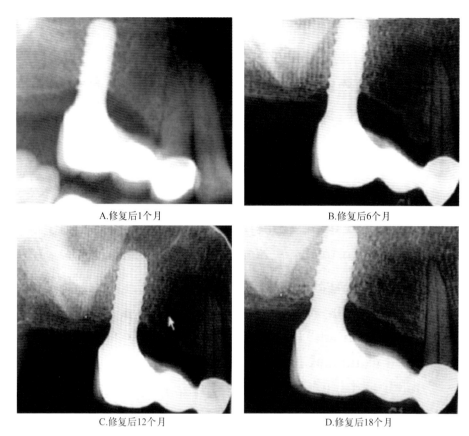

A.修复后1个月　　　　　　　　　　　　　　B.修复后6个月

C.修复后12个月　　　　　　　　　　　　　　D.修复后18个月

图4-2-1　天然牙与种植联合修复体基牙的骨吸收

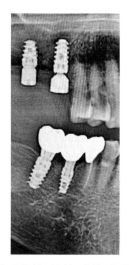

图4-2-2　治疗后种植牙冠与天然牙冠的联合固定修复

参考文献

[1] Bechelli AH. The osteointegrated prosthesis combination of osteointegrated implants and natural teeth in fixed prostheses [J]. J oral Implamotol, 1992, 18（1）: 62.

[2] Kronstrom M, Trulsson M, Soderfeldt B. Patient evaluation of treatment with fixed prostheses supported by implants or combination of teeth and implants [J]. J Prosthodont, 2004, 13（3）: 160-165.

[3] 谢煜庭，乔志平.种植体与天然牙联合固定修复的临床观察 [J].中国口腔种植学杂志, 2013, 18（1）: 46-47.

[4] Hosny M, Duyck J, van Steenberghe D, et al. Within-subject comparison between connected and noncon-nected tooth-to-implant fixed partial prostheses: up to 14-year follow-up study [J]. Int J Prosthodont, 2000, 13（4）: 340-346.

[5] Naert IE, Duyck JA, Hosny MM, et al. Freestanding and tooth-implant connected prostheses in the treatment of partially edentulous patients part II: an up to 15-years radiographic evaluation [J]. Clin Oral Implants Res, 2001, 12（3）: 245-251.

[6] Weber HP, Zimering Y. Survival and complication rates of fixed partial dentures supported by a combination of teeth and implants [J]. J Evid Based Dent Pract, 2010, 10（1）: 58-60.

[7] Ozelik T, Ersoy AE. An investigation of tooth/implant-supported fixed prosthesis designs with two different stress analysis methods: anin vitro study [J]. J Prosthodont, 2007, 16（2）: 107-116.

[8] Lindh T, Dahlgren S, Gunnarsson K, et al. Tooth-implant supported fixed prostheses: a retrospective multicenter study [J]. Int J Prosthodont. 2001, 14（4）: 321-328.

[9] 索来, 万乾炳.口腔修复治疗中天然牙与种植体联合支持式固定桥的应用与前景展望 [J].中国临床医师杂志, 2013, 7（10）: 4157-4159.

[10] 杨煦, 王国云, 徐天舒, 陈玉荣.自然牙与种植联合修复体基牙的骨吸收临床观察 [J].北京口腔医学, 2015, 23（4）: 213-215.

3. 种植体周围炎引起边缘骨吸收，当螺纹存在不同程度暴露时，如何处理？

种植体周围组织结构包括种植体周围黏膜和牙槽骨。种植体周围病是发生在牙种植体周围软、硬组织的感染性炎症，炎症累及种植体周围软组织，称为种植体周围黏膜炎；炎症进一步累及种植体周围牙槽骨，表现为牙槽骨炎症性吸收，称为种植体周围炎。

种植体通常为粗糙表面，很难彻底清除生物污染。因此在机械去除菌斑生物膜的基础上，还应对暴露的种植体表面进行去污染或净化处理，最大程度清除种植体表面微细结构中的细菌性污染。其治疗一般包括非手术治疗和手术治疗。在所有的治疗方法中，患者完善的自我菌斑控制和维护是治疗成功的前提。

非手术治疗包括机械清创术、激光治疗和抗菌光动力治疗（antimicrobial

photodynamic treatment，APDT）。机械清创术包括手工刮治、超声洁治和气雾喷砂等，可以有效减少炎症和菌斑微生物膜，已经成为种植体周围病的基础治疗方法。目前临床上常见的方法是将机械清创术与抗菌药物联合应用。常见的抗菌药物以四环素、甲硝唑等抗生素为主，还包括氯己定、过氧化氢溶液等化学药物。有学者采用碳纤维手动器械刮治、联合局部用药治疗种植体周围炎，刮除炎性肉芽组织并使用氯己定或抗生素，结果发现这种方法临床使用安全有效。

激光治疗创伤小，副作用小，效果明显，是种植体周围病治疗的重要方式。常见的用于治疗种植体周围炎的激光有 Er：YAG 激光、Nd：YAG 激光。激光照射时，辐射的光波与钛种植体表面、周围的黏膜上皮，上皮下结缔组织、牙槽骨、矿化和未矿化的菌斑生物膜和细菌脂多糖发生相互作用，起到抑制牙周致病菌、清除牙石、止血、促进病变部位愈合等作用，是传统牙周治疗的替代和补充疗法。激光与机械清创术联合治疗效果更加。

抗菌光动力治疗（APDT）的机理在于光敏剂药物在氧气环境下与特定波长的光相互作用，光和氧之间发生反应产生毒性形式的游离氧和自由基可以破坏目标细胞。APDT 作为一种治疗种植体周围病的联合治疗方法，起到灭菌消炎作用的同时不伤害周围组织，不产生耐药性。

手术治疗包括切除性手术和再生性手术，前者包括骨切除术、骨成形术，后者包括植骨术、引导骨组织成形术。当机械清创、药物和 ADPT 等非手术治疗效果不佳，或治疗后种植体周围仍有超过 5mm 周围袋，且伴有骨吸收，应考虑手术治疗。切除性手术要求翻瓣，暴露种植体周围骨面，彻底清创，去除肉芽炎性组织，并彻底对暴露螺纹的种植体表面清洁去污。有学者使用钛刷对种植体螺纹进行去污清洁，取得了良好的效果，也可结合激光治疗对种植体表面及软组织表面进行消炎，临床上都取得了较好的效果。骨引导组织再生术能有效地填补骨缺损，改善软组织形态，增加种植体周围骨组织新生骨量和再次骨结合率，种植体的稳固性得到了提高。临床有学者对种植体周围炎患者采用局部冲洗和口服药物的方法治疗感染，控制感染后行翻瓣清创术，然后应用羟基磷灰石或自体骨加胶原膜两种方法覆盖种植体周围炎骨缺损处，两种治疗方法在一年多的时间里均显示出良好的疗效，以自体骨加胶原膜疗效更好，治疗后种植体周围炎症消失，种植体稳定。放射片显示骨缺损区有骨组织再生。

有学者根据种植体的松动度和骨吸收程度来决定种植体周围炎的治疗决策：首先检查种植体的松动度，排除螺丝松动或修复体松动后，如果种植体发生松动，说明种植体的骨结合失败，建议拔除种植体。如果种植体不松动，则检查种植体周围是否存在骨吸收，一般存在以下几种情况。

（1）软组织有炎症但骨组织无吸收，此时种植体螺纹是没有暴露的，为种植体周围黏膜炎，一般采用非手术治疗。

（2）骨组织吸收大于植入体在骨内长度的1/2，建议去除种植体，择期重新种植。

（3）骨组织吸收小于植入体在骨内长度的1/2时：

① 如果边缘骨吸收≤2mm时，主要通过非手术手段治疗，包括机械清创表面去污、抗生素和激光等治疗方法。

② 如果边缘骨吸收＞2mm时，可通过切除性手术或引导骨再生手术治疗。

种植体周围炎治疗总结如图4-3-1所示。

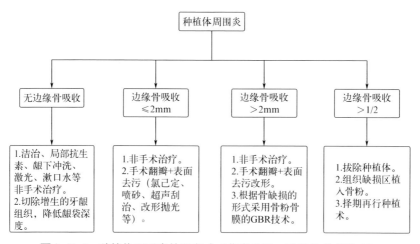

图4-3-1 种植体周围炎处理方式（作者毛舜，引自参考文献10）

参考文献

[1] Penarrocha-Diago M, Boronat-Lopez A.Inlammatory implant periapical lesion: etiology, diagnosis, and treatment-presentation of 7 cases [J].Int J Oral Maxillofac Surg 2009; 67: 168-173.

[2] George Romanos, H ua-H sin Ko, Stuart Froum, et al. The use of CO_2 laser in the treatment of peri-implantitis [J]. Photomedicine and Laser Surgery, 2009, 27（3）:381-386.

[3] Parker S. Surgical laser use in implantology and endodontics [J]. Br Dent J, 2007, 202（7）: 377-386.

[4] Kar ring ES, Stavropoulos A, Ellegaard B, et al. Treatment of peri-implantitis by the vector system. Clin Oral Implants Res, 2005, 16（3）: 288-293.

[5] Maximo MB, de-Mendonca AC, Renata-Santos V, et al. Short-term clinical and microbiological evaluations of peri-implant diseases before and after mechanical anti-infective therapies [J]. Clinical Oral Implants Research, 2009, 20（1）: 99-108.

[6] Schw arz F, Sculean A, Bieling K, et al. Two-year clinical results following treatment of peri-implantitis lesions using a nanocrystalline hydroxyapatite or a natural bone mineral in combination with a collagen membrane [J]. J Clin Periodontol, 2008, 35（1）: 80-87.

[7] Salvi GE, Persson GR, Heitz-May Field LJ, et al. Adjunctive local antibiotic therapy in the treatment of peri-implantitis II: clinical and radiographic outcomes [J]. Clin Oral Implants Res, 2007, 18（3）: 281-285.

[8] Persson GR, Salvi GE, Heitz-May Field LJ, et al. Antimicrobial therapy using a local drug delivery system（Arestin） in the treatment of peri-implantitis. I: microbiological outcomes [J]. Clin Oral Implants Res, 2006, 17（4）: 386-393.

[9] 唐志辉，曹采方.超声洁治和局部用甲硝唑治疗轻、中度种植体周围炎 [J].中华口腔医学杂志，2002, 37（3）: 173-175.

[10] 毛舜，谢辉.种植体周围病治疗新进展 [J].中国口腔种植学杂志，2020, 25（2）: 85-87.

4. 种植体出现松动是什么原因？能否再次出现骨结合？

种植体骨结合的判断标准：种植体植入颌骨后，功能状态下存在两种基本结合形式，骨结合和纤维性结合。骨结合界面是骨组织与种植体的直接接触，其间没有任何软组织，承受的负荷能通过这种直接接触持续不断地传递分散到周围骨组织，并且不会对邻近组织产生不利影响。纤维性结合时，种植体周围为结缔组织，缺乏骨结合时骨组织分泌的黏着性骨基质，对种植体没有锚定作用，此种界面状的种植体缺乏负重能力，易被外界侵入导致炎症。

影响骨结合的因素很多，不仅受种植体材料、种植部位等因素影响，种植手术时的植入初期扭矩也发挥重要作用。种植体植入时，过分强调初期稳定性，则会造成扭矩值过大，骨过度受压，血管阻塞，不利于成骨。如果初期稳定性不足，扭矩值过小，种植体 - 骨之间会形成微动，纤维结缔组织趁机长入，亦不利于成骨。由此不难发现，适当的植入扭矩可以促进种植体 - 骨结合，提高种植手术的成功率，是拥有良好初期稳定性的必要条件之一。种植体的生理动度在 50 ～ 150μm 之间，如大于 150μm，就会导致种植体周围产生纤维性包膜，有研究证明种植体的动度在 100μm 以内即可形成骨结合。

种植体植入后 1 个月是愈合的关键期，由于压迫性骨吸收，在术后 1 个月时，由种植体表面螺纹与骨面契合产生的机械稳定性逐渐丧失，而骨结合提供的生物学稳定性尚未建立，因此该时段最容易发生种植体松动。有研究表明，在种植体植入后 3～4 周时会出现稳定性的最低点。一些特殊表面处理的高端种植体此时间将提前至 2 周。

对需要植骨的病例而言，特别是 GBR 类的手术，往往与种植体接触的自体骨面积不足，骨接触率较低，更容易出现种植体微动，如果同时安装了愈合基台，在愈合过程中，暴露于口腔的愈合基台更可能进一步增加种植体出现微动的可能，失败率增高可能与此有关。

Prokharau 研究显示大部分种植失败发生于种植体愈合的早期阶段，种植体愈合速度越慢，受到各种风险因素的影响会越大，种植失败的风险会相应增高。所以，种植体表面的早期成骨方式非常重要，不但影响种植体的早期机械稳定性，还影响骨组织愈合的速率和程度，影响牙种植体的成功率。接触成骨的最重要步骤是尽早建立生物学基质（血凝块），间充质细胞从中迁移，接触种植体表面，然后增殖和分化成为成骨细胞，分泌骨基质，最终在种植体表面引导生成新的骨组织。接触成骨在种植体表面直接形成的编织骨有利于增加种植体初期和早期机械稳定性。

由此可见，在做种植修复安放修复基台加力的时候，种植体出现旋转可能由于种植体微动过大导致没有形成骨结合而是纤维性结合，此时应该取出种植体；或者由于种植体植入时间还不足以形成稳固的骨结合，尤其是 GBR 类手术的患者，此时取下修复基台换上愈合基台，观察一定时间后种植体可形成稳固的骨结合。

病例展示

纤维结合种植体见图 4-4-1（由解放军总医院杨瑟飞提供）

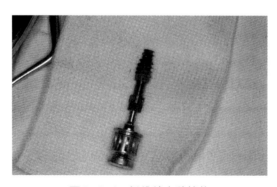

图4-4-1　纤维结合种植体

参考文献

[1] Davies JE. Understanding peri-implant endosseous healing [J]. J Dent Educ, 2003, 67（8）: 932-949.

[2] 陈晖，周峰美，顾晓霞，等. 个性化Bego种植体负重方案选择及稳定性影响因素 [J]. 中国组织工程研究，2014, 18（8）: 1237-1243.

[3] Szmukler-Moncler S, Salama H, Reingewirtz Y, et a1. Timing of loading and effect of micromotion on bone-dental implant interface: review of experimental literature [J]. J Biomed Mater Res, 1998, 43（2）: 192-203.

[4] Brunski JB. Avoid pitfalls of overloading and micro-motion of intraosseous implants [J]. DentImplantol Update, 1993, 4: 77-81.

[5] 张智勇，孟甜，陈全，等. 种植体早期失败病例回顾性分析 [J]. 北京大学学报（医学版），2018, 50（6）: 1088-1091.

[6] Prokharau PA, Vermolen FJ, Garcia-Aznar JM. Model for direct bone apposition on pre-existing surfaces, during peri-implant osseointegration [J]. J Theor Biol, 2012, 30（4）: 131-142.

[7] Søballe K, Hansen ES, B-Rasmussen H . Tissue ingrowth into titanium and hydroxyapatite-coated implants during stable and unstable mechanical conditions [J]. J Orthop Res, 1992, 10（2）: 285-99.

5. 如何预防和处理种植同期安装的愈合基台的脱落?

原因: 愈合基台多次使用，反复加力后预紧力下降，达不到锁紧的状态；基台旋入扭力不足，手动放置愈合基台时旋入扭力多小于10N·cm，螺丝就位松弛，在遇到咬合力或覆盖临时义齿反复无让性碰撞时，使螺丝受到扭力容易发生松动；基台未完全就位（微创种植或拔牙即刻种植，穿龈较深，视野较差，愈合基台不能完全就位，软组织慢慢长入种植体与愈合基台间的间隙，使愈合基台慢慢被旋松）；邻牙阻挡愈合基台不能完全就位；殆干扰；基台和种植体内部的适合性差，特别是只靠莫氏锥度固定的基台更易脱落。

预防及处理: ①及时淘汰使用时间久的愈合基台。②合适的预紧力可延长螺丝寿命，愈合基台扭力要大于15N·cm，采用扳手加力。③愈合基台旋上后，疑有组织嵌入，可以拍牙片后确认并调整。④邻牙阻挡或殆龈距离小的患者，要调换合适的愈合基台。⑤3个月期间增加复诊检查的机会。⑥选用具有抗旋转功能的内连接种植体和基台。

参考文献

[1] 秦雁雁，耿晓庆，王鹏来. 种植体愈合基台螺丝折断后无损取出 [J]. 全科口腔医学电子杂志，2016, 3（9）: 88-89.

[2] Nissan J, Gross M, Shifman A, Assif D. Stress levels for well-fitting implant superstructures as a function of tightening force levels, tightening sequence, and different operators [J]. J Prosthet Dent. 2001, 86: 20-23.

[3] Assenza B, Scarano A, Leghissa G, et al. Screw-vs cement-implant-retained restorations: an experimental study in the beagle. part 1. screw and abutment loosening [J]. J Oral Implantol, 2005, 31（5）: 242-246.

[4] Tzenakis GK, Nagy WW, Fournelle RA, Dhuru VB. The effect of repeated torque and salivary contamination on the preload of slotted gold implant prosthetic screws [J]. J Prosthet Dent. 2002, 88: 183-191.

[5] Tsuge T, Hagiwara Y. Influence of lateral-oblique cyclic loading on abutment screw loosening of internal and external hexagon implants [J]. Dent Mater J.2009, 28（4）: 373-381.

[6] Will CM, Ronald DW, Barbara HM, et al. Implant abutment screw rotations and preloads for four different screw materials and surfaces [J]. J Prosthet Dent, 2001, 86（1）: 24-32.

[7] Tzenakis GK, Nagy WW, Fournelle RA, et al. The effect of repeated torque and salivary contamination on the preload of slotted gold implant prosthetic screws [J]. J Prosth Dent, 2002, 88（2）: 183-191.

[8] Alnasser AH., Wadhwani CPK., Schoenbaum TR., et al. Evaluation of implant abutment screw tightening protocols on reverse tightening values: an in vitro study [J]. J Prosthetic Dent, 2021, 125（3）:（486-490）.

6. 影响骨水平种植体边缘骨吸收的因素有哪些？

一期手术埋入骨内 0.5mm 以上，二期拍片的时候发现种植体螺纹有外露，种植体周围骨质有明显的骨吸收，这是为什么？

研究发现众多因素直接或间接地影响着边缘骨吸收，这些因素至今仍然极具争议，如：剩余牙槽嵴生理性吸收、代谢性疾病、微生物因素、生物力学因素、感染、生物学宽度、种植体 - 基台微间隙的位置及微动、不正确的种植体三维位置、种植体设计、不正确种植手术操作、不良的生活习惯、种植体 - 基台 - 螺丝复合体的材质等。目前多认为，除了手术操作之外，种植体设计是影响种植体边缘骨吸收的重要因素，其中颈部的设计又是重中之重，不良的种植体颈部设计会加速边缘骨吸收，影响种植体长期稳定性及美观。

Adell 等报道，当传统的种植体 - 基台端端平齐对接式种植体负荷后，种植体颈部会发生碟形骨吸收现象。同天然牙一样，种植体在植入牙槽骨后会形成生物学宽度（约 2mm 种植体上皮附着，约 1 ～ 1.5mm 结缔组织附着），创造一个稳定的生物学封闭空间，使种植体最薄弱的颈部区域不与外界环境相通，避免和减少受到口腔微生物及外界其他刺激的侵害。种植体在植入愈合过程中，颈部周围的边缘骨会发生功能性改建，从而让出空间使龈沟上皮向下迁移建立生物学封闭。

种植体植入，由于生理性宽度是一个生物学相对恒定量，种植体周围牙槽嵴顶只有代偿性向根方形成一定的骨吸收，才能形成生物学宽度，保证有一定宽度的健康软组织来封闭或阻挡其与口腔环境的相通，以免种植体颈部周围牙槽骨受到口腔微生物的侵害而进行性吸收；且种植体植入的越深，垂直向吸收越明显。Tarnow 等研究也发现：种植体生物学宽度作为结合上皮和牙槽嵴顶上方结缔组织的宽度之和，是一个三维的概念，包括垂直向宽度及近远中唇腭（舌）侧水平向约为 1.5mm 的宽度。当两颗种植体之间距离过小、无法形成水平向的生物学宽度时，种植体间的牙槽嵴顶则出现骨吸收，导致牙槽嵴顶至修复体邻牙接触点的距离增大，牙龈乳头无法形成。因此水平向的宽度受到破坏，同样引起生物学屏障破坏，引起软组织及牙槽嵴的退缩。

所以在确定植入种植体的三维位置时，应考虑到生物学宽度的存在。种植体与邻近天然牙牙根之间的距离应＞ 2mm，最低也不能＜ 1.5mm。两颗种植体之间的距离应该＞ 3mm；同时种植体唇侧应该保持 2mm 以上的骨壁厚度，否则存在因唇侧牙槽嵴吸收导致龈缘退缩、金属边缘外露的风险，这在前牙区种植尤为重要。

骨水平种植体因为不具备穿龈结构，故种植体 - 基台连接界面（implant abutment interfere，IAI）位于骨组织与软组织交接处，但是脆弱的种植体生物学宽度易在微间隙微动下发生破坏，导致细菌侵入聚集在微间隙处，加重边缘骨吸收。而软组织水平种植体在平台冠方存在一定高度的颈圈，使 IAI 处的微间隙向冠方移位远离牙槽嵴顶，使微间隙处的细菌聚集和微动也远离牙槽嵴顶，同时紧密的颈圈封闭能够形成保护屏障，预防病原微生物侵入和软组织退缩，提高种植体长期的稳定性。所以，骨水平种植体在确定植入深度时，要从多方面考虑，当种植体颈部设计了小于 0.5mm 的光滑部分时，建议将种植体埋入骨下 0.5mm 即可，不建议更深。当种植体表面处理部分达到植体顶部平面（如 anthogyr 种植体系统），种植体必须植入骨下 2 ～ 3mm。

学者们一般认为应当将改进点归结于以下两点：一是该如何减少种植体颈部应力，二是如何减少种植体 - 基台连接之间的微间隙。如大颗粒喷砂酸蚀表面、亲水性大颗粒喷砂酸蚀活性表面、平台转移技术、莫氏锥度连接等在种植体几何外形、表面处理及颈部设计等方面的技术改进。平台转移技术（platform switching，PLS）在临床应用也存在明显缺点，因为基台直径小于种植体直径，所以基台螺丝在设计上小于常规种植体，尤其是用于下前牙区的窄颈 PLS 种植体更为明显，这在一定程度上增加了种植体基台及基台螺丝折断的风险。所以在应用这类种植体时，要全面考虑应力加载情况，必要时要增加种植体直径和数量，减少机械并发症。

另外，侧向剪切力是否对种植体颈部骨皮质吸收有确定的影响，目前还有争论，有的学者的态度是否定的。Liao 等人的研究表明，在侧向剪切力作用下能上调骨细胞表达骨保护素，下调 IL-17a，从而降低诱导破骨细胞生成相关的 RANKL 和 TNF-α 的表达，进而抑制骨吸收。有学者认为相比拉应力和压应力，在剪切力的作用下皮质骨更容易发生骨吸收，拉应力和剪切力分别能导致 30% 和 65% 的皮质骨吸收。有学者的实验研究发现，种植体骨界面应力、应变及位移值随着上部基台的倾斜角度的增大而增大，可能引起种植体周围骨组织微骨折及吸收破坏，甚至可能引起种植体基台的折断，种植体松动脱落。因此局部种植固定修复中，不建议担任桥基的种植体倾斜角度太大（倾斜角度应小于30°）。即使连冠修复时，两个种植体角度过大，种植体也有脱落、折断风险。

病例展示

种植体周围颈部皮质骨吸收见图 4-6-1（由解放军总医院杨瑟飞提供）。

植入位置深造成的边缘骨吸收见图 4-6-2（由解放军总医院杨瑟飞提供）。

倾斜种植体连冠失败见图 4-6-3（由博康泰口腔医院梁立山提供）。

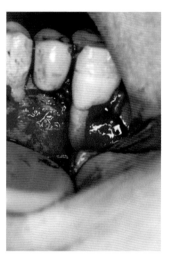

图4-6-1　种植体周围颈部皮质骨吸收

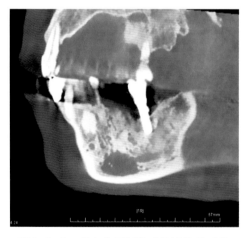

图4-6-2　植入位置深造成的边缘骨吸收

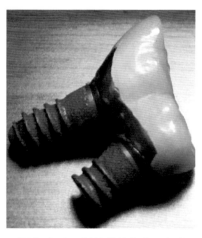

图4-6-3　倾斜种植体连冠失败

参考文献

［1］ Albrektsson T，Buser D，Sennerby L. Crestal bone loss and oral implants ［J］. Clinical Implant Dentistry Related and Research，2012，14（6）：783-791.

［2］ Buser D，Martin W，Belser UC. Optimizing esthetics for implant restorations in the anterior maxilla: anatomic and surgical considerations ［J］. International Journal of Oral and Maxillofacial Implants，2004，19（Suppl 1）：43-61.

［3］ Chrcanovic BR，Albrektsson T，Wennerberg A. Reasons for failures of oral implants ［J］. Journal of Oral Rehabilitation，2014，41（6）：443-476.

［4］ Adell R，Lekholm U，Rockler B，eta1. A 15-year study of osseointegrated implants In the treatment of the edentulous jaw ［J］. Int J Oral Surg，1981，10（6）：387-416.

［5］ Berglundh T，Lindhe J. Dimension of the peri-implant mucosa. biological width revisited ［J］. Journal of Clinical Periodontology，1996，23（10）：971-973.

［6］ Abrahamsson I，Berglundh T，Lindhe J. The mucosal barrier following abutment disreconnection. An experimental study in dogs ［J］. Joumal of Clinical Periodontology，1997，24（8）：568-572.

［7］ Tarnow DP，Cho SC，Wallace SS. The effect of interimplant distance on the height of inter-implant bone crest ［J］. J Periodontol，2000，71（4）：546-549.

［8］ An N，Rausch-fan X，Wieland M，et al. Initial attachment，subsequent cell proliferation/viability and gene expression of epithelial cells related to attachment and wound healing in response to different titanium surfaces ［J］. Dental Materials，2012，28（12）：1207-1214.

［9］ Lazzara RJ，Porter SS. Platform switching: a new concept in implant dentistry for controlling post-restorative crestal bone levels ［J］. International Journal of Periodontics & Restorative Dentistry，2006，26（1）：9-17.

［10］ Liao CS，Cheng TF，Wang S，et al. Shear stress inhibits IL-17a-mediated induction of osteoclastogenesis via osteocyte pathways ［J］. Bone，2017，101：10-20.

［11］ Sun LJ，Wang HY，Xu H，et als. Effects of fluid shear stress and ciglitazone on osteoblasts ［J］. Journal of Mechanics in Medicine & Biology. Journal of Mechanics in Medicine & Biology，2012，12（04）：1250076.

［12］ 丁熙、陈树华、陈日齐、陈江.倾斜角度对种植体骨界面生物力学影响的三维有限元分析 ［J］.中国口腔种植学杂志，2002（04）：162-165+174-205.

［13］ Yamanishi Y，Yamaguchi S，Imazato S，et al. Influences of implant neck design and implant-abutment joint type on peri-implant bone stress and abutment micromovement: three-dimensional finite element analysis ［J］. denal materials，2012，28：1126-1133.

［14］ Ahmadi P . Implant failure and marginal bone loss of tilted implants in comparison with straight implants supporting fixed dental prostheses: A systematic review and meta-analysis. 2020.

7. 二期手术后发现种植体颈部螺纹外露，是否可以进行GBR手术?

影响种植体初期骨吸收的因素，主要包括生物学宽度、过载、种植体 - 基台界面的微间隙、种植体颈部形态、种植体周围微生物感染等方面。

Hermann 等通过 X 射线观察发现：患者一期术后软组织覆盖种植体阶段

（愈合期），牙槽嵴几乎没有吸收，骨高度仍保持在术前水平；然而，一旦种植体暴露（二期手术）并安装了基台，种植体颈周边缘骨即发生了改建，且种植体 - 基台界面在牙槽骨内植入越深，边缘牙槽嵴吸收就越多，最终都会达到种植体 - 基台界面下 1.5 ～ 2.0mm 的水平。这就证明：如果由于某些原因造成结合上皮向根方迁移，则牙槽嵴会随之吸收，反之亦然，而生物学宽度保持不变。种植体周围牙槽嵴吸收的过程也是为新的软组织附着创造空间的过程，即重新建立生物学宽度。这种情况通常发生在薄龈型的病例，或者是种植体植入深度不够。所以种植体顶部上方有 3mm 的牙龈会更安全，尤其骨水平种植体植入时一定要位于骨下 0.5mm 以上。

另外，因为安装愈合基台而导致种植体颈部吸收的病例，还有几个原因需要注意：①愈合基台有微动或松动，导致细菌有机会定植在种植体顶部。②二期手术破坏范围大，手术污染。③二期手术导致牙龈压迫坏死，引起种植体周围黏膜炎症。④患有糖尿病等代谢性疾病的人每次手术创伤都会带来不好预期的结果。为此用激光做二期手术，是笔者推荐的。

一旦发现颈部有螺纹暴露，根据原因，如果是种植体植入过浅，牙龈过薄的病例，建议进行结缔组织移植而不是 GBR。只有在软组织充分的情况下，才可以考虑骨增量；当软组织量不足时，不能形成良好的软组织封闭，极易引起二次感染。如果是慢性感染造成的颈部骨吸收，首要任务是去除感染因素，比如局部冲洗、激光治疗，上紧愈合基台等，感染控制后，通常颈部骨皮质会有一定程度的恢复。值得一提的是，只有颈部螺纹暴露 2 个以上、大面积骨丧失时才有再生性治疗的必要性。但是种植体螺纹暴露后通常伴随一定的污染，只有确信污染全部清除，才可以进行 GBR 手术，同时 GBR 手术成功的要件是膜下空间的充足和稳定。也就是说种植体颈部螺纹暴露要施行 GBR 手术的条件要求是比较严苛的，否则不一定收到满意的效果。有报道称通过铒激光处理种植体暴露部分，施行 GBR 的病例取得了成功。

病例展示

铒激光做二期手术见图 4-7-1；铒激光处理颈部骨吸收见图 4-7-2（由博康泰口腔医院梁立山提供）。

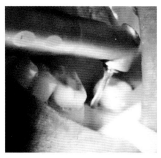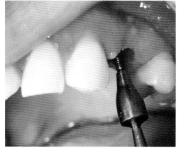

图4-7-1　铒激光做二期手术

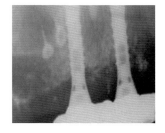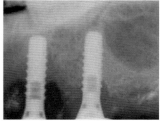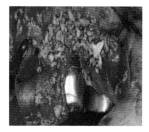

图4-7-2　铒激光处理颈部骨吸收

参考文献

[1] Hermann JS, Schoolfield JD, Nummikos ki PV, et al. Crestal bone changes around titanium implants: a methodologic study comparing linear radiographic with histometric measurements [J]. Int J Oral Maxillofac Implants, 2001, 16（4）: 475-485.

[2] Bakaeen L, Quinlan P, Schoolfield J, et al. The biologic width around titanium implants: histometric analysis of the implantogingival junction around immediately and early loaded implants [J]. Int J Periodontics Restorative Dent, 2009, 29（3）: 297-305.

[3] Siar CH, Toh CG, Romanos G, et al. Peri-implant soft tissue integration of immediately loaded implants in the posterior macaque mandible: a histomorphometric study [J].J Periodontol, 2003, 74（5）: 571-578.

[4] Todescan FF, Pustiglioni FE, Imbronito AV, et al. Influence of the microgap in the peri-implant hard and soft tissues: a histomorphometric study in dogs [J]. Int J Oral Maxillofac Implants, 2002, 17（4）: 467-472.

[5] Kotsakis GA, Konstantinidis I, Karoussis IK, et al. Systematic review and meta-analysis of the effect ofvariious laser wavelengths in the treatment of peri-implantitis [J]. J Periodontol, 2014, 85（9）: 1203-1213.

[6] Yamamoto A, Tanabe T.Treatment of peri-implantitis around Ti unite-surface implants using Er: YAG laser microexplosions [J]. Int J Periodontics Restorative Dent, 2013, 33（1）: 21-30.

8. 如何防范种植体周围病？

种植牙以其舒适、美观、恢复咀嚼功能好、不伤及邻牙等优点受到人们的重视和青睐。但是，种植牙失败或并发症也时常发生，其最主要的原因是种植体周围炎。广义种植体周围病是指发生在牙种植体周围软、硬组织的感染性炎症，包括种植体周围黏膜炎和种植体周围炎两类疾病。种植体周围黏膜炎是指发生于种植体周围软组织的可逆炎症。种植体周围炎指种植体周围骨组织的进行性和不可逆性炎症性疾病，可导致种植体支持骨组织丧失、骨结合失败，表现为探诊出血、种植体周围骨组织吸收、软组织或骨袋形成、种植体松动以及自发出血，严重的会形成脓肿。因此，减少种植体周围炎的发生一直是学者和临床医生们急需解决的难题。

由于种植体周围炎是进行性的，其炎症也难以彻底消除，因此种植体周围炎以预防为主、治疗为辅的原则，针对不同的阶段、不同的危险因素采取不同的预防和治疗措施。

（1）种植适应证的选择及术前处理

首先，实施种植手术前应严格按照种植手术适应证进行准备，尤其是种植空间以及软硬组织不足的患者，应先通过正畸治疗和软硬组织增量手术后再进行种植，也可针对适应证术中同期进行软硬组织增量。对口腔卫生差、余留牙牙周炎症尚未得到有效控制，或是病变持续进展的牙周炎尤其是重度牙周炎患者，未经牙周治疗不宜实施种植手术。待经过系统性牙周治疗，口腔卫生优良，牙周炎得到有效控制方可进行手术。吸烟和过量饮酒一直被认为是影响种植体成功率的主要危险因素，尤其是吸烟，大量研究也证实了这一点，所以种植前应鼓励患者戒烟、戒酒。戒烟的过程，也是帮助吸烟患者改变口腔卫生习惯、建立正确的口腔卫生观念的过程。由于口腔内是有菌环境，种植手术会造成污染创口，术前消毒要严格规范，对术后反应及对种植体周围炎的预防具有非常重要的作用。

（2）外科手术操作

关于手术操作主要从以下几点预防种植体周围炎的发生。①种植手术必须严格遵守无菌原则，术前和术后可预防性应用抗生素。②术前设计好种植体长度、直径和理想的植入位置，保证种植体受力遵循生物力学原则，完善或设计好软组织处理。③手术中严格遵照种植系统外科手册说明，动作轻柔，提拉备洞，流动水降温，扩孔钻刃部出现损耗应及时更换，以减少备洞时对骨组织的机械创伤和热损伤。大多数种植系统配有攻丝钻和颈部成型钻，这些器械的合理应用非常重要。如对于Ⅰ、Ⅱ类骨质来说，能有利于种植体顺利植入，同时避免种植体颈部对骨皮质过度挤压而造成植体周围骨组织的热损伤。④种植体植入的深度应按种植系统说明，平骨面或骨下 0.5～1.5mm，避免植入过深造成种植体唇颊侧骨吸收。如果进行骨劈开手术，建议植入深度为骨下 1～1.5mm，以防止骨吸收造成种植体粗糙面暴露于骨面上，并考虑牙龈厚度和生物学宽度等因素。⑤以修复为导向植入种植体，按种植体理想位置进行外科植入，研究发现种植体修复角度大于 30°，种植体周围炎的发生率会成倍增加。⑥如果软组织量不足，可根据血供条件同期进行增量手术，或术后另行软组织增量手术，研究表明较宽较厚的角化龈有利于预防种植体周围炎。⑦术后积极预防感染，可全身应用抗生素，局部抑菌含漱液清洁术区，加强种植 3 个月期间的口腔卫生维护，以降低种植体周围炎的发生率。

（3）种植体系统的选择

种植体 - 基台的连接方式对种植体周围炎的发生有显著影响。平台转移连接方式是指在种植体平台处种植体直径大于基台直径，使基台连接位置向种植体平台中心内移，一方面减小种植体周围骨组织应力，另一方面增加软组织量，使生物学宽度内移远离骨植体平台接触区，提高种植体周围炎的预防能力。Canullo 等发现，种植体颈部的边缘骨吸收与平台转移的距离呈显著负相关；平台转移植体能够形成浅而一致的结缔组织袖袋，软组织封闭更好。

种植体的表面处理是直接影响骨整合率和种植体周围炎的一个重要因素，对提高种植成功率和远期效果有重要意义。Roccuzzo 等研究发现种植体的表面处理方式与种植体周围炎有一定的关系，他将表面钛浆喷涂的 TPS 纯钛种植体和 SLActive（活性亲水 SLA）种植体采用清创与植骨联合治疗种植体周围炎，1 年后发现各项临床指数 SLA 均比 TPS 种植体取得了更加良好的改善效果。

种植体颈部的微螺纹设计能够提供维持边缘骨水平的机械应力刺激，有利于维持骨水平。

在防范种植体周围炎方面，永久基台应尽量选择模仿天然牙颈部的外形和直径，并形成牙龈与修复体颈缘一致的穿龈袖口形态。

（4）软组织处理与牙周炎

种植体周围角化龈宽度与牙周健康有密切地关系，学者们认为健康的种植体周围必须要有至少 2mm 宽的角化龈，其中包括 1mm 的游离龈和 1mm 的附着龈。在美学区域至少应有 5mm 的角化龈，其中包括 2mm 游离龈和 3mm 附着龈。国外学者 Schrott 等对 386 颗种植体进行了长期的随访研究，结果显示种植体周围角化龈＜2mm 时，种植体位点菌斑指数（plaque index，PLI）和探诊出血率（bleeding on probe，BOP）要显著高于角化龈≥2mm 的种植位点。同样，Boynuegri 等做了类似研究，发现种植体周围无角化龈时，其周围牙龈炎症程度、牙龈指数和菌斑指数均高于角化龈宽度在 2mm 以上的种植位点。同样，角化龈的厚度对种植体周围炎的影响也有着显著性差异，有研究证实厚龈生物型种植体周围炎的发生率明显低于薄龈生物型。角化龈的长期存在和形态又依赖于足够的种植体周围骨组织，没有充足的骨量和骨轮廓很难形成稳定的附着性种植体周围软组织。因此，种植体周围保证充足的健康软硬组织是预防种植体周围炎的重要条件。

（5）基台修复对种植体周围炎的影响

目前有研究发现修复基台的形态对种植体周围炎的发生有影响，其中修复基台的形态与天然牙相似会减少种植体周围炎的发生，穿龈部分呈凹面优于凸面。尤其是后牙区，近远中间隙较大，成品基台与天然牙颈部形态区别较大，而且直径较小，修复后容易形成"黑三角"（见图4-8-1、图4-8-2），造成食物嵌塞，影响种植体周围组织健康。建议通过个性化基台或是模拟天然牙牙冠形态尽量减小"黑三角"，预防食物嵌塞，如"黑三角"难于关闭，则留有间隙刷能轻松通过的间隙，便于清洁，预防种植体周围炎。

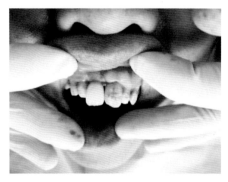
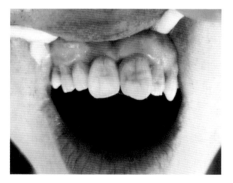

图4-8-1　近中龈间隙"黑三角"（由河北省石家庄市第二医院许辉提供）　　图4-8-2　近中"黑三角"被牙龈乳头充填（由河北省石家庄市第二医院许辉提供）

种植修复后的维护，在义齿修复时注意避免种植体过早负重影响骨结合，并通过咬合关系调整以防止种植体承受过大侧向力，修复体固位良好以减少基台对种植体的机械损伤，尽量避免修复体悬臂过大或设计单端固定桥以减少种植体周围骨组织应力创伤。

菌斑是种植体周围炎的已知病因之一。必须防止微生物的侵害，使种植体周围的炎症最小化。建议患者采取以下措施：

① 每天通过刷牙和牙间清洁工具（牙间刷、牙间冲洗器）有效控制菌斑；

② 定期进行专业机械清创以减少黏膜下细菌负荷；

③ 积极治疗全身系统性疾病，如保持良好的血糖控制，避免骨质疏松症、吸烟等，并保持健康的生活方式。

种植修复完成后，应强调患者每年复查 1～2 次，督促和帮助患者进行种植术后维护。对于有牙周病的患者可制定个性化牙周维护方案。具体实施分两方面。其一是对患者进行口腔卫生宣教，使患者认识到自我维护种植牙及天然牙健康的重要性，纠正刷牙方法和帮助患者学会自行清洁种植修复体的方法，从而有效控制菌斑，改善口腔卫生环境，最终使患者能够自我维护天然牙与种植体周围组织的健康。另一方面要求患者定期复诊，由口腔牙周医生进行专业的维护：修复体戴入后 3 个月、6 个月复诊，以后每半年至 1 年复诊 1 次，复诊时应全面细致地检查口腔卫生情况、牙龈及骨组织轮廓、修复体外形、咬合等，每半年拍摄 1 次 X 射线片观察种植体颈部骨吸收情况，必要时行口腔微生物学检查，及时发现优势致病菌并采取必要措施；每年进行 1～2 次牙周洁治，彻底清除种植体及天然牙表面的菌斑、牙石，如有不好控制的局部炎症，可进行余留牙的深部刮治及根面平整。

（6）早期发现，早诊断，早治疗种植体周围病

种植体周围炎（见图 4-8-3）除外科或系统性感染外，一般由种植体周围黏膜炎发展而来，是种植体周围病的晚期表现。种植体周围黏膜炎类似牙龈炎，是一种可逆性的牙龈软组织炎症性病变，是种植体周围炎的警示阶段，可以通过患者的自我维护和医师的专业维护得到有效控制。所以一旦发现种植体周围黏膜炎，一定要积极处理和维护，恢复牙龈组织健康。具体措施包括菌斑控制、口腔局部清理，必要时取下螺丝固位的修复体进行清洗、抛光，

消毒处理后重新安装一般可恢复正常。如果修复体设计或形态有问题，要及早更换修复基台和修复体。

种植体周围炎与牙周炎相似，以种植体周围骨组织的持续吸收为特征，最终导致种植体松动、脱落。一旦病情发展为种植体周围炎，则治疗的难度和复杂性明显增加。种植体周围炎的治疗与牙周炎的治疗类似，主要包括非手术治疗和手术治疗，另外还有光动力疗法（如激光）及联合使用抗生素等，具体方法和措施请参考种植体周围炎治疗的有关问题。

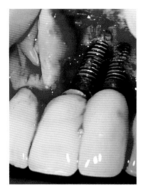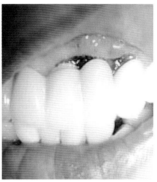

图4-8-3　种植体周围炎（由博康泰口腔医院梁立山提供）

参考文献

[1]　sanz M，chapple IL. Clinical research on peri—implant diseases：consensus report of working Gmup 4［J］. J Clin PeriodontoI. 2012. 39（S12）：202-206.

[2]　Lindhe J，Meyle J . Peri-implant diseases：consensus report of the sixth european workshop on periodontology. Wiley，2008.

[3]　Canullo，Fedle GR，Iannello G，et al. Impact of platform switching on marginal peri-implant bone-level changes. a systematic review and meta-analysis［J］. Clin Oral Implants Res，2010，21（1）：115-121.

[4]　Roccuzzo M，Bonino F，Bonino L，et a1. Surgical therapy of peri-implantitis lesions by means of a bovine-derived xenograft：comparative results of aprospective study on two different implant surfaces［J］. J Clin Periodontol. 2011，38（8）：738-745.

[5]　Ferreira Sérgio Diniza，Martins Carolina Castrob. Periodontitis as a risk factor for peri-implantitis：systematic review and meta-analysis of observational studies. ［J］. Journal of Dentistry. 2018，79，（10），1-10.

[6]　Hillel Ephros，Shiwoo Kim. Peri-implantitis evaluation and management［J］. Dent Clin N Am 2020,64：305-313.

[7]　Young-DanCho，Pil-JongKim，Hong-GeeKi.Transcriptome and methylome analysis of periodontitis and peri-implantitis with tobacco use［J］. Gene. 2020，727（15）：144258.

[8]　Seiya Yamazaki，Chihiro Masaki，Tomotaka Nodai.The effects of hyperglycaemia on peri-implant tissues after

Osseointegration [J]. Journal of Prosthodontic Research. 2019, 590: 1-7.

[9] Ferreira Sérgio Diniz, Martins Carolina Castro.Periodontitis as a risk factor for peri-implantitis: systematic review and meta-analysis of observational studies [J]. Journal of Dentistry. 2018, 79: 1-10.

[10] S.Jankovic1Z.Aleksic1. Prevalence of human cytomegalovirus and *Epstein-Barr* virus in subgingival plaque at peri-implantitis, mucositis and healthy sites. a pilot study [J]. International Journal of Oral and Maxillofacial Surgery, 2011, 40 (3): 271-276.

[11] Abdulaziz AbdullahAl-Khureif, Badreldin A.Mohamed.Clinical, host-derived immune biomarkers and microbiological outcomes with adjunctive photochemotherapy compared with local antimicrobial therapy in the treatment of peri-implantitis in cigarette smokers [J]. Photodiagnosis and Photodynamic Therapy. 2020, 30: 101684.

[12] Jia-Hui Fu Hom-Lay Wang.Breaking the wave of peri-implantitis [J]. Periodontology. 2000. 2020, 84: 145-160.

9. 种植体周围出现骨吸收，是否处理？怎么处理？

牙槽骨是人体骨骼代谢最活跃的部位，通常认为种植体功能负载 1 年后每年骨吸收不超过 0.2mm 是正常的生理性骨改建现象，若第一年骨吸收超过 1mm 且以后每年超过 0.2mm，可视为进行性骨吸收，种植体周围炎和牙周炎的持续进展、咬合创伤、应力集中、口腔卫生状况等为常见原因。

种植体周围一旦出现骨吸收，即不易逆转，因此特别强调种植术后维护，对种植体周围炎预防重于治疗。研究表明，菌斑是种植体周围炎的主要致病因素，因此对于种植远期疗效而言清除菌斑尤为重要。对于已经发生种植体周围炎的种植体应做到早发现早治疗，目前的处理措施包括传统机械治疗、喷砂治疗、激光治疗、手术治疗等。

传统机械治疗即超声洁治、龈下刮治及根面平整。研究证明，机械治疗能使种植体周围炎得到良好控制，但由于传统器械难以到达种植体螺纹结构内，所以并不能完全去除种植体表面的菌斑，且较硬的金属工作头还会破坏种植体表面，使种植体生物相容性降低。采用低磨耗性抛光材料进行龈下喷砂已被广泛应用于种植体周围炎的治疗。实验证明，喷砂处理可明显改善种植体周围炎的探诊深度等指标，且不会增加种植体表面的粗糙度，局部联合应用抗菌药物能获得更好疗效。

随着理论技术的不断进步，激光已广泛应用于口腔疾病的治疗。研究证明，采用激光治疗种植体周围炎，疗效能够达到甚至超越传统方法，且还具有可以到达普通器械无法企及的部位、能有效去除菌斑并杀灭细菌、视野清晰以及减少噪声与振动给患者带来的不适感等优点（见图4-9-1、图4-9-2、图4-9-3，由北京大学航天临床医学院周宏志提供）。

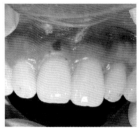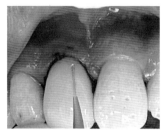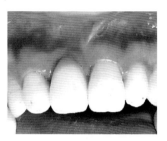

图4-9-1　激光治疗前　　　　图4-9-2　激光治疗中　　　　图4-9-3　激光治疗后

　　当种植体周围炎的炎症较重、牙周袋较深，且经过机械、喷砂、激光等非手术方法治疗后仍无明显改善时，则应采取手术治疗。目前常用手术方法包括牙周翻瓣术、引导骨组织再生术等，应注意将种植体周围的菌斑、牙石及肉芽组织清理干净，必要时配合局部用药。笔者团队中利用钛刮治器刮治及翻瓣钛刷机械去除种植体周炎症组织，联合激光及GBR方法配合局部用药处理种植体周围炎一例，效果理想。

　　此外，由于种植体与周围骨组织为骨性结合，缺乏牙周组织的缓冲作用，可承受的力的范围要小于天然牙，因此应对患者的咬合关系应给予充分重视，及时发现并调整咬合问题。

参考文献

[1] 刘宝林.口腔种植学.北京：人民卫生出版社.2011：406.

[2] 王琪，孟焕新.种植体周围相关微生物的研究进展［J］.中华口腔医学杂志，2017，52（12）：773-776.

[3] Renvert S, Samuelsson E, Lindahl C, et al. Mechanical non-surgical treatment of peri-implantitis: a double-blind randomized longitudinal clinical study. I: clinical results［J］. J Clin Periodontol, 2009, 36（7）：604-609.

[4] John G, Sahm N, Beeker J, et al. Nonsurgical treatment of peri-implantitis using anair-abrasive device or mechanical debridement and local application of chlorhexidine. twelve-month follow-up of a prospective, randomized, controlled clinical study［J］. Clin Oral Investig, 2015, 19（8）：1807-1814.

[5] Schwarz F, Becker K, Renvert S. Efficacy of air polishing for the non-surgical treatment of peri-implant diseases: a systematic review［J］. J Clin Periodontol, 2015, 42（10）：951-959.

[6] Renvert S, Lessem J, Dahlrn G, et al. Mechanical and repeated antimicrobial therapy using a local drug delivery system in the treatment of peri-implantitis: a randomized clinical trial［J］. J Periodontol, 2008, 79（5）：836-844.

[7] Nevins M, Nevins ML, Yamamoto A, et al. Use of Er: YAG laser to decontaminate infected dental implant surface in preparation for reestablishment of bone-to-implant contact［J］. Int Periodontics Restorative Dent, 2014, 34（4）：461-466.

[8] Deppe H, Horch HH, Neff A. Conventional versus CO_2 laser-assisted treatment of peri-implant defects with the concomitant use of pure-phase beta-tricalcium phosphate: a 5-year clinical report [J]. Int J Oral Maxillofac Implants, 2006, 22（1）: 79-86.

[9] Papadopoulos CA, Vouros I, Menexes G, et al. The utilization of a diode laser in the surgical treatment of peri-implantitis. a randomized clinical trial [J]. Clin Oral Investigatio, 2015, 19（8）: 1851-1860.

[10] Schwarz F, Bieling K, Latz T, et al. Healing of intrabony peri-implantitis defects following application of a nanocrystalline hydroxyapatite（OstimTM）or a bovine-derived xenograft（Bio-OssTM）in combination with a collagen membrane（Bio-GideTM）. a case series [J]. J Clin Periodontol, 2006, 33（7）: 491-499.

10. 为什么植入过程中扭矩会突然丧失？怎么规避？

种植体的初期稳定性取决于植入区牙槽骨的特征、种植体的设计及外科手术方法。

骨密度与种植体的初期稳定性有着重要关系，骨质和骨量的不足被认为是导致种植体失败的最主要因素。最经典也是临床和科学研究中最常用的骨质分类方法为 Lekholm 和 Zarb 提出的 Ⅰ～Ⅳ 类的骨质分类法。也有文献提出了 Ⅰ、Ⅱ、Ⅲ、Ⅳ（a～c）、Ⅴ类的骨质分类方式，将Ⅳ类骨细分为Ⅳa、Ⅳb、Ⅳc（Ⅳa：嵴顶薄层的皮质骨包绕骨小梁疏松排列的松质骨；Ⅳb：嵴顶和底部薄层的皮质骨包绕骨小梁疏松排列的松质骨；Ⅳc：底部薄层的皮质骨包绕骨小梁疏松排列的松质骨），并增加了Ⅴ类骨（无皮质骨包绕的疏松排列的松质骨）。通常情况下上颌后牙区的骨密度较低，使得种植体在该区的成功率较其他部位低。一般认为，皮质骨的厚度及存在与否对种植体获得较好的初期稳定性起着至关重要的作用。临床病例长期的观察发现，骨松质不能保证足够的初期稳定性，种植体在骨密质（如Ⅰ类和Ⅱ类骨）中的稳定性较骨松质（如Ⅳ类）要好。

临床上判断种植体区骨密度主要通过两种方式，术前影像学检查测量拟种植区 CT 值和种植备洞过程中的触感。根据骨密度，制定相应的手术程序，确定合适级差，确定颈部成形深度，确定是否攻丝及攻丝深度。

另外，种植体的长度和直径对种植体的初期稳定性有着非常重要的影响。现在普遍的观点认为，长度越长、直径越大的种植体能够获得更高的成功率。骨质和骨量的因素往往限制了对种植体长度和直径的选择，种植体设计及手术方法的不断改进是今后研究的重要内容之一。现在多数学者都认为，根型种植体比柱形种植体能获得更好的初期稳定性，特别是在骨松质（如Ⅳ类骨）中，但这也只是利用非侵袭性测量方法得出的结论，仍需要临床的进一步证实。种植体表面螺纹的几何形态对种植体的初期稳定性及骨结合率有着潜在的影响。Steigenga 等认为，螺纹横切面为方形的种植体比 V 形横切的种植体能够获得更好的骨结合率，测量得出的旋出扭矩值也更大，推测方形螺纹的种植体也许能够获得更好的初期稳定性。现在普遍使用的种植体表面都经过钛浆喷涂羟基磷灰石涂层、喷砂加酸蚀表面粗化等处理，粗糙的表面能增加与骨接触的面积，从而增加初期稳定性。

还需要关注外科手术方法，常用的手术方法是逐级备洞法。研究者们希望能通过外科手术方法提高种植部位的骨质，骨挤压法在临床上一度被大家尝试。但是目前大部分观点认为，虽然骨挤压法能够显著地改变种植体表面的骨结构，但在中等和较高密度的骨中获得的初期稳定性并不如逐级备洞法好。Btichter 等研究证实，使用骨挤压法的种植体表面骨会产生微小骨裂，从而导致骨愈合延缓，影响种植体的骨结合率及初期稳定性。即使种植体的骨结合率因为骨密度的增加而有所提高，种植体表面骨的硬度也因为骨松质结构中的微裂受到影响，而不能达到预期的初期稳定性。对于用骨挤压法来提高种植体初期稳定性目前仍有很多争议。

在临床工作中出现扭力突然消失的情况，最常见的原因是植入位点骨质为Ⅲ、Ⅳ类骨，种植体植入时植入至骨皮质以下，扭力会突然消失。所以，种植术前要结合患者的年龄、性别及病史，仔细研究及体会患者的骨质及类型，当发现为Ⅲ、Ⅳ类骨，在临床上可以采取以下几个措施来规避此种情况的发生：①精准备洞；②级差备洞；③种植体的选择：大螺纹锥形种植体；④植入时不宜植入过深，精准把握植入深度，利用骨皮质进行种植体固位；⑤采用低速慢转、缩小极差以增加种植体初始稳定性。

参考文献

[1] Falco A, Berardini M, Trisi P. Correlation between implant geometry, implant surface, insertion torque, and primary stability: in vitro biomechanical analysis. in vitro biomechanical analysis [J]. Int J Oral Maxillofac Implants, 2018. 33（4）: 824-830.

[2] Bahat O. Brnemark system implants in the posterior maxilla: clinical study of 660 implants followed for 5 to 12 years [J]. Int J Oral Maxillofac Implants, 2000, 15（5）: 646-653.

[3] Morris HF, Ochi S, Orenstein IH, et al. AICRG, part V: factors influencing implant stability at placement and

their influence on survival of Ankylos implants [J]. J Oral Implantot, 2004, 30（3）: 162-170.

[4] Molly L. Bone density and primary stability in implant therapy [J]. Clin Oral Implants Res, 2006, 17（Suppl 2）: 124-135.

[5] Turkyilmaz L, Tmner C, Ozbek EN, et a1. Relations between the bone density values from computerized tomography, and implant stability parameters: a clinical study of 230 regular platform implants. J Clin Periodontol, 2007, 34（8）: 716-722.

[6] Gausden EB, Nwachukwu BU, Schreiber JJ, et al. Opportunistic use of ct imaging for osteoporosis screening and bone density assessment: a qualitative systematic review [J]. J Bone Joint Surg Am. 2017, 99（18）: 1580-1590.

[7] Rokn A, Rasouli Ghahroudi AA, Daneshmonfared M, et al. Tactile sense of the surgeon in determining bone density when placing dental implant. Implant Dent. 2014, 23（6）: 697-703.

[8] Renouard F' Nisand D. Impact of implant length and diameter on survival rates [J]. Clin Oral Implants Res, 2006, 17（Suppl 2）: 35-51.

[9] Femandes Ede L, Unikowski IL, Teixeira ER, et al. Primary stability of turned and acid-etched screw-type implants: a removal torque and histomorphometric study in rabbits [J]. Int J Oral Maxillofac Implants. 2007, 22（6）: 886-892.

[10] Anitua EA. Enhancement of osseointegration by generating a dynamic implant surface [J]. J Oral Implantol, 2006, 32（2）: 72-76.

[11] Steigenga J, Al-Shammari K, Misch C, et al. Effects of implant thread geometry on percentage of osseointegration and resistance to reverse torque in the tibia of rabbits [J]. J Periodontol, 2004, 75（9）: 1233-1241.

[12] Fanuscu MI, Chug TL, Akqa K. Effect of surgical techniques on primary implant stability and peri-implant bone [J]. J Oral Maxillofac Surg, 2007, 65（12）: 2487-2491.

[13] Büchner A, Kleinhein J, Joos U, et al Primary implant stability with different bone surgery techniques. an in vitro study of the mandible of the minipig. Mund Kiefer Gesichtschir, 2003, 7（6）: 351-355.

11. 中央螺丝断裂常见原因是什么？

（1）螺丝预载荷丧失

预载荷是指将固定各连接件的螺丝拧紧时，螺丝被拉伸所产生的回弹力。由于预载荷的存在，各连接部件为一整体承载负荷，载荷通过基台直接作用于种植体，螺丝基本不承载负荷，如果预载荷丧失，则各连接部件之间存在间隙或非均衡接触，螺丝就会承担负荷，寿命大大缩短，从而松脱甚至折断。由于种植体和基台均为机械加工预成的，有较高的加工精度，种植体与基台较易在预载荷作用下达到紧密接触甚至达到冷焊效果，临床上基台下沉发生率很低，但修复体较易下沉，导致预载荷丧失，造成螺丝松动或者折断。

（2）金属疲劳

种植体和基台选择参照目前主流厂商的尺寸设计规则，并且螺纹和配合符合机械设计的规范。由于中央螺丝承受拉应力作用，所以整个种植体系统中，中央螺丝与种植体内螺纹上半部分结合处是失效风险最大的区域，同时疲劳安全系数较低。中央螺丝、螺纹疲劳断裂也是种植体的潜在危险之一。

构件在长期交变应力作用下，虽然它承受的应力远小于材料的屈服极限，在没有明显塑性变形的情况下，发生断裂的现象称为金属疲劳。金属疲劳产生的破坏称为疲劳破坏。最初产生微细裂纹，随着裂纹扩大，导致断裂。没有被动就位的情况下，残余应力会持续作用于螺丝，导致金属疲劳甚至断裂。研究表明：适当增加基台宽度，有利于应力分散，减少断裂可能。

（3）非原厂基台、非原厂螺丝的影响

非原厂基台的螺丝通道内可能存在金属瘤体，加力时可能会出现修复螺丝的变形甚至断裂。非原厂螺丝材料强度往往不足，加力时超过其能承受的极限强度也会断裂。

（4）种植体植入位置不佳

当种植体植入角度过大时，基台长期受到过大的非轴向力，螺丝容易发生疲劳从而断裂。

（5）患者因素

种植修复需要定期维护以保障长期稳定行使功能。当螺丝松动、修复体松动但患者未及时就诊时，因过大的侧向咬合力导致螺丝断裂。

病例展示

通过影像学检查可以看到螺丝断裂见图4-11-1；原厂螺丝与非原厂螺丝的对比见图4-11-2（由上海瑞尔齿科张文鑫提供）。

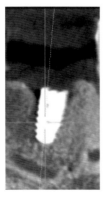

图4-11-1 通过影像学检查可以看到螺丝断裂

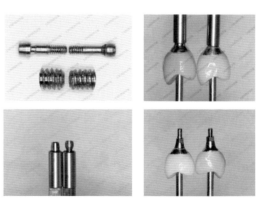

图4-11-2 原厂螺丝与非原厂螺丝的对比

参考文献

[1] Freitas AC Jr, Bonfante EA, Rocha EP, Silva NRFA, Marotta L, Coelho PG. Effect of implant connection and restoration design (screwed vs. cemented) in reliability and failure modes of anterior crowns. European Journal of Oral Sciences, 2011, 4: 323-330.

[2] Steinebrunner L, Wolfart S, Ludwig K, et al. Implant-abutment interface design affects fatigue and fracture strength of implants [J]. Clin Oral Implants Res, 2010, 19 (12): 1276-1284.

[3] Att W, Kurun S, Gerds T, et al. Fracture resistance of single-tooth implant-supported all-ceramic restorations after exposure to the artificial mouth [J]. Journal of Oral Rehabilitation, 2006, 33 (5).

[4] Strub J R, Gerds T . Fracture strength and failure mode of five different single-tooth implant-abutment combinations [J]. International Journal of Prosthodontics, 2003, 16 (2): 167-171.

[5] 高飞，张恩维，魏世成，方竞.种植体螺纹结构及接触面静力和疲劳分析 [J].中国组织工程研究与临床康复，2010，14（30）：5531-5534.

12. 修复基台未完全就位会有什么并发症发生?

（1）种植体折裂

种植体折裂（见图4-12-1、图4-12-2）发生率为 0.08% ～ 0.74%，尽管属于少见并发症，但却是种植修复治疗后可能发生的最严重的机械并发症，临床常表现为种植体松动、局部黏膜炎症反应，X 射线片表现为种植体折裂纹及其周围骨吸收影像，多发生于后牙区。部分患者在种植体折裂前可有固位螺丝松动或折裂病史。

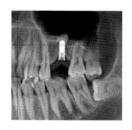 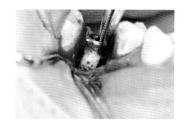

图4-12-1 种植体折断（由北京大学　图4-12-2 取出折断种植体（由北京大学
航天临床医学院周宏志提供）　　　　航天临床医学院周宏志提供）

（2）基台折裂

基台折裂（见图4-12-3）是一种严重的机械并发症，多表现为基台与种植体连接部分折断，金属基台折裂发生率较低，文献报道 5 年发生率约为 0.2%，瓷基台的折裂率略高于金属基台。

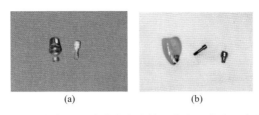

(a)   (b)

图4-12-3　基台折断（由北京大学航天临床医学院周宏志提供）

（3）螺丝松动或折断

螺丝是种植体 - 修复体整体中结构和力学薄弱的部件之一。螺丝松动是种植修复后较常见的并发症，后牙区多见。临床表现为修复体出现轻微或明显动度，多伴黏膜红肿的炎性表现，有时可伴黏膜脓肿或瘘管。根本原因在于：与螺丝相关的各部件结合界面发生微动，进而导致预加载遭到破坏，引起螺丝松动（螺丝松动在种植修复发展的早期阶段较多见，随着螺丝设计、加工和材料的改良，表面涂层技术及内连接种植体应用的逐渐增多，螺丝松动发生率已明显降低）。种植体固定桥的螺丝折断率明显高于单冠，除戴入时扭矩过大导致的螺丝折断外，螺丝折断前常有螺丝松动的过程，若螺丝松动后未及时发现和处理，则可能导致金属疲劳直至螺丝折断。目前多数研究并未区分修复螺丝和基台螺丝，故尚缺乏足够的证据说明两者松动或折断发生率间的区别。

（4）饰面或修复体支架折裂

饰面折裂是种植固定修复后最常见的并发症，种植修复后饰面折裂 5 年发生率为 5% ～ 25%，其影响因素包括：余留天然牙的磨耗情况、种植固定修复体类型、支架和饰面材料、对颌情况、口腔副功能等。余留牙存在明显的局部或普遍磨耗时，种植修复体饰面折裂风险明显加大。种植固定桥的饰面折裂率高于种植单冠，种植修复体支架折裂发生率不高。

（5）种植固定修复体粘接失败

种植固定修复体粘接失败导致的修复体松动和脱落是较常见的种植固定修复后机械并发症。

参考文献

[1]　Anja, Zembic, Sunjai, et al. Systematic review of the survival rate and incidence of biologic, technical, and esthetic complications of single implant abutments supporting fixed prostheses [J]. The International journal of oral &

maxillofacial implants, 2014.

[2] Montero J, Manzano G, D Beltrán, et al. Clinical evaluation of the incidence of prosthetic complications in implant crowns constructed with UCLA castable abutments. a cohort follow-up study [J]. Journal of dentistry, 2012, 40（12）: 1081-1089.

[3] Pjetursson B E, Zarauz C, Strasding M, et al. A systematic review of the influence of the implant-abutment connection on the clinical outcomes of ceramic and metal implant abutments supporting fixed implant reconstructions [J]. Clinical Oral Implants Research, 2018, 29: 160-183.

[4] Pjetursson B, Asgeirsson A, Zwahlen M, et al. Improvements in implant dentistry over the last decade: comparison of survival and complication rates in older and newer publications [J]. International Journal of Oral & Maxillofacial Implants, 2014, 29（Suppl）: 308.

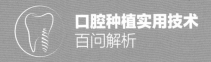
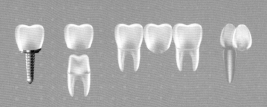

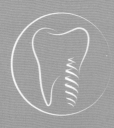

五、前牙美学区相关问题

1. 腭裂造成的上颌前牙区牙槽嵴缺损，临床最佳种植手术的时机是什么？

2. 牙拔除后种植时机的分类如何？

3. "盾构术"应用于前牙美学区，牙片与种植体之间是否有骨结合？

4. 前牙美学区骨量不足时，如何确定种植角度，并获得初期稳定性？

5. 前牙美学区怎样选择种植位点更有利于颈部牙龈形态的形成？

6. 前牙区种植时机选择、适应证及优缺点有哪些？

7. 前牙美学区的牙周骨吸收病例，位点保存、即刻种植的术式如何抉择？

8. 前牙反𬌗病例是否可种植修复？是否可以做成正常𬌗？

1. 腭裂造成的上颌前牙区牙槽嵴缺损，临床最佳种植手术的时机是什么？

在临床中，与种植治疗密切相关的畸形发育为牙槽突裂。牙槽突裂的发生是在胚胎发育期由于球状突与上颌突融合障碍所致，因此牙槽突裂亦称前腭裂。临床上可与唇裂伴发，更多的是与完全性唇腭裂相伴发。

牙槽突裂最常见的部位在侧切牙与尖牙之间，其次在中切牙与侧切牙之间，少数也可发生在中切牙之间或伴发腭裂。可单侧发生，也可双侧发生。

临床整复时机：可在 1.5 岁时进行腭裂修补术，但随患儿年龄增长，均会出现上颌骨发育异常，主要表现在上颌骨长宽高发育受限，牙齿内陷，反𬌗明显。腭裂患者通常伴有面中部发育不足（2%），伴有不同程度的上颌后缩。有研究发现，这种发育异常可能与修复手术时的松弛切口导致骨面暴露有关，并且这种畸形的严重程度与骨面暴露的程度相关。另外，有研究表明，引起这种上颌骨发育受限的可能因素为：手术瘢痕影响、术后上唇压力较大、术前正畸影响及生长发育缺陷。因此，有学者认为，在混合牙列期，在尖牙萌出以前整复较为恰当（9～11 岁）。此期尖牙牙根已经形成 1/2～2/3，同时，10 岁左右上颌骨发育基本完成，可避免手术对上颌骨生长发育的不利影响。大部分腭裂患者需要配合进行正畸治疗，并且需要多次手术进行整复，治疗周期较长。

骨源：多数采用髂骨；组织工程化骨替代自体骨移植。

种植手术时机：多种因素导致多数腭裂患者采用保守的修复方式进行修复治疗。结合患者自身情况，在唇腭裂口腔修复中常用的保守治疗法有 3 种，即固定桥修复、活动义齿修复及双重牙列修复。采用固定桥修复治疗患者均经正畸 - 手术联合治疗，唇腭部裂隙关闭，且咬合关系比较好，符合固定义齿修复要求。唇腭裂者切牙缺失或者移位，或者经正畸治疗及植骨有所好转但依旧存在裂隙，且合并上唇或者鼻底部塌陷时，实施活动义齿修复治疗可恢复牙列，使裂隙关闭，改善患者面部外形，有利于其前牙区功能以及美观的恢复。双重牙列修复通常于上述两种方法不可获得较好效果时应用，仅于唇侧做义齿及基托，把卡环固位体放于腭侧，连接体放于颊侧，这种方法便于固有口腔容积恢复，改善患者面形、前牙美观度。

对于有种植需求的患者，在满足固定桥修复的基础上方可进行种植修复。

对于骨移植的患者，骨移植术后至少半年，上颌骨完全发育完成后，才可进行种植手术。

参考文献

[1] Ross RB. Treatment variables affecting facial growth in complete unilateral cleft lip and palate [J]. Cleft Palate J, 1987, 24（1）: 5-77.

[2] Noordhoff MS, Cheng WS. Median facial dysgenesis in cleft lip and palate [J]. Ann Plast Surg, 1982, 8（1）: 83-9.

[3] Smahel Z, Brejc ha M. Differences in craniofacial morphology between complete and incomplete unilateral cleft lip and palate in adults [J]. Cleft Palate J, 1983, 20（2）: 113-127.

[4] 宋庆高, 石冰, 黄旭, 等. 硬腭裸露对上颌骨生长发育影响的实验研究 [J]. 华西口腔医学杂志, 2004, 22（1）: 13-15.

[5] Meazzini MC, Tovtcra L, Morabito A, et a1. Factors that affect variability in impairment of maxillary growth in patients with cleft lip and palate treated using the same surgical protocol [J]. J Plastic Surg Hand Surg, 2011, 45（4）: 188-193.

[6] Daniela GG, Patricia BDS, Guilherme J, et a1.Association between dental arch widths and interarch relationships in children with operated unilateral complete cleft lip and palate [J]. Cleft Palate Craniafat J, 2013, 51（2）: 1-4.

[7] 张念, 陈晔, 吕樱. UCLP术后患者牙弓形态特点的研究 [J]. 现代口腔医学杂志, 2013, 27（3）: 144-146.

[8] 吴忆来, 杨育生, 陈阳, 等. CAD/CAM 修复单侧唇腭裂骨缺损的初步研究 [J]. 口腔颌面外科杂志, 2011, 21（6）: 403-406.

[9] Paranaiba LMR, Coletta RD, Swerts MSO, et al. Prevalence of dental anomalies in patients with nonsyndromic cleft lip and/or palate in a brazilian population [J]. Cleft Palate-craniofacial J, 2013, 50（4）: 400-405.

[10] 杜荔, 田云霞, 张隼利, 等.按扣式人工牙龈在唇腭裂患者义齿修复中的临床应用 [J/OL].中华临床医师杂志（电子版）, 2011, 5（16）: 4855-4857.

[11] 邢国芳, 于德栋, 张修银, 等.唇腭裂患者口腔修复治疗的临床体会 [J]. 临床口腔医学杂志, 2014, 23（11）: 677-678.

2. 牙拔除后种植时机的分类如何?

随着社会的进步和人们观念的提升, 种植修复已逐渐成为治疗牙齿缺失的首选方案。早在 1976 年, Schulte 等首先实施了拔牙后同期植入种植体的术式, 他们称之为 "即刻种植"。即刻种植（immediate implant placement, IIP）具有缩短临床治疗时间、减少手术次数、保持牙槽嵴的宽度和高度、维持原有的美学形态等优势, 已发展为常规的种植方式。

以往的观点认为, 术区局部无急性炎症、植入的种植体能获得良好的初期稳定性、可采用骨引导再生（guided bone regeneration, GBR）技术获得良好的组织重建的病例, 均可考虑即刻种植。以下任一情况均被认为是即刻种植的禁忌证: ①全身健康状况不良; ②口腔局部条件不佳, 严重张口受限, 磨牙症, 重度吸烟者及口腔卫生状况极差者; ③患牙根尖有感染、牙周软硬组织炎症处于急性活动期，牙 - 骨粘连或拔牙位点存在外伤；④种植体植入后无良好的初期稳定性，植入扭矩不足 35N·cm。

一直以来，学者们认为拔牙位点存在炎症尤其是急性炎症是绝对禁忌证。近年来，这一观点受到了质疑。2013 年 Meltzer 报道了 77 例炎症拔牙位点的即刻种植，3 ～ 24 个月的随访结果显示成功率达 98.7%。也有学者对比了在炎症和非炎症情况下的拔牙位点即刻种植，结果提示只要可获得良好的初期稳定性，即刻种植均可获得较好的临床效果。

拔牙后的牙槽骨改建会发生不同程度的骨吸收，常表现为三维空间的缩小，而位点保存技术虽不可能完全阻止骨吸收，但一定程度上可以减少骨吸收，维持骨量，为获得最佳的治疗效果，临床上对于自然愈合后无法进行种植的病例，应考虑位点保存。但是，位点保存最终效果也取决于方法和材料，除了维持空间以外，相比于未处理的拔牙窝，位点保存可以在后续的种植中减小 GBR 的概率。

2004 年，Hammerle 依据拔牙之后的牙槽窝愈合时间将种植时机分为即刻、早期、延期种植。按照牙槽窝愈合的组织学状态分为Ⅰ型、Ⅱ型、Ⅲ型和Ⅳ型种植。这种分类方法被口腔种植学界普遍接受。

Ⅰ型种植：即刻种植，拔牙同期植入种植体，拔牙位点没有任何骨和软组织愈合。

Ⅱ型种植：软组织愈合的早期种植，拔牙之后 4 ～ 8 周植入种植体，拔牙位点软组织愈合，但其内没有具备临床意义的骨愈合。

Ⅲ型种植：部分骨愈合的早期种植，拔牙之后 12 ～ 16 周植入种植体，拔牙位点软组织愈合，并有部分骨愈合。

Ⅳ型种植：延期种植，拔牙之后 6 个月或更长的时间植入种植体，拔牙位点完全愈合。

牙种植时机需要考量多种因素。首先，患者对缩短治疗周期的期望程度，四型分类中，通常Ⅰ型周期最短，Ⅳ型周期最长。其次，种植位点的健康状态，如患牙处于急性炎症或有脓性渗出，这种情况不得不考虑Ⅱ型、Ⅲ型或Ⅳ型种植。如存在慢性病灶或邻牙患有牙周炎等，医生可酌情考虑Ⅰ型种植。另外，种植位点周围的骨缺损形态和需要骨增量的程度，如后牙区通常只有部分情况可满足Ⅰ型种植的条件；多壁骨缺损、骨密度过低或骨量严重不足等种植体无法获得初期稳定性的情况下，均需考虑Ⅱ型、Ⅲ型或Ⅳ型种植。

病例展示

即刻种植见图 5-2-1；位点保存见图 5-2-2

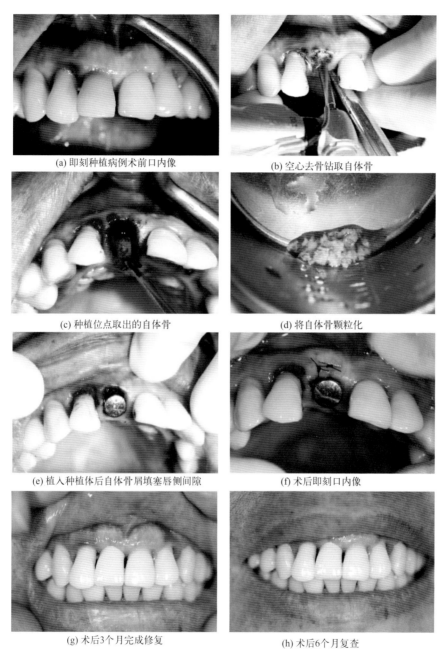

(a) 即刻种植病例术前口内像

(b) 空心去骨钻取自体骨

(c) 种植位点取出的自体骨

(d) 将自体骨颗粒化

(e) 植入种植体后自体骨屑填塞唇侧间隙

(f) 术后即刻口内像

(g) 术后3个月完成修复

(h) 术后6个月复查

图5-2-1 即刻种植（作者蔺世晨，引自参考文献9）

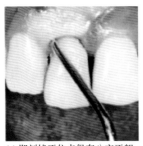
(a) 即刻拔牙位点保存分离牙龈

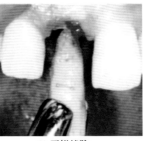
(b) 牙钳拔除

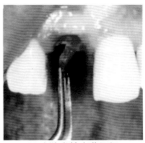
(c) 去除炎性肉芽组织

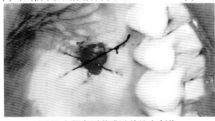
(d) 取上腭半厚黏膜瓣并缝合创缘

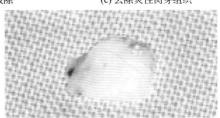
(e) 上腭半厚黏膜瓣备用

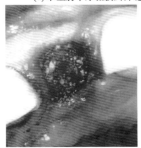
(f) Bio-Oss Collagen填塞种植位点

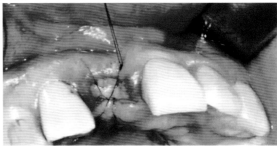
(g) 缝合固定腭黏膜瓣

图5-2-2 位点保存（作者宿玉成，引自参考文献10）

美学区种植风险评估需考虑以下内容。

① 患者期望值：医生在接诊时需准确了解患者的诉求和意愿，通过术前充分沟通，在治疗效果的接受度上和患者达成一致。有效降低患者期望值和不切实际的疗效期许。

② 患者自身情况：对患者的全身健康情况，如糖尿病，骨质疏松症等；服药情况；不良口腔习惯，如磨牙症等；家庭和工作背景，生活环境等充分了解。这样有助于美学区种植修复时机和适应证的把握。

③ 生物学特征：笑线的问题容易被忽视，但却是前牙区种植中非常重要的考量因素。美学区种植修复后，即使种植体是健康的，但如果没有恢复好笑线，同样是不满意的种植修复。此外，牙龈生物型也是值得关注的重点。

厚龈生物型患者的美学并发症较少，薄龈生物型发生美学并发症的风险较高。在治疗设计时需谨慎。

④ 缺牙区的软硬组织条件：种植修复术前，软硬组织的评估是第一位的，尤其在美学区，不仅要评估量，更要评估质，还需预判后期修复的情况与需求的关系，从而恰当地设计整体治疗方案。

⑤ 牙周及邻牙状态：牙周健康欠佳的美学区种植需要特殊对待，牙周、种植、修复等多环节联合治疗非常必要，而治疗后的长期维护更不可或缺。

⑥ 咬合关系与功能：提到美学区种植，强调美学的同时也要兼顾种植牙的咬合关系和功能，这是一个需要临床医生平衡的问题。没有种植牙的健康，就没有功能，没有功能又何谈美学。

参考文献

[1] Schulte W，Heimke G. The Tubinger immediate implant［J］. Quintessenz，1976，27（6）：17-23.

[2] 马雨聪，郭德惠，谭包生.即刻种植的临床研究［J］.口腔颌面修复学杂志，2013，14（1）：47-50.

[3] Oyama K，Kan JY，Rungcharassaeng K，et al. Immediate provisionalization of 3.0 mm diameter implants replacing single missing maxillary and mandibular incisors：1-year prospective study［J］. Int J Oral Maxillofac Implants，2012，27（1）：173-180.

[4] Hartlev J，Kohberg P，Ahlmann S，et al. Immediate placement and provisionalization of single-tooth implants involving a definitive individual abutment：a clinical and radiographic retrospective study［J］. Clin Oral Implants Res，2013，24（6）：652-658.

[5] Meltzer AM. Immediate implant placement and restoration in infected sites［J］. Int J Periodontics Restorative Dent，2012，32（5）：e169-173.

[6] Siegenthaler DW，Jung RE，Holderegger C，et al. Replacement of teeth exhibiting periapical pathology by immediate implants：a prospective，controlled clinical trial［J］. Clin Oral Implants Res，2007，18（6）：727-737.

[7] Hammerle Ch，Chen ST，Wilson TG Jr. Consensus statements and recommended clinical procedures regarding the placement of implants in extraction sockets. Int J Oral Maxillofac Implants，2004，19（suppl）：26-28.

[8] Mardas N，Trullenque-Eriksson A，MacBeth N，et al. Does ridge preservation following tooth extraction improve implant treatment outcomes：a systematic review［J］. Clin Oral Implants Res，2015，26（suppl 11）：s180-s201.

[9] 蔺世晨，段少宇，杨炼，等. 即刻种植唇侧骨间隙移植自体碎骨的CBCT观察研究［J］. 首都医科大学学报，2019，40（1）：135-141.

[10] 宿玉成.口腔种植学［M］.北京：人民卫生出版社，2014.

3. "盾构术"应用于前牙美学区，牙片与种植体之间是否有骨结合？

牙片屏障即刻种植术/牙根盾构术/盾构术（socket shield technique）由Htirzeler等在2010年首次报道，该技术特点是保留部分唇侧牙片的同时进行即刻种植。

原理：保留了一部分来源于牙周膜的血供，而且不翻瓣方法能保留骨膜上的血管，该血管附着于颊侧牙槽嵴；保护相应骨壁的结构完整，屏蔽拔牙创伤引发的炎症性破骨改建；同时保留牙根盾的生物学宽度，从而为龈牙纤维（dentogingival fibers）、牙骨膜纤维（dentoperiosteal fibers）提供附着空间，维持游离龈、边缘骨的生理形态。

牙片屏障技术目的并不是保证种植体植入的成功，而是尽量减少唇侧骨板纵向缺失，其目的是维持唇侧骨板，保证种植体唇侧骨高度。在手术过程中，保留的牙片与植入种植体应有一定距离，其间同期填充 Bio-Oss 骨粉，研究发现，当种植体与牙片之间有 0.5 ～ 2mm 的距离便可获得良好的初期稳定性。此距离可以理解为种植体最好不要和唇侧牙片有接触，甚至要保持距离，这一点与常规即刻种植的观点一致。但种植体与牙片之间的距离大于 1mm 时，需要植入骨移植材料，而此距离在 0.5 ～ 1mm 时则无需植入骨移植材料。当种植体与未钙化的牙根片接触，种植体表面能形成新的牙骨质，并且有胶原纤维穿入其中，类似于天然牙根表面的穿通纤维，又称沙比纤维。随着种植体与牙根盾之间距离增宽、空隙开放程度增加，血液充盈效果改善，间隙内有新生骨长入，尤其在利用骨替代材料充填间隙或联合位点保存技术进行延期种植的位点中，牙片可被新生骨组织包埋，由骨结合界面取代了种植体 - 牙接触区内牙骨质整合界面。

动物实验研究表明通过保留唇侧部分牙片，唇侧骨板获得基本保留，种植体与骨壁、牙本质壁接触形成种植体 - 骨接触区及种植体 - 牙接触区，而种植体 - 骨接触区内形成骨整合，种植体螺纹与牙根盾牙本质壁构成微间隙及柱状空隙，不同的新生组织相互组合并充填其中，形成牙整合，其间形成新生的牙骨质。这里可以理解为，龈下牙片的主要成分为牙骨质，牙片与种植体间是植入的骨粉，当骨粉逐步被新生骨替代的过程中，牙骨质细胞增生活跃，从而牙片和种植体间形成了新生的牙骨质。

适应证：①不能行常规固定义齿修复的残根，拟拔除后种植修复；②患牙唇侧骨板较薄，牙龈菲薄，常规即刻种植美学风险较高；③患牙不松动，无急性根尖周病变，唇侧骨板无明显吸收；④患者强烈要求即刻种植、即刻修复。

禁忌证：①患牙松动、有急性根尖周病变或现存牙周病；②因全身疾病不能接受种植治疗者。

相对禁忌证：颊侧垂直向牙根折裂、骨面或骨面下的水平向折裂、牙根存在内外吸收病灶。

并发症：除了传统种植中可能出现的并发症如骨吸收、种植体周围炎等，还可能出现根片暴露、根片吸收等并发症。Schwarz 等报道了 3 例牙片吸收位点，并推测种植体过负荷、牙根固连为牙片无菌性吸收的诱因。

优点：节省材料费用；一次手术就能完成种植，减少复诊次数；先前具有牙髓病的患者也可进行种植；术后能获得很好的美学效果。

缺点：技术敏感性强，手术的成功很大程度上依赖于术者的技能。

Bohórquez 等人的一项 meta 分析研究表明，在美学区即刻种植中，使用牙片屏障技术的失败率为 1.37%，与传统技术无明显差异；但牙根屏障技术与传统技术相较而言，更少出现边缘骨吸收，且红色美学评分更高。

虽然与传统即刻种植技术相比牙片屏障技术存在着众多优点，但同时也存在着一定的缺点及风险，术者应该结合实际临床病例及自身技术水平选择适合患者的即刻种植方案。

参考文献

[1] Hurzeler MB, Zuhr O, Schupbach P, Rebele SF, Emmanouilidis N, Fickl S. The socket shield technique: a proof of principle report [J]. J Clin Periodontol, 2010, 37: 855-862.

[2] Bäumer D, Zuhr O, Rebele S, et al. The socket-shield technique: first histological, clinical, and volumetrical observations after separation of the buccal tooth segment-a pilot study [J]. Clin Implant Dent Relat Res. 2015, 17（1）: 71-82.

[3] Gluckman H, Du Toit J, Salama M. The pontic-shield: partial extraction therapy for ridge preservation and pontic site development [J]. Int J Periodontics Restorative Dent. 2016, 36（3）: 417-423.

[4] Bäumer D, Otto Z, Stephan R, et al. The socket-shield technique: first histological, clinical, and volumetrical observations after separation of the Buccal Tooth Segment-a pilot study [J]. Clinical Implant Dentistry and Related Research, 2015, 17（1）: 71-82.

[5] Schwarz F, Mihatovic I, Golubovic V, et al. Dentointegration of a titanium implant: a case report [J]. Oral Maxillofac Surg. 2013, 17（3）: 235-241.

[6] Buser D, Warrer K, Karring T. Formation of a periodontal ligament around titanium implants [J]. J Periodontol, 1990, 61（9）: 597-601.

[7] Botticelli D, Berglundh T, Buser D, Lindhe J. the jumping distance revisited: an experimental study in the dog [J]. Clin Oral Implants Res, 2003, 14: 35-42.

[8] Szmukler-Moncler S, Davarpanah M, Davarpanah K, et al.Unconventional implant placement part Ⅲ: implant placement encroaching upon residual roots-a report of six cases [J]. Clin Implant Dent Relat Res. 2015, 17（Suppl 2）: e396-405.

[9] PV Bohórquez, Rucco R, Zubizarreta-Macho L, et al. Failure rate, marginal bone loss, and pink esthetic with socket-shield technique for immediate dental implant placement in the esthetic zone. a systematic review and meta-analysis [J]. Biology, 2021, 10: 549.

4. 前牙美学区骨量不足时，如何确定种植角度，并获得初期稳定性？

骨量不足是临床前牙美学区最常见的问题，也是影响种植后美学效果的关键因素之一。前牙美学区骨量不足，种植体位点选择、种植体角度困扰着大量的临床医生，下面就此问题做如下分析。

前牙区种植不但要恢复缺失牙的咀嚼功能，恢复前牙美观亦是非常重要的因素。为了评估种植治疗的预期效果、影响美学种植的高风险因素、规避美学并发症、确定种植治疗难度和设计治疗程序，应该在术前分析和评估美学区种植治疗的风险。国际口腔种植学会研究确定了牙种植美学风险评估的12项因素（见图5-4-1），并出版了共识性方案《国际口腔种植学会（ITI）口腔种植临床指南：美学区种植治疗》，这标志着美学种植原则的确立和美学种植修复技术的成熟，美学区风险的评价标准。

美学风险	低	中	高
全身健康状况	健康，免疫功能正常	免疫功能下降	免疫功能低下
吸烟习惯	不吸烟	少量吸烟<10支/天	大量吸烟≥10支/天
患者美学期望值	低	中	高
唇线	低	中	高
牙龈生物型	低弧形，厚龈	中弧形，中厚龈	高弧形，薄龈
牙冠形态	方圆形	—	三角形
位点感染情况	无	慢性	急性
邻牙骨高度与接触点距离	≤5mm	5.5～6.5mm	≥7mm
邻牙修复状况	无修复体	—	有修复体
缺牙间隙宽度	单牙缺失≥7mm	单牙缺失<7mm	≥2颗牙缺失
软组织解剖形态	完整	—	缺损
牙槽嵴解剖形态	无骨缺损	水平骨缺损	垂直骨缺损

引自 *ITI Treatment Guide Volume 3*

图5-4-1 牙种植美学风险评估的12项因素

严格按照上述12项因素评估和实施前牙美学区种植，可最大程度上规避美学风险，特别是术前与患者的沟通上，可以为预后提供较为客观的评估。

关于骨量不足的美学区种植在下面根据种植位点的选择详细阐明要求，并给出了具体实施方案。

前牙区种植初期稳定性的控制，一般通过术前CBCT，外科操作中评估骨质硬度，外科级差备洞技术，选择具有自攻性良好及密集深螺纹的锥形种植体可获得良好的初期稳定性。

对于前牙美学区骨量不足的病例，美学考量是首要的，而美学效果的决定是多方面的，如软组织厚度和质量、骨缺损的类型、位点的骨弓轮廓等，其中种植体的正确位置是决定性的因素，不应该以种植体获得稳定为前提而牺牲了种植体的最佳位置。所以种植医生需要全面衡量种植体正确位置和局部创伤范围。也就是在最小创伤和最佳位置之间找到平衡，比如可以在保证角度的前提下偏腭侧种植。术前CBCT评估和全面设计，数字化导板及导航技术的应用对种植体角度、位置的确定会有很大帮助。一般情况下，要充分利用鼻底的骨量，选择更长、螺纹较深的种植体以取得更大的稳定性，种植体直径不宜过大，以免影响整体固位或从凹形唇侧骨板处穿出。另外，也有研究显示，前牙区骨量不足行骨劈开后延期3～4周种植的初期稳定性明显高于即刻植入。当然对比较严重的骨量不足，可以先行自体骨移植，待6个月后延期植入种植体，将更有利于唇侧骨板的维护，软组织也更稳定，从而更有利于前牙美学区种植美学效果的维护。对于骨量不足的位点可先行块状骨移植后再行种植手术（见图5-4-2）。

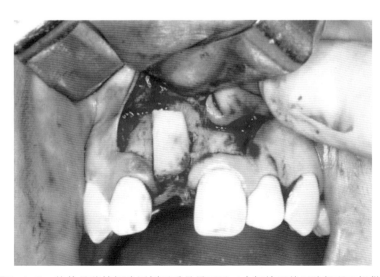

图5-4-2　块状骨移植解决唇侧严重骨量不足（由解放军总医院杨瑟飞提供）

参考文献

[1] Tian-YouWang, Po-JanKuo. Risks of angled implant placement on posterior mandible buccal/lingual plated perforation: a virtual immediate implant placement study using CBCT [J].Journal of Dental Sciences, 2019, 14（3）: 234-240.

[2] Turkyilmaz.Keys to achieving successful restoratively-driven implant placement with CAD/CAM surgical guide: a technical note [J].Journal of Stomatology, Oral and Maxillofacial Surgery.2019, 120（5）: 462-466.

[3] Himanshu Chauhana, Shubha Lakshmi. Comparison between immediate vs. delayed lateral expansion technique to augment narrow alveolar ridges for placement of implants: a pilot study [J].Journal of Oral Biology and Craniofacial. 2020, 10: 78-82.

5. 前牙美学区怎样选择种植位点更有利于颈部牙龈形态的形成？

有关前牙区种植位点的选择的确定，是前牙区种植非常重要的问题，准确的种植体三维位置是利于颈部牙龈形态成形，获得前牙区美学效果和种植义齿长期稳定的前提条件。有关这个问题在《口腔种植实用技术精要》（进阶版）第五章有详细讲解，在这里仅从种植位点在缺牙间隙的近远中向位置、冠根向位置、唇舌向位置、种植体轴向位置的选择做一简单概述。

（1）缺牙间隙的近远中向位点选择

种植体颈部平台与邻牙牙根之间的距离不能小于 1.5mm。种植体周围在水平向的碟形骨吸收约为 1.0 ～ 1.5mm，因而如果种植体与邻牙之间水平距离小于 1.5mm，或两颗种植体之间水平距离小于 3mm，会引起邻面牙槽嵴严重吸收或种植体周围炎的风险。一旦邻面牙槽嵴吸收，高度降低，龈乳头萎缩，则会出现"黑三角"美学并发症。

（2）唇舌向位点选择

在唇舌向，种植体平台位于理想修复体外形高点假想线的腭侧 1.5 ～ 2.0mm，这个区域为安全区。种植体平台边缘的唇侧最好保持 2mm 以上的骨壁厚度。如果骨板厚度低于 2mm 或种植体平台超出安全区，将会有因唇侧骨板吸收导致龈缘退缩和种植体颈部金属螺纹暴露的风险。种植体平台唇侧向腭侧偏离假想线超过 2mm 时，则侵犯腭侧危险带，造成发音、舌头舒适感和卫生维护等问题。

（3）冠根向位点选择

种植体平台的冠根向位置根据邻牙釉牙骨质界、牙槽嵴高度和理想修复体龈缘 3 个关键因素确定，理想的种植体平台的位置为天然牙缺失前牙槽骨水平，即邻牙釉牙骨质界根方 2mm，理想修复体的游离龈边缘根方 3mm，可以保证最终修复体牙冠唇侧中央有 1mm 的软组织覆盖。种植体在理想的位置时，如果在牙槽嵴顶的冠方或唇侧骨板小于 2mm，则需要进行骨增量为种植体平台获得理想的骨量。

（4）种植体的轴向位点选择

根据最终修复体的位置确定理想的种植体轴向，天然牙的长轴在切缘的腭侧，因此理想的状态是种植体的长轴与修复体的长轴一致，并在修复体切缘的腭侧，此时可以采用螺丝固位的方式进行冠修复，无论是用个性化基台还是临时修复都有利于颈部牙龈压迫成形、种植修复后的维护和预防种植体周围炎的发生。因前牙美学区按照理想种植体轴向植入种植体，部分病例种植体根端可能会穿出凹陷区唇侧骨板，则需进行唇侧凹陷区骨增量和或减小种植体长度来达到理想种植体轴向位点。

病例展示

见图 5-5-1 ～图 5-5-6（由河北省石家庄市第二医院许辉提供）。

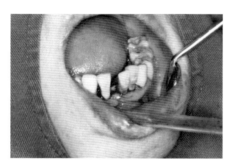

图5-5-1　术前松动患牙

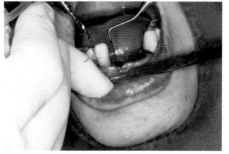

图5-5-2　患牙拔除后

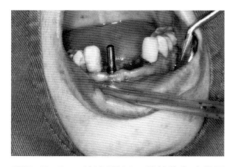

图5-5-3　平行杆验证42种植体角度位置

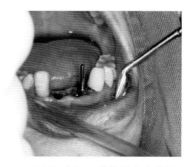

图5-5-4　平行杆验证32种植体角度位置

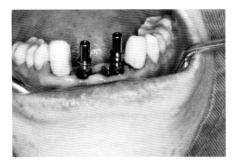
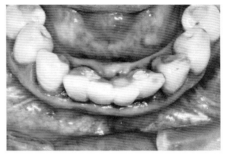

图5-5-5 种植体植入后验证角度位置　　图5-5-6 临时修复后螺丝孔位于舌侧

参考文献

[1] James P. Wilson，Thomas M.Frequency of adequate mesiodistal space and faciolingual alveolar width for implant placement at anterior tooth positions［J］. Original Contributions. 2019, 150（9）: 779-787.

[2] Matteo Danza, Ilaria Zollino. Distance between implants has a potential impact of crestal bone resorption［J］. The Saudi Dental Journal.2011, 23: 129-133.

[3] Sundar Ramalingam，Maryam Al-Hindi.Clinical evaluation of implant survival based on size and site of placement: a retrospective study of immediate implants at single rooted teeth sites［J］. The Saudi Dental Journal. 2015, 27（2）: 105-111.

[4] P.Kiatkroekkrai，C.Takolpuckdee. Accuracy of implant position when placed using static computer-assisted implant surgical guides manufactured with two different optical scanning techniques: a randomized clinical trial［J］. International Journal of Oral and Maxillofacial Surgery.2020, 49（3）: 377-383.

6. 前牙区种植时机选择、适应证及优缺点有哪些？

有关前牙区即刻种植、早期种植位点保存及延期种植是容易使医生困惑和迷茫的问题，也是个非常大的话题，但是根据这几种种植时机的适应证和优缺点来分析和选择，会使问题简单化。有关问题在《口腔种植实用技术精要》（进阶版）中有详细阐述，在这里仅作框架式描述。

（1）种植的不同时期

种植的不同时期如图5-6-1所示。

（2）各种植时期的适应证和优缺点

① 即刻种植

即刻种植的适应证包括：拔牙窝骨壁完整；唇侧骨板厚度＞1mm；厚龈生物型；拔牙位点/种植位点无急性炎症；牙槽突根尖区和腭侧骨板能为理想位置的种植体植入提供足够的初期稳定性。

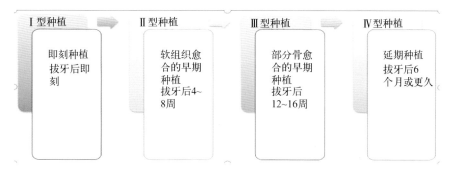

Ⅰ型种植	Ⅱ型种植	Ⅲ型种植	Ⅳ型种植
即刻种植拔牙后即刻	软组织愈合的早期种植拔牙后4~8周	部分骨愈合的早期种植拔牙后12~16周	延期种植拔牙后6个月或更久

图5-6-1　种植的不同时期

即刻种植的优点：缩短种植治疗周期、减少手术创伤、即刻恢复缺失牙的美观和功能，有研究认为有利于维持软硬组织的稳定。

即刻种植缺点：技术敏感性高，操作难度大，感染后对美观影响较大。

已经有大量的研究证实即刻种植的临床疗效和可行性，但是也有研究证实拔牙后唇颊侧骨板吸收是必然的，位点保存也不能阻止拔牙窝唇侧骨板的吸收。鉴于即刻种植手术操作难度大、视野差、感染风险高等缺点，有研究认为延期种植成功率略高于即刻种植。笔者建议严格按照即刻种植的适应证进行病例选择，如果唇侧骨板或牙龈生物型不满足适应证条件，建议翻瓣种植并稍过量植骨，潜入式愈合，根据对预后的评估，术中或术后进行软组织增量手术。

病例展示

即刻种植病例见图 5-6-2（由河北省石家庄市第二医院许辉提供）。

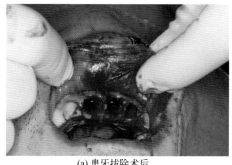

(a) 患牙拔除术后

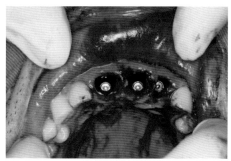

(b) 即刻植入种植体

图5-6-2

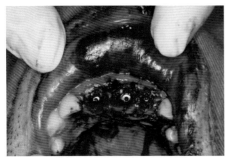
(c) 种植体唇侧骨间隙植入骨粉材料

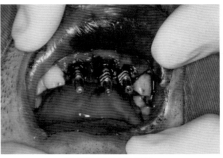
(d) 连接开窗式取模柱

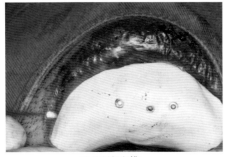
(e) 取局部印模

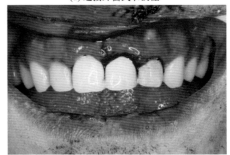
(f) 即刻修复完成

图5-6-2　即刻种植

② 早期种植

早期种植的适应证包括即刻种植的适应证病例、因软硬组织炎症不能即刻种植者及因附着龈不足不能即刻种植者。

早期种植的优点：缩短种植治疗周期，软组织量充足，创口关闭好，感染风险小。

早期种植的缺点：技术敏感性高，操作难度大，翻瓣困难，需要清理拔牙窝内肉芽组织。

根据早期种植的适应证和优缺点，早期种植是现在大多数学者比较提倡的选择。

病例展示

上前牙早期种植见图 5-6-3（由河北省石家庄市第二医院许辉提供）。

③ 位点保存

理论上，位点保存适用于一切非急性化脓性感染的拔牙窝。尤其在下列情况更宜采用：拔牙位点处于美学区，客观条件所限（如年龄未达到 18 岁、需要进行间隙保持等）不能进行即刻种植的患者。拔牙位点存在骨缺损，且无急性化脓性感染。

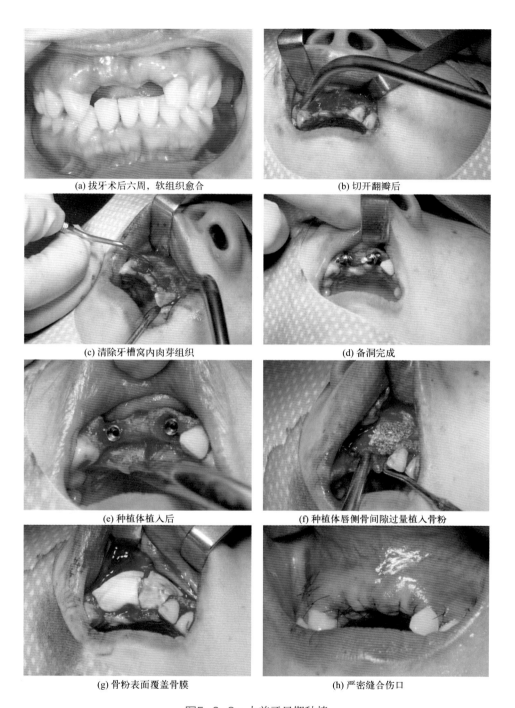

(a) 拔牙术后六周，软组织愈合

(b) 切开翻瓣后

(c) 清除牙槽窝内肉芽组织

(d) 备洞完成

(e) 种植体植入后

(f) 种植体唇侧骨间隙过量植入骨粉

(g) 骨粉表面覆盖骨膜

(h) 严密缝合伤口

图5-6-3 上前牙早期种植

位点保存的优点：有助于牙槽嵴形态的维持和软组织形态的稳定，为延期种植提供方便。

位点保存的缺点：种植治疗周期长，费用高。

动物及临床实验研究结果一致表明，美学区拔牙同时进行位点保存，两个月后发现位点保存并不能阻止颊侧骨板吸收以及牙槽嵴顶外形轮廓的改变，在进行早期种植时所有位点唇侧均需要再行少量骨增量手术。但是位点保存有利于种植体获得理想三维位置并为后续植骨创造基础，前提是根据骨替代材料的性质，位点保存需要约6个月的愈合时期。国内学者毕小成、危伊萍、胡文杰等研究罹患重度牙周病变磨牙拔牙后位点保存与自然愈合后种植治疗效果对比分析，愈合6～8个月后进行种植并修复，修复后12～30个月的成功率高于自然愈合组，位点保存取得了良好的临床效果，是可靠的牙槽嵴增量方式。可见，位点保存更适合于唇颊侧骨板缺损、吸收或是骨严重开裂的病例，并且对种植术后软硬组织维护有着积极的临床疗效，但是其治疗周期长和费用昂贵也是显而易见的。

病例展示

位点保存见图5-6-4（由河北省石家庄市第二医院许辉提供）。

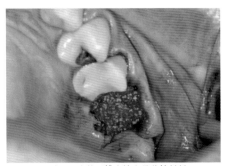
(a) 清理干净的牙槽窝填充骨移植材料

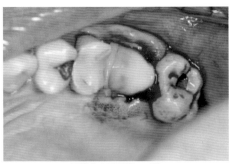
(b) 牙槽窝表面覆盖PRF膜

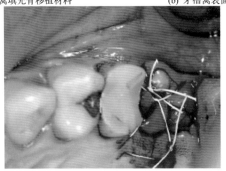
(c) 缝合固定PRF膜

图5-6-4 位点保存

（3）前牙区即刻种植、早期种植、位点保存后延期种植时机选择

前牙区即刻种植、早期种植、位点保存后延期种植时机的选择如何能得到最佳的临床疗效是广大医生最关心的问题，然而研究表明，即刻种植与延期种植的骨吸收差异性由于缺乏低偏倚风险的研究，尚需要进一步的大量的随机对照试验以明确结论。以目前的研究基础对上述问题的回答，应根据不同时期的适应证和优缺点，建议参照图5-6-5的思维流程。

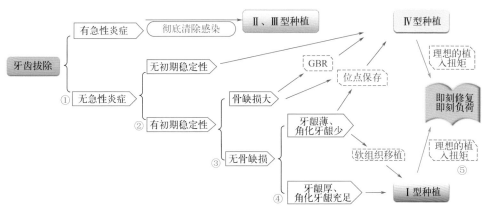

图5-6-5　牙齿拔出后种植模式图

参考文献

[1]　Horowitz R，Holtzclaw D，Rosen P S . A review on alveolar ridge preservation following tooth extraction ［J］. Journal of Evidence Based Dental Practice，2012，12（suppl 3）：149-160.

[2]　Atieh MA，Alsabeeha NH，Payne AG，Duncan W. Evidence is unclear about the best material and rechnique required ［J］.The Journal of Evidence-Based Dental Practice.2019，19（3）：295-297.

[3]　Xin Zhou，Jie Yang，Li Wu，Xuna Tang.Evaluation of the effect of implants placed in preserved sockets versus fresh sockets on tissue preservation and esthetics：a meta-analysis and systematic review ［J］.Journal of Evidence Based Dental Practice.2019，19（4）：101336.

[4]　Himanshu Chauhana，Shubha Lakshmi. Comparison between immediate vs. delayed lateral expansion technique to augment narrow alveolar ridges for placement of implants：a pilot study ［J］.Journal of Oral Biology and Craniofacial. 2020，10：78-82.

[5]　Sundar Ramalingam，Maryam Al-Hindi. Clinical evaluation of implant survival based on size and site of placement：a retrospective study of immediate implants at single rooted teeth sites ［J］.The Saudi Dental Journal. 2015，（27）：105-111.

[6]　Alfonso Caiazzo，Federico Brugnami.Can placement of an immediate bone level tapered implant and subperiosteal xenograft help maintain bone architecture in esthetic areas？［J］.Journal of Oral Biology and Craniofacial Research. 2019，（9）：186–189.

[7]　Po-Sung Fu，Yi-Min Wu.Immediate implant placement following minimally invasive extraction：a case report with a 6-year follow-up. ［J］.Kaohsiung Journal of Medical Sciences.2011，27：353-356.

[8]　徐涛，胡文杰，毕小成，等.针对罹患重度牙周病变磨牙实施微创拔牙和位点保存术的初步探索（附1例报告）[J].中国实用口腔科杂志.2018，11（1）：37-43.

[9]　C.C.Mello，C.A.A.Lemos，F.R.Verri.Immediate implant placement into fresh extraction sockets versus delayed implants into healed sockets: a systematic review and meta-analysis [J].International Journal of Oral and Maxillofacial Surgery.2017，46（9）：1162-1177.

[10]　Li-Qi Zhang，Ya-Ning Zhao，Ya-Qiong Zhang. Morphologic analysis of alveolar bone in maxillary and mandibular incisors on sagittal views [J].Surg Radiol Anat.2021，43（6）：1009-1018.

[11]　Aza Saijeva，Gintaras Juodzbalys.Immediate implant placement in non-infected sockets versus infected sockets: a systematic review and meta-analysis [J].J Oral Maxillofac Res.2020，11（2）：e1.

7. 前牙美学区的牙周骨吸收病例，位点保存、即刻种植的术式如何抉择？

美学区通常指大笑时所能露出的牙齿及牙龈区域。为客观评价种植体及其周围软组织的美学效果，研究提出了多种评价指标，评价方式大都是评价种植体牙冠及周围黏膜与对侧同名牙及邻牙间的差异，比如 PES 评分、WES 评分等（如图 5-7-1 所示）。在拔除无保留值的美学区的患牙并且行种植修

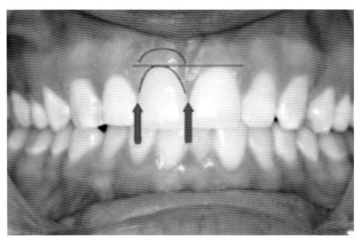

①：近中龈乳头	0	1	2	①：牙冠形态	0	1	2
②：远中龈乳头	0	1	2	②：牙冠体积/轮廓外形	0	1	2
③：牙龈边缘水平	0	1	2	③：牙冠颜色	0	1	2
④：牙龈外形	0	1	2	④：牙冠表面特性	0	1	2
⑤：唇侧根部凸度/软组织色和质地	0	1	2	⑤：透明度	0	1	2
最佳评分：10	可接受阈值：6			最佳评分：10	可接受阈值：6		

图5-7-1　PES WES评分

复前，须对患牙位置、牙周组织形态、牙龈生物学类型、牙齿外形及牙槽骨高度这5个方面进行评估。相对而言，患牙位置偏唇侧、薄龈生物型、三角形牙齿及高扇形牙龈边缘者出现"黑三角"概率最大，也就是说美学风险大大增加。

研究表明，患牙拔除后，牙槽骨开始吸收和改建，软组织形态随之改变，造成牙槽骨骨量减少。牙槽嵴常常出现废用性萎缩和吸收，其表现为牙槽嵴高度、宽度及密度的降低，进而不能为种植体提供足够的骨组织支持，影响种植体植入的远期效果。对于美学区牙槽窝而言，由于唇侧骨板完全由束状骨组成，其拔牙后的吸收程度远大于腭侧，而唇侧骨板的丰满度是维持美学效果的基本条件之一，因此能否保存唇侧骨板对于美学区极为重要。研究发现，拔牙后干预措施越早介入，越有利于牙槽骨的保留。通常情况下即刻种植或位点保存是临床上经常采取的手段。

随着研究越来越深入，美学区种植的临床程序越来越清晰。即刻种植病例选择严格意义上来说必须满足以下条件：①完整唇侧骨板，且厚度＞1mm；②厚龈生物型；③局部无急性炎症；④根部及腭部要有足够的骨量来保障初期稳定性。如果希望挑战即刻种植，可以适当降低牙龈生物型，对薄龈生物型可以临床程序中加入软组织增量的手段。只有这些条件都满足的情况下才可以进行即刻种植。

对拔牙前或拔牙后有严重骨丧失者；拔牙局部无足够骨组织，难以获得初期稳定性者；拔牙位点的解剖位置不利，如错位或接近鼻底者等，均不适宜行即刻或早期种植术。对于这类病例，需要应用各种骨增量技术进行位点保存，增加牙槽骨的高度及厚度，再行常规种植体植入，以保证种植体的长期美学效果。

Avila-Ortiz等总结出拔牙后不做特殊处理的牙槽嵴，有2.6～4.5mm的水平性骨吸收、0.9～4.2mm的垂直性骨吸收；而实施拔牙位点保存术后，水平性骨吸收（1.1～3.5mm）与垂直性骨吸收（0.0～1.6mm）的量明显减少，甚至垂直向的骨量还有增高的趋势（0.0～1.1mm）。有研究表明，种植前植入自体骨或生物骨粉，通过同期或分期骨增量进行位点保存可较好地保存牙槽骨骨量。拔牙位点保存技术可显著改善拔牙后牙槽嵴的高度与宽度，保证了牙槽骨的剩余量，能够较好地为牙齿后期修复奠定良好的基础。这些结果均提示拔牙位点保存术是减少拔牙后牙槽骨发生水平和垂直性骨吸收的有效手段。对于牙周炎患者而言，应用位点保存技术不仅可减缓拔牙后牙槽骨的吸收，甚至可修复重建部分因牙周炎而缺损的牙槽骨，保存甚至增加牙槽嵴的骨量，进而利于后续的种植与修复。

前牙美学区的一般临床决策程序见图 5-7-2。

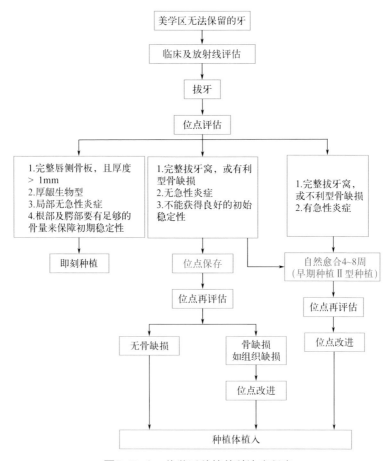

图5-7-2 美学区种植外科治疗程序

参考文献

[1] Cho HL, Lee JK, Um HS, et al. Esthetic evaluation of maxillary single-tooth implants in the esthetic zone [J]. J Periodontal Implant Sci, 2010, 40（4）: 188-193.

[2] Van Nimwegen WG, Raghoebar GM, Stellingsma K, et al. Treatment outcome of two adjacent implant-supported

restorations with different implant platform designs in the esthetic region: a five-year randomized clinical trail [J]. Int J Prosthodont, 2015, 28（5）: 490-498.

[3] Tettamanti S, Millen C, Gavric J, et al. Esthetic evaluation of implant crowns and peri-implant soft tissue in the anterior maxilla: comparison and reproducibility of three different indices [J]. Clin Implant Dent Relat Res, 2016, 18（3）: 517-526.

[4] Guarnieri R, Ceccherini A, Grande M. Single-tooth replacement in the anterior maxilla by means of immediate implantation and early loading: clinical and aesthetic results at 5 years [J]. Clin Implant Dent Relat Res, 2015, 17（2）: 314-326.

[5] Schropp L, Wenzel A, Kostopoulos L, et al. Bone healing and soft tissue contour changes following single-tooth extraction: a clinical and radiographic 12-month prospective study [J]. Int J Periodontics Restorative Dent, 2003: 313-323.

[6] Chen ST, Darby IB, Reynolds EC. A prospective clinical study if non-submerged immediate implants: clinical outcomes and esthetic results [J]. Clin Oral Implants Res, 2007, 18（5）: 552-562.

[7] Chappuis V, Engel O, Reyes M, et al. Ridge alterations post-extraction in the esthetic zone: a 3D analysis with CBCT.J Dent Res.2013, 92（Suppl 12）: 195-201.

[8] Domínguez GC, González Fernández DA, Calzavara D, et al. Immediate placement and restoration of implants in the esthetic zone: trimodal approach therapeutic options. Int J Esthet Dent. 2015, 10（1）: 100-121.

[9] Avila-Ortiz G, Elangovan S, Kramer KW, et al. Effect of alveolar ridge preservation after tooth extraction: a systematic review and meta-analysis [J]. J Dent Res, 2014, 93（10）: 950-958.

[10] Simeone P, Leofreddi G, Kois JC. Managing severe periodontal esthetic challenges: the reatorative-surgical connection [J]. Int J Periodontics Restorative Dent, 2016, 36（1）: 83-93.

[11] Wang RE, Lang NP. Ridge preservation after tooth extraction [J]. Clin Oral Implants Res, 2012, 23（Suppl 6）: 147-56.

[12] Brownfield LA, Weltman RL. Ridge preservation with or without an osteoinductive allograft: a clinical, radiographic, micro-computed tomography, and histologic study evaluating dimensional changes and new bone formation of the alveolar ridge [J]. J Periodontol, 2011, 83（5）: 581-589.

[13] 张浙, 谢珊珊.重度牙周炎患牙拔后位点保存的临床观察 [J]. 全科口腔医学杂志, 2016, 3（5）: 48-49.

8. 前牙反殆病例是否可种植修复？是否可以做成正常殆？

（1）前牙反殆的概述

前牙反殆病例，当上前牙多颗缺失后，一些病例可以利用种植修复恢复为正常殆，此时种植体中央螺丝开孔通常在牙槽嵴，而咬合力承重区在牙槽嵴唇侧，牙冠的大部分呈现盖嵴式修复，这就需要丰满的唇侧软组织来解决红白美学的问题。当唇侧软硬组织的丰满度差时，建议软硬组织移植后再进行种植修复。至于种植体的非轴向受力问题，可以通过咬合调整降低修复并发症的风险，比如做成浅覆殆覆盖，避免前牙引导殆等。

前牙反𬌗是指上前牙与下前牙呈反𬌗关系，在乳牙和恒牙期均可发生，与正常𬌗者相比，前牙反𬌗不仅对美观有影响，而且存在功能上的差异，如较小的最大力、咬合接触的改变、口周肌力的差异和下颌运动轨迹的变化等。前牙反𬌗是常见的一种错𬌗畸形，通常是生长形态变化的临床表现，往往是各种复杂的影响因素之间的相互作用，一般有两个方面的原因：①遗传或遗传因素与环境因素共同存在；②创伤、物理因素、不良习惯和疾病等。

接受种植修复的往往是成年人，为恒牙列。恒前牙反𬌗可分为牙性和骨性，前牙反𬌗时，磨牙多数为近中关系，称为安氏Ⅲ类错𬌗，少数情况下磨牙为中性关系，Salzman 等根据尖牙为近中关系仍将其归类为Ⅲ类错𬌗。Peter 等提出区分牙性与骨性反𬌗的方法有以下几种。①牙列评估：检查磨牙关系是否为反覆盖。如果磨牙关系正常或为尖对尖关系，并伴有下颌切牙舌倾，则可以通过正畸进行治疗。如果磨牙为反覆盖，则进行功能评估。②功能评估：评估上下颌关系判断正中合位（CO）与正中关系位（CR）是否不同。在某些情况下，下颌前伸者可能面型正常，正中关系位时磨牙为Ⅰ类关系，但正中𬌗位时为Ⅲ类关系，这是由于咬合干扰引起的下颌偏移，被称为假性Ⅲ类错𬌗。相反，如果 CR 与 CO 为一位时一般为真性Ⅲ类错𬌗。③面型分析：Turley 等建议通过面部比例，颏部位置和面中部侧貌来评估。侧貌分为凸面型、直面型和凹面型，分析颌骨关系是上颌后缩还是下颌前伸或是两者兼具，评估颏部与鼻尖点和上唇的位置，分析颏部是前伸还是后退。骨性Ⅲ类错𬌗畸形涉及到患者整个颅颌面部的结构，包括下颌骨、面中部复合体、颅基底结构和软组织，是多器官的综合性病变。主要表现为上下颌骨异常的形态和位置以及上下前牙的牙齿代偿，下颌前突、上颌正常的现象最为常见（43%），上颌发育不足约占 25%。与正常𬌗者相比，骨性三类者前颅底较短，下颌角多为钝角，髁突位置偏前方，上颌切牙唇倾，下颌切牙舌倾。骨性Ⅲ类错𬌗的发病表现出明显的家族聚集性，且具有多基因遗传病的特点，唇腭裂及全身疾病如垂体功能亢进、佝偻病等均可因下颌骨发育畸形表现出前牙反𬌗。上颌乳前牙早失，该部位牙槽骨发育受到影响，恒牙萌出位置偏舌侧而与对牙产生早接触，导致下颌闭口时向前移位，形成前牙反𬌗；乳前牙滞留，恒牙腭侧萌出，也会形成反𬌗关系。

（2）前牙反𬌗的治疗方法

当上前牙反𬌗和个别牙缺失后，则不建议勉强做成正常𬌗，还是做成反𬌗即可，一方面美学上修复体与邻牙很难协调，另外种植体位置的限制会让种植体非轴向受力增大而产生螺丝松动等并发症。

轻微到中度的反𬌗可以单独使用非手术治疗。从大量病例报告中可以看出，对于一些中度骨性Ⅲ类错𬌗患者，考虑到舒适、费用和风险等因素，不希望进行手术，可以使用单纯正畸治疗的方法，这类患者最重要的是建立正常稳定的咬合。使用种植支抗来对抗下颌牙齿向远中移动的力，使下颌整体后移，改变反𬌗，调整咬合关系，往往能取得很好的临床效果。对于严重的错颌畸形，正畸掩饰性治疗已无法解决问题，只有通过手术将颌骨或牙槽骨移动到正常位置。由于单独的下颌后退常不稳定，所以几乎所有的Ⅲ类患者都选择单独前移上颌或者上颌前移与下颌后退同时进行。

Stellzig-Eisenhauer 等提出，Wits 值的评估是决定发育中的Ⅲ类错𬌗是应该通过正畸掩饰治疗还是手术治疗的最具判断力的因素，Wits 值在 4.6±1.7mm 范围内者可以进行掩饰治疗。Franchi 等研究发现腭平面与下颌平面角（PP-MP）也是判断正畸掩饰治疗或手术治疗的关键因素，低面角患者更容易通过掩饰治疗更达到良好的效果。从修复的角度来看，目前临床上对于前牙反𬌗的治疗主要是咬合治疗和升高咬合垂直距离。

① 咬合治疗。咬合治疗是一种通过调整牙齿和牙周组织来控制作用于颞下颌关节的负载的方法。主要通过两种方法：减少肌肉活动和将咬合力重新分布到不同的牙齿上。对于任何前牙反𬌗患者，一定要在初诊时进行咬合检查，通过手法复位或其他临床方法获得正中关系，以确定反𬌗的原因是功能性的还是骨性的。如果在正中𬌗位发现早接触，将会促使下颌从正中𬌗位向牙尖交错位（MIP）运动的过程中出现偏斜，从而产生适应性的前牙反𬌗状态。这种情况可以通过调整咬合的方法来纠正反𬌗。首先术前进行模型制取，在正中关系位上𬌗架，然后进行咬合调整的诊断分析（ADOA），最终通过多次少量调整可以解决前牙反𬌗的问题。

② 升高咬合垂直距离。咬合垂直距离（occlusal vertical dimension，OVD）

是指下颌相对于上颌的垂直向距离，临床上表示牙尖交错位时面下 1/3 的距离。一般认为，垂直距离是由升颌肌群稳定的重复收缩长度决定的。目前多数学者认为，咬合垂直距离可以发生适应性改变，其能够长期改变的生理性基础是周围神经末梢感觉可发生一定程度的可塑性变化。有实验表明，OVD升高 2mm 后，早期咀嚼肌出现急性炎症反应，28 天后发生改建，即恢复为正常的肌纤维结构，说明持续升高垂直距离使咀嚼肌对感觉的敏感性减弱，从而发生适应性改建。然而，OVD 升高得过多，持续时间过长，咀嚼肌将发生病理性变化，出现退变、萎缩。有研究证明，当升高的垂直距离明显大于咬合垂直距离时，咬合力明显增大，垂直距离升高过多会引起咀嚼肌收缩。对于前牙反𬌗者，要根据前牙接触点来确定需要升高的垂直距离。下前牙正确位置的最终确定，是在去除所有的𬌗干扰后，下颌闭合到新的咬合垂直高度时没有出现任何偏斜的位置。有学者提出，髁突从正中关系向最大牙尖交错位（MIP）移动 1mm，前牙可升高 2mm，咀嚼肌长度增加 1mm，刚好被髁突下移 1mm 所抵消，所以前牙抬高 2mm 并不会导致咀嚼肌长度增加，新的𬌗位可以保持稳定。即使升高的距离较大，只要咀嚼肌能恢复原来的收缩长度，升高的 OVD 仍然可以接受。但是需要注意的是，抬高前牙的同时需要增加后牙的垂直距离，局部咬合抬高会形成阶梯式咬合，所以需要对全牙弓进行修复改形，或利用正畸移动。所以，除非现有的垂直距离无法保证治疗效果，否则不要轻易改变垂直距离。

如果患者因美观问题要求修复为正常𬌗，则需要考虑升高垂直距离。如果下颌可以后退至前牙对刃，能在正中关系达到最大牙尖交错位，就可以改变垂直距离。根据术前反覆𬌗的量来确定需要抬高的距离，由于垂直距离是由升颌肌群的收缩长度决定的，如果髁突向下移动的距离不干扰升颌肌群的收缩，就可以增加面下 1/3 的高度。增加了前牙的垂直距离就必须抬高后牙的咬合垂直距离，所以后牙需要同时修复。但是垂直距离升高是一个缓慢适应的过程，耗时长，费用高，结果也往往不可预测，如果患者原有的咬合能够保持稳定，关节和肌肉发生了适应性改变，就没有必要增加垂直距离了。如图 5-8-8 展示病例是下颌连续 2 颗中切牙不能保留，建议做普通冠桥修复，待将来邻牙、上下颌牙齿丢失后再整体考虑。

如果前牙反𬌗患者不接受正畸或者抬高咬合的治疗，建议在种植修复时维持原有的咬合状态，这更符合种植体力学分布，可避免远期并发症的出现。

病例展示

前牙反𬌗模型及病例见图 5-8-1～图 5-8-8。

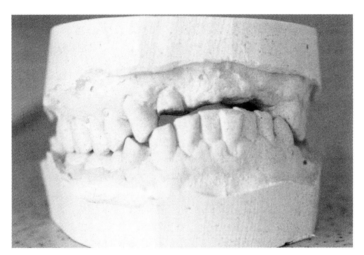

图5-8-1　上前牙反𬌗病例石膏模型正面观

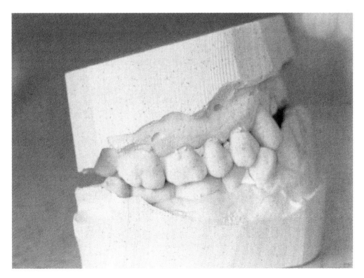

图5-8-2　上前牙反𬌗病例石膏模型侧面观

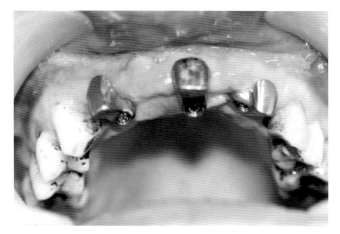

图5-8-3　上前牙反𬌗种植后个性化基台修复

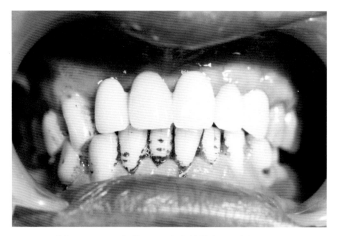

图5-8-4　上前牙反𬌗种植修复后美学效果

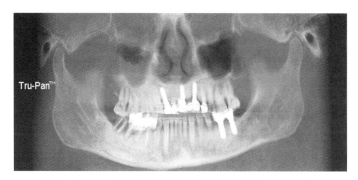

图5-8-5　百康特种植体上前牙反𬌗种植修复后影像

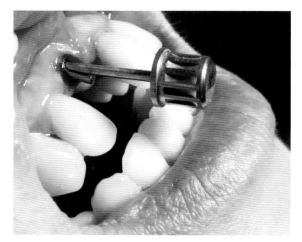

图5-8-6 上前牙反𬌗个别牙缺失种植修复种植体轴向

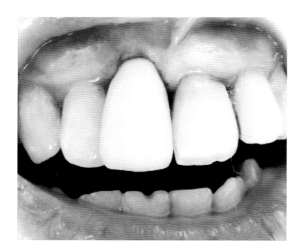

图5-8-7 上前牙反𬌗个别牙缺失种植修复

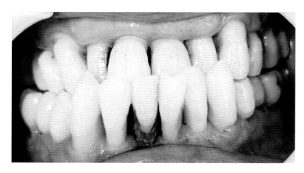

图5-8-8 反𬌗病例下颌个别牙不能保留病例

注：图 5-8-1～图 5-8-5 由福建省漳州市口腔医院陈永辉提供，图 5-8-6、图 5-8-7 由北京博康泰口腔医院梁立山提供，图 5-8-8 由山西省太原市恒依菲尔口腔王瑞提供。

参考文献

[1] 胡航.前牙反（𬌗）患者下前牙区种植的短期临床观察 [D].南昌大学，2019.

[2] Ngan P，Hu A M，Fields H W. Treatment of class III problems begins with differential diagnosis of anterior crossbites [J]. Pediatric dentistry，1997，19（6）：386-395.

[3] Turley P K . Orthopedic correction of class III malocclusion with palatal expansion and custom protraction headgear [J]. J. Clin. Orthod. 1988，22（5）：314-325.

[4] Parker M G，Jr L J，Martin D E . Mandibular prognathism [J]. Clinics in Plastic Surgery，989，66（2）：140-171.

[5] Spalj S，Mestrovic S，Lapter V M，et al. Skeletal components of class III malocclusions and compensation mechanisms [J]. J Oral ehabil，2008，35（8）：629-637.

[6] 王爽，丰培勋，陈曦，等.骨性安氏Ⅲ类错𬌗的家族聚集性研究 [J]. 临床口腔医学杂志，2012，28（10）：622-624.

[7] Melink S，Vagner M V，Hocevar-Boltezar I，et al. Posterior crossbite in the deciduous dentition period，its relation with sucking habits，irregular orofacial functions，and to laryngological findings [J]. American Journal of Orthodontics & Dentofacial Orthopedics，2010，138（1）：32-40.

[8] Moullas AT，Palomo JM，Gass JR，et al. Nonsurgical treatment of a patient with a class III malocclusion. Am J Orthod Dentofacial Orthop，2006，129：s111-s118.

[9] Kuroda Y，Kuroda S，Alexander RG，Tanaka E. Adult class III treatment using a J-hook headgear to the mandibular arch. Angle Orthod 2010，80（2）：336–343.

[10] Sugawara Y，Kuroda S，Tamamura N，et al. Adult patient with mandibular protrusion and unstable occlusion treated with titanium screw anchorage [J]. American Journal of Orthodontics & Dentofacial Orthopedics，2008，133（1）：102-111.

[11] Stellzig-Eisenhauer A，Lux CJ，Schuster G. Treatment decision in adult patients with class Ⅲ malocclusion：orthodontic therapy or orthognathic surgery？ Am J Orthod Dentofacial Orthop，2002，122（1）：27-37.

[12] Franchi L，Baccetti T，Tollaro I. Predictive variables for the outcome of early functional treatment of class Ⅲ malocclusion. Am J Orthod Dentofacial Orthop，1997，112（1）：80-86.

[13] Dimatteo A.Pounding on the occlusion pulpit.wherein lies all the controversy？ Inside Dent 2008，4：1-2

[14] Ferreira C F，Prado A M，Pereira，et al. The value of occlusion in dentistry：a clinical report showing the correction of an anterior reverse articulation with selective occlusal adjustment [J]. Journal of Prosthodontics，2016，25（5）：407-410.

[15] Akagawa Y，Nikai H，Tsuru H . Changes in the pattern of SDH and PhR staining in fibres of rat masseter muscle following long-term functional stretch [J]. Archives of Oral Biology，1983，28（5）：447-451.

[16] Prombonas A，Vlissidis D，Molyvdas P . The effect of altering the vertical dimension of occlusion on biting force [J]. Journal of Prosthetic Dentistry，1994，71（2）：139-143.

[17] Li Y . Considerations of treatment planning for prosthodontic therapy in increased occlusal vertical dimension cases

[J]. Chinese journal of stomatology, 2008, 43（4）: 218-220.

[18] Katranji A, Misch K, Wang H L. Cortical bone thickness in dentate and edentulous human cadavers [J]. Journal of Periodontology, 2007, 78（5）: 874-878.

[19] Dawson P E . Functional occlusion: from TMJ to smile design [J]. Journal of Prosthodontics, 2010, 17（3）: 251.

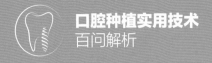

口腔种植实用技术
百问解析

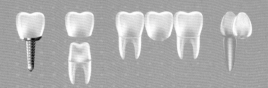

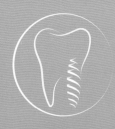

六、种植数字化相关问题

1. 下颌运动实时记录系统的原理是什么？如何进行临床操作？

2. "虚拟患者"是如何创建的？创建"虚拟患者"有何意义？

3. 种植导板有哪些应用？如何进行误差分析？

4. 数字化口外扫描在无牙颌固定修复中制备数字化印模的精度如何？

5. 无牙颌种植中应用数字化导板的临床流程是怎样的？

1. 下颌运动实时记录系统的原理是什么？如何进行临床操作？

传统的𬌗位关系转移方法一般仅考虑患者的静态咬合关系，而不是模拟患者每一时刻的真实咬合运动。目前，下颌运动实时记录系统可通过下颌运动描记仪和计算机辅助设计软件来实时记录并重建个性化的下颌运动。与传统机械𬌗架相比，下颌运动实时记录系统能记录患者的动态咬合关系，并且具有操作便捷、精确度高以及数据可长期保存等优势。另外，该类系统将进一步展现其特有的价值，推动虚拟口腔患者的构建及远程医疗的发展。

下颌运动实时记录系统（real-time mandibular motion recording system）是一种用于记录及分析人体下颌牙齿及髁突运动轨迹的装置，它在口腔医学多个学科中皆有着较为重要的应用。下颌运动实时记录系统普遍由咬合信息记录部分和分析部分组成，能够记录下颌在每一时刻中相对于此系统中记录装置的运动状态与轨迹；并且所得数据可同患者的锥形束计算机断层扫描（cone beam computed tomography，CBCT）数据、面部扫描数据及口内扫描数据相整合，构建 3D 虚拟牙科患者。因此，下颌运动实时记录系统能在一定程度上辅助临床医生进行诊断和制订治疗计划，也可以协助口腔技师进行修复体的设计与制作等。

下颌运动实时记录系统分为机械式下颌运动实时记录系统和电子式下颌运动实时记录系统两种。机械式下颌运动实时记录系统即机械式运动面弓，此类系统首先需确定下颌运动铰链轴，然后将此位置作为参考对下颌运动的轨迹进行描记。

以吉尔巴赫电子面弓和𬌗架为例：电子式下颌运动实时记录系统通过数字化技术极大地简化了下颌运动记录装置的结构，减轻了该类装置的重量，使得精度得到了更好的保证，使零调成为可能，更是推进了构建虚拟口腔患者、达到数字化口腔的进程。吉尔巴赫运动测量仪利用超声波的相关理论，其主机不断发射超声波的同时也接收头戴式定位装置反射回来的超声波，通过空间位置坐标转化算法实现牙列动态咬合实时记录；同时该系统能够将CBCT 数据、口内扫描数据、下颌运动等数据整合起来，协助进行患者诊断及个性化修复体的制作。

具体使用方法如下（如图 6-1-1 ～图 6-1-5 所示，由航天中心医院周宏志提供）。

① 常规进行口内扫描以获得上下颌牙列的数据。

② 咬合托盘（带有放射阻射物）：托盘正反两面皆注射咬合记录专用硅橡胶，正确记录患者上下颌关系，用于后期校准。

③ 将金属弓弯制成与患者下颌牙弓相匹配的弧形，并用树脂将其黏固于患者下颌牙弓。

④ 金属弓完全固位后为患者戴好上部面弓，其作为信号接收装置的同时具有抵消患者头部整体摆动所产生的误差的作用。

⑤ 将小磁盘连接于咬合托盘前部，下部面弓亦与其连接以进行校准步骤。

⑥ 校准完成后嘱患者进行各个方向上的咬合运动即可。

⑦ 使用"SICAT function"软件对获得的下颌运动数据及牙列数据与CBCT数据进行整合（此处咬合托盘可有助于数据的叠加），成功获得虚拟患者，可用于患者诊断、确定治疗计划及修复体的设计制作等。

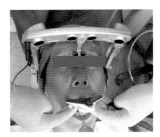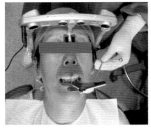

图6-1-1　头戴式电子面弓测试上颌颌托与下颌颌叉的电子信号

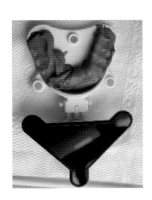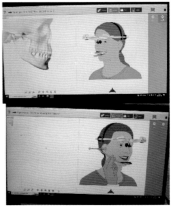

图6-1-2　上颌颌托及电子面弓模式图

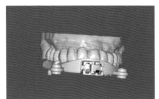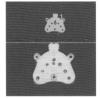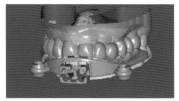

图6-1-3 咬合数据应用于义齿设计软件中

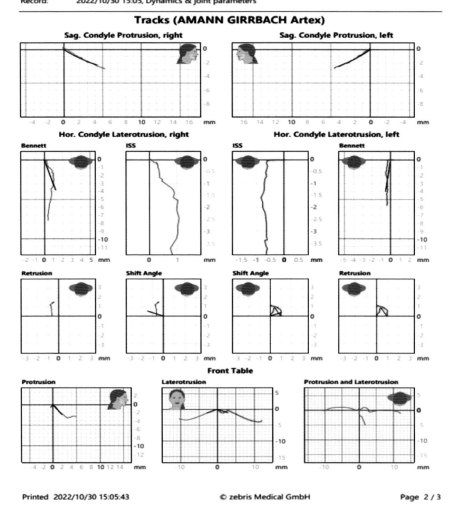

图6-1-4 电子面弓测得数据报告（说明：左右侧前伸髁导、左右侧方髁导bennet角、左右迅即侧移、左右髁突后退距离、左右侧尖牙引导高度、前伸切导。这是患者个性的真实的下颌运动，能够反映患者真实的下颌运动的状态，利用这一下颌运动轨迹来指导技师对临时冠的制作）

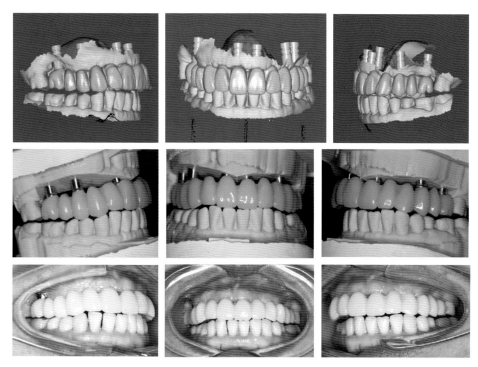

图6-1-5　从虚拟患者到现实的转换；在功能和美学上对患者进行全方位模拟，真正达到零调殆的目的

电子面弓：该设备记录患者铰链轴运动，从而计算出前伸髁导、切导、侧方颌的运动轨迹度数，实现修复体以此运动轨迹为准，制作出准确的咬合轨迹运动，解决咬合干扰问题，实现最理想化牙尖交错咬合。

电子面弓的效果评价：

① 电子面弓在测量切导、髁导斜度等参数时，与机械颌架所测得的参数差异较小；

② 以下颌中切牙运动为测量对象，电子面弓的精度为 0 ～ 1mm；

③ 使用基于口内扫描配准的电子面弓，整体测量误差为 0.61mm±0.05mm。

有研究指出：下颌运动记录系统在测量切导、髁导斜度等参数时，与机械颌架所测得的参数之间差异较小。不同学者对其准确性进行了定量的研究，以下颌中切牙运动为测量对象，研究结果表明精度为 0 ～ 1mm。因此，需要学者们在相关领域做出更多的研究，评估并提高下颌运动实时记录系统在具体病例中的应用水平。随着相关物理学科及计算机技术的发展、成熟，下颌运动实时记录系统必定会在精度、易使用性方面得到提升。

参考文献

[1] Bando E, Nishigawa K, Nakano M, et al. Current status of researches on jaw movement and occlusion for clinical application [J]. Jpn Dent Sci Rev, 2009, 45（2）: 83-97.

[2] Harris BT, Montero D, Grant GT, et al. Creation of a 3-dimensional virtual dental patient for computerguided surgery and CAD-CAM interim complete removable and fixed dental prostheses: a clinical report [J]. J Prosthet Dent, 2017, 117（2）: 197-204.

[3] 刘峰，师晓蕊. 面弓架应用基本技术 [M]. 北京：人民卫生出版社，2018，58-63.

[4] Kurbad A. Three-dimensional registration of real jaw motion tracking data and its therapeutic consequences [J]. Int J Comput Dent, 2018, 21（1）: 57-70.

[5] Aslanidou K, Kau CH, Vlachos C, et al. The fabrication of a customized occlusal splint based on the merging of dynamic jaw tracking records, conebeam computed tomography, and CAD-CAM digital impression [J]. J Orthod Sci, 2017, 6（3）: 104-109.

[6] Hanssen N, Ruge S, Kordass B. SICAT function: anatomical real-dynamic articulation by merging cone beam computed tomography and jaw motion tracking data [J]. Int J Comput Dent, 2014, 17（1）: 65-74.

[7] 李如意，罗锋，万乾炳. 下颌运动实时记录系统的原理及其应用进展 [J]. 国际口腔医学杂志，2022，49（2）: 7.

2. "虚拟患者"是如何创建的？创建"虚拟患者"有何意义？

适用于口腔临床的计算机辅助设计和计算机辅助制造（computer aided design and computer aided manufacturing，CAD/CAM）在临床医生的诊断和治疗方面应用越来越广泛。其中，在 CAD/CAM 系统中再现患者个性化动态咬合关系，构建具有真实的下颌运动的 3D 虚拟患者的研究与实践正在不断的展开。数字化技术的发展使得在临床诊疗过程中建立三维虚拟牙科患者成为现实，临床医生借助口内扫描、面部扫描、CBCT 等技术可以建立一个口腔虚拟患者，但是此虚拟患者无非正中咬合记录，难以实现下颌运动的模拟。故若对患者的个性化下颌运动进行记录，则能够使得通过数字化建立起来的口腔虚拟患者具有真实的咬合运动，在功能和美学上对患者进行全方位模拟，供后续诊疗过程利用、参考。在建立了一个具有美学和功能全要素的虚拟患者后，进行远程医疗的可行性大大增加，可以在很大程度上改善医疗资源分配不合理等问题，真正实现互联网医疗。

数字化技术在口腔种植治疗领域发展迅猛，以其精准的数据采集、科学的辅助方式改变着临床医生的诊疗方式和治疗理念。与传统技术相比，数字化采集技术在数据准确程度、临床操作效率、患者就诊体验和数据储存等方面展现了明显优势。

第一，通过数字化技术在术前诊断评估中的应用，口内扫描或者模型扫描信息参数转为 STL 文件格式，与 CBCT 拟合在相关软件中设计数字化导板，可作为信息载体，实现对种植手术的引导；在设计数字化导板时，需利用 CAD 软件，整合软硬组织、修复体等信息；数字化导板通过切削或者 3D 打印方式完成，尽可能地还原实际模板，提高模板的精确度。

第二，CAD/CAM 技术在口腔医学中的应用以扫描获得的数字图像为基础，逐渐形成了数字化印模技术，与传统的印模修复技术相比，数字化印模技术可明显减少患者的不适，无需进行灌注制作石膏模型，在计算机辅助设计软件与制作软件的支持下，实现对修复体位置、形态等的设计与完善。

第三，建立虚拟患者，对修复体进行设计和切削，患者的面部及口内信息可通过数字化采集技术获取，再通过计算机叠加和拟合，建造"虚拟患者"辅助治疗。构建"虚拟患者"时通常需要采集患者如下数据：颌骨、牙龈、牙列和咬合等口内软硬组织信息，面部轮廓（面扫）信息、关节及咀嚼肌相关信息，然后在软件内进行相关的拟合，根据这些信息设计好牙齿后再进行切削。

第四，将虚拟转化为现实，将虚拟颌架的相关信息转移到全可调颌架上，在全可调颌架上进行正中、前伸、侧方的咬合调整，打磨抛光，转移到临床戴牙。

虚拟患者的创建见图 6-2-1 和图 6-2-2。

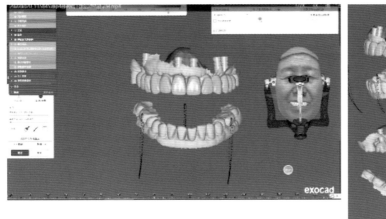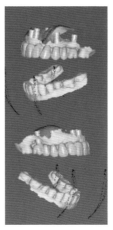

图6-2-1　带有下颌运动实时记录系统参数的虚拟患者
记录系统，配准虚拟患者，虚拟颌架—CBCT—口扫—面扫—电子面弓（作者周宏志）

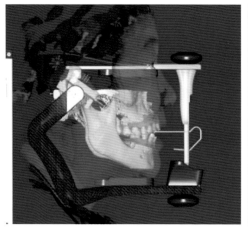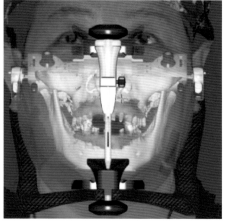

图6-2-2　不带有下颌运动实时记录系统参数的虚拟患者

虚拟𬌗架—CBCT—口扫—面扫，配准虚拟患者（作者周宏志）

参考文献

［1］ Li JY, Sommer C, Wang HL, et al. Creating a virtual patient for completely edentulous computer-aided implant surgery: a dental technique［J］. J Prosthet Dent, 2021, 125（4）: 564-568.

［2］ Joda T, Gallucci GO, Wismeijer D, et al. Augmented and virtual reality in dental medicine: a systematic review［J］. Comput Biol Med, 2019, 108: 93-100.

［3］ Harris BT, Montero D, Grant GT, et al. Creation of a 3-dimensional virtual dental patient for computerguided surgery and CAD-CAM interim complete removable and fixed dental prostheses: a clinical report［J］. J Prosthet Dent, 2017, 117（2）: 197-204.

［4］ 黄若萱, 黄宝鑫, 武诗语, 等.口内数字化印模技术在口腔种植中的应用现状与研究进展［J］. 口腔医学, 2019, 39（6）: 539-543.

［5］ 吴政达, 魏冬豪, 邸萍, 等.椅旁数字化可切削材料在种植修复中的应用及进展［J］. 中华口腔医学杂志, 2019, 54（10）: 707-711.

3. 种植导板有哪些应用？如何进行误差分析？

CAD/CAM（computer aided design/computer aided manufacturing, CAD/CAM）和锥体束CT（cone beam computed tomography, CBCT）技术的发展和应用使得种植外科导板（surgical guide）得到了更为广泛的应用，根据导板支持的方式可以分为：牙支持式，骨支持式和黏膜支持式。牙支持式是将导板固定在种植位点邻近的牙上，稳定性较好，一般用于余留牙较多的病例；骨支持式是用辅助的固位钉将导板固定在翻黏骨膜瓣的骨面上，适用于牙列大面积缺损或缺失的患者；黏膜支持式一般用于无牙颌患者全口种植，需要使用固位钉。

导板的制作过程一般是术前拍摄 CBCT 并采集口内模型，得到患者颌骨影像数据与口内模型，导入导板设计软件设计种植手术及修复方案，生成数字化导板 3D 数据；同时根据如颌骨骨质、黏膜厚度等具体情况确定具体的植入流程；将设计好的 3D 数据导入 3D 打印机中，完成导板基体的制作；再经过清洗、装配导管等一系列工序得到最终成品的个性化定制数字化导板。

数字化种植外科导板（见图 6-3-1）的应用一般包括 3 种。

① 定位导板。在导板支持下，只使用定位钻在导板引导下完成种植窝的初始预备，确定种植体的方向和深度，然后去除导板再应用相应种植系统配套工具完成后续备洞步骤。

② 通用导板。在导板支持下，用导板系统配套的通用钻头逐级备洞，完成最后成型钻之前的所有步骤，获得角度、位置、深度准确的底洞，然后去除导板，应用相应配套工具完成最终扩孔钻的备洞，适用于未配备导航系统的各种种植体系统。

③ 专用导板。前提是所使用的种植体系统有相应的导航系统，在导板引导下完成窝洞制备及种植体的植入。

种植外科导板的优点：导板可以简化手术步骤，节约时间，比如传统的种植一般需要翻瓣种植，但是利用数字化导板的引导，可以将大部分简单的种植设计成不翻瓣种植，节约了时间；此外，还大大减少了创伤，遵循了微创理念，减少了翻瓣带来的骨吸收的风险；也适用于牙科恐惧症患者的治疗，减少焦虑。导板的使用能使种植的设计和实际植入位置角度的误差大大减小，适用于种植初学者操作，遵循了以修复为导向的种植治疗理念。

种植外科导板的缺点：相比传统种植方法，导板的使用会减少术区的暴露，遮挡了视野，预备过程相比传统方法失去了视觉上的第一感觉，不能随着操作过程调整预备的角度，灵活性较差，虽然总体误差较小，但是一旦有设计失误，而又盲目依赖种植导板，容易造成神经损伤等严重的并发症。导板、钻针和压板等部分的高度叠加，可能会超过患者的开口度，造成设计后不能使用的问题。目前一般的种植系统是钻针外冷却，需要向种植区域喷冷却水加反复提拉操作，才能达到窝洞的低产热，减少骨坏死可能，但是外冷却不适合导板的使用，为了保证种植预备的准确性，需要尽量减少黏膜和导板之间、套筒和钻针之间的缝隙，明显不利于对种植窝洞的冷却，冷却效果较差。

由于导板制作流程复杂，工序较多，每一步都可能有系统误差，所有误差汇总在一起可以显示出种植外科导板的精确性，导板的精确性不仅影响到种植体植入的位点及修复后的美观和功能，更影响着种植手术的安全性，如下颌后牙区种植窝洞的制备方向或深度稍有偏差，在某些病例中可能会损伤下牙槽神经。Van Assche 等回顾了 19 篇以往的文献，得出结论：总角度偏差 3.81°，种植体深度偏差 0.46mm，尖端偏差 1.23mm，颈部偏差 1.09mm。Ozan 等的研究试验了 110 枚种植体，其中 50 枚应用骨支持式导板，30 枚应用牙支持式导板，30 枚应用黏膜支持式导板。经测量得出，角度偏差值在骨支持组为 4.63°±2.6°，牙支持组为 2.91°±1.3°，黏膜支持组为 4.51°±2.7°；种植体颈部与尖端偏差值在骨支持组分别为（1.28±0.90）mm 和（1.57±0.90）mm，牙支持组分别为（0.87±0.40）mm 和（0.95±0.60）mm，黏膜支持组分别为（1.06±0.60）mm 和（1.60±1.00）mm。Valente 等评估了两个种植中心共计植入 106 枚种植体，测量得出角度偏差值为 7.9°，颈部与尖端偏差值分别为 1.4mm 与 1.6mm，并未发现不同种植中心行数字化口腔种植手术间的差异性。

影响导板精确度的因素有以下两方面。

① 生产过程中出现的偏差。口内印模不够准确，CT 扫描时产生影像伪影，CT 数据三维重建中阈值的设置、模型扫描数据与 CT 数据配对等系统误差均会对数字化导板的精准性产生影响。3D 打印过程中所产生的偏差值小于 0.25mm，而 CBCT 扫描层厚 0.2 ～ 0.4mm。CBCT 扫描层厚决定了 CBCT 的精度，进而会影响后续方案的设计。这些系统误差是只能尽量减小但是难以避免的。

② 导板的设计。研究认为牙支持式导板的准确性不低于其他两种支持形式，但是制作牙支持式导板对口腔余留牙的数量和质量有一定的要求。支持形式的设计并不能以医生的意志为转移，需要考虑客观因素。而且目前不同的研究对导板支持形式造成的误差并没有一致的结论，没有研究显示牙支持式导板准确度低于其他两种。

使用一个导板还是使用一套多个导板会对准确性造成影响。此外，设计中固定针的数量也可能对准确性有影响。

目前种植导板系统品牌多种多样，但是针对不同导板系统的研究显示，主流的导板系统之间并没有明显差异。

影响种植外科导板的精确性的因素多种多样，医生在导板的设计和制作过程中要充分参与，保证每一个过程的精确性。在使用导板进行植入时要对导板的设计和使用了如指掌，对包括固位钉洞在内的每一个窝洞周围的解剖结构都能充分了解，不盲目相信导板，要向没有导板一样使用测量杆进行位置、角度和深度的测量，才能有的放矢。

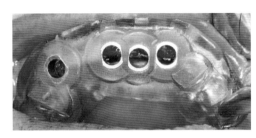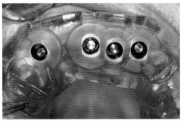

图6-3-1　数字化种植外科导板（Edmonton Diagnostic Imaging Inc）

参考文献

[1] Van Steenberghe D, Glauser R, Blombäck U, et al. A computed tomographic scan–derived customized surgical template and fixed prosthesis for flapless surgery and immediate loading of implants in fully edentulous maxillae: a prospective multicenter study [J]. Clinical implant dentistry and related research, 2005, 7: s111-s120.

[2] Hultin M, Svensson K G, Trulsson M. Clinical advantages of computer-guided implant placement: a systematic review [J]. Clinical oral implants research, 2012, 23: 124-135.

[3] D' haese J, Van De Velde T, Komiyama A I, et al. Accuracy and complications using computer-designed stereolithographic surgical guides for oral rehabilitation by means of dental implants: a review of the literature [J]. Clinical implant dentistry and related research, 2012, 14（3）: 321-335.

[4] Van de Velde T, Glor F, De Bruyn H. A model study on flapless implant placement by clinicians with a different experience level in implant surgery [J]. Clin Oral Implants Res. 2008, 19（1）: 66-72.

[5] Komiyama A, Pettersson A, Hultin M, et al. Virtually planned and template-guided implant surgery: an experimental model matching approach [J]. Clin Oral Implants Res. 2011, 22（3）: 308-313.

[6] Van Assche N, Vercruyssen M, Coucke W, et al. Accuracy of computer-aided implant placement [J]. Clin Oral Implants Res. 2012, 23（Suppl 6）: 112-123.

[7] Beretta M, Poli PP, Maiorana C. Accuracy of computer-aided template-guided oral implant placement: a prospective clinical study [J]. J Periodontal Implant Sci. 2014; 44（4）: 184-193.

[8] Ozan O, Turkyilmaz I, Ersoy AE, et al. Clinical accuracy of 3 different types of computed tomography-derived

stereolithographic surgical guides in implant placement [J]. J Oral Maxillofac Surg. 2009, 67 (2): 394-401.

[9] Valente F, Schiroli G, Sbrenna A. Accuracy of computer-aided oral implant surgery: a clinical and radiographic study [J]. Int J Oral Maxillofac Implants. 2009, 24 (2): 234-242.

[10] Sarment DP, Sukovic P, Clinthorne N. Accuracy of implant placement with a stereolithographic surgical guide [J]. Int J Oral Maxillofac Implants. 2003, 18 (4): 571-577.

[11] Nickenig HJ, Wichmann M, Hamel J, et al. Evaluation of the difference in accuracy between implant placement by virtual planning data and surgical guide templates versus the conventional free-hand method: a combined in vivo-in vitro technique using cone-beam CT (part II) [J]. J Craniomaxillofac Surg. 2010, 38 (7): 488-493.

[12] Pozzi A, Tallarico M, Marchetti M, et al. Computer-guided versus free-hand placement of immediately loaded dental implants: 1-year post-loading results of a multicentre randomised controlled trial [J]. Eur J Oral Implantol. 2014, 7 (3): 229-24

[13] Ersoy AE, Turkyilmaz I, Ozan O, et al. Reliability of implant placement with stereolithographic surgical guides generated from computed tomography: clinical data from 94 implants [J]. J Periodontol. 2008, 79 (8): 1339-1345.

[14] Rungcharassaeng K, Caruso JM, Kan JY, et al. Accuracy of computer-guided surgery: a comparison of operator experience [J]. J Prosthet Dent. 2015, 114 (3): 407-413.

[15] Horwitz J, Zuabi O, Machtei EE. Accuracy of a computerized tomography-guided template-assisted implant placement system: an in vitro study [J]. Clin Oral Implants Res. 2009, 20 (10): 1156-1162.

[16] El Kholy K, Lazarin R, Janner S F M, et al. Influence of surgical guide support and implant site location on accuracy of static computer-assisted implant surgery [J]. Clinical oral implants research, 2019, 30 (11): 1067-1075.

4. 数字化口外扫描在无牙颌固定修复中制备数字化印模的精度如何?

牙列缺失患者不仅咀嚼功能基本丧失,患者的发音和美观功能还会部分受损,给患者的身体和心理带来了巨大影响。多颗种植体支持的固定义齿修复有效地改善了传统全口义齿的固位和稳定性,大大提高了患者的咀嚼功能和生活质量。种植体支持的固定义齿修复用于牙列缺失患者的治疗,已经被证实是一种可靠的治疗方法,但如何准确获取多颗种植体的印模,仍是临床上存在的主要难点之一。摄影测量是一种使用三维坐标测量的技术,从摄影图像中可以确定两个或多个种植体之间的空间位置。ICam 4D 是由瑞士的 Imetric 4D 公司基于摄影测量技术开发和制造的立体摄像机,通过识别带有单独编码的矩形立方体扫描杆来确定种植体的空间位置。

迄今为止,尚没有可靠的方法用于牙列缺失患者多颗种植体数字化印模的制取。Lee 等人分析了口内扫描技术获取牙列缺失种植固定修复患者数字化印模的精度,发现口内扫描的数字化印模的精度低于传统的开窗夹板式聚醚印模。近年来，基于立体摄影测量技术的口外扫描技术在牙列缺失种植固定修复中的应用，是数字化印模技术的研究热点之一。体外研究证实，基于立体摄影测量技术获取的多颗植体空间位置，其线性误差小于 5μm，并且其线性误差不会随着种植体数目的增加而增加，线性误差与种植体的数量无关。也有研究表明，ICam 4D 获取研究模型上 6 颗种植体的准确度（truness）为 24.45μm，精确度（precision）为 2μm。近期，也有研究表明基于 ICam 4D 获取上颌研究模型 6 个种植体的三维空间误差为 77.6μm，显著高于通过 3D 打印金属夹板和环氧树脂固定 6 颗植体后采用 3D 打印个性化树脂托盘制取的印模（种植体三维空间误差为 11.7μm），符合临床上对于修复体与基台间 10 ～ 150μm 的间隙，实现了被动就位的要求。

目前 ICam 4D 用于牙列缺失种植固定修复患者的数字化印模制取，也有亟需改进的方面。ICam 4D 相机在获取种植体空间位置信息的同时，不能记录患者口腔内软组织的信息，必须通过扫描石膏模型，或者使用口内扫描仪对种植体及周围软组织进行二次扫描。

参考文献

[1] Wee AG, Aquilino SA, Schneider RL. Strategies to achieve fit in implant prosthodontics: a review of the literature [J]. Int J Prosthodont, 1999, 12: 167-178.

[2] Agustín-Panadero R, Peñarrocha-Oltra D, Gomar-Vercher S, et al. Stereophotogrammetry for recording the position of multiple implants: technical description [J]. Int J Prosthodont, 2015, 28: 631-636.

[3] Sánchez-Monescillo A, Sánchez-Turrión A, Vellon-Domarco E, et al. Photogrammetry impression technique: a case history report [J]. Int J Prosthodont, 2016, 29: 71-73.

[4] Marta Revilla-León, Wael Att, et al. Comparison of conventional, photogrammetry, and intraoral scanning accuracy of complete-arch implant impression procedures evaluated with a coordinate measuring machine [J]. J Prosthet Dent, 2021, 125: 470-478.

[5] Ma B, Yue X, Sun Y, et al. Accuracy of photogrammetry, intraoral scanning, and conventional impression techniques for complete-arch implant rehabilitation: an in vitro comparative study [J]. BMC Oral Health, 2021, 21: 636-645.

[6] Park JI, Yoon TH. A three-dimensional image-superimposition CAD/CAM technique to record the position and angulation of the implant abutment screw access channel [J]. J Prosthet Dent, 2013, 109: 57-60.

[7] Lee SJ, Betensky RA, Gianneschi GE, et al. Accuracy of digital versus conventional implant impressions [J]. Clin Oral Implants Res, 2014, 26: 715-719.

[8] Peñarrocha-Oltra D, Agustín-Panadero R, Bagán L, et al. Impression of multiple implants using photogrammetry: description of technique and case presentation [J]. Med Oral Patol Oral Cir Bucal, 2014, 19: 366-371.

[9] Pradíes G, Ferreiroa A, et al. Using stereophotogrammetric technology for obtaining intraoral digital impressions of

implants [J]. J Am Dent Assoc, 2014, 145: 338-344.

[10] Sánchez-Monescillo A, Sánchez-Turrión A, Vellon-Domarco E, et al. Photogrammetry im - pression technique: a case history report [J]. Int J Prosthodont, 2016, 29: 71-73.

[11] Bergin JM, Rubenstein JE, Mancl L, et al. An in vitro comparison of photogrammetric and conventional complete -arch implant impression techniques [J]. J Prosthet Dent, 2013, 110: 243-251.

[12] Schwarz MS. Mechanical complications of dental implants [J]. Clin Oral Implants Res, 2000, 11 (suppl 1): 156-158.

[13] Sahin S, Cehreli MC. The significance of passive framework fit in implant prosthodontics: current status [J]. Implant Dent, 2001, 10: 85-92.

[14] Abduo J, Lyons K, Bennani V, Waddell N, Swain M. Fit of screw-retained fixed implant frameworks fabricated by different methods: a systematic review [J]. Int J Prosthodont, 2011, 24: 207-220.

5. 无牙颌种植中应用数字化导板的临床流程是怎样的？

常规应用数字化种植外科导板的流程主要包括：①临床检查；② CBCT 扫描；③制取模型或口内扫描；④三维软件中进行方案设计并生成虚拟导板；⑤通过 3D 打印等技术制作数字化导板；⑥按照设计方案在导板引导下完成备洞与植入。无牙颌患者在应用数字化导板时，由于其解剖结构的特殊性，除上述基本步骤外，还需要术前诊断排牙、制作放射导板、二次拍摄 CBCT、术中采用咬合记录等方式固位导板等步骤。以上步骤的最终目的都是为了提高无牙颌数字化导板的临床应用精度。无牙颌患者在种植术前制作理想的诊断排牙作为参考极为重要。随着下颌运动轨迹分析系统、数字化咬合分析系统、面部扫描等口腔数字化信息采集技术的飞速发展，人们已经可以通过整合这些先进的数字化采集技术来构建"虚拟患者"，从而进行直观的虚拟美学分析、咬合分析、手术方案设计等。但这些设备费用昂贵，精度与便捷性都尚未达到临床需求。因此，传统的诊断义齿制作方法仍然是临床上最常用且十分可靠的辅助手段。

参考文献

[1] 张健, 王庆福, 王艳颖, 等.数字化导板在口腔种植中的应用 [J].中国实用口腔科杂志, 2014, 7 (3): 129-133.

[2] Ahn SJ, Tsou L, Antonio Sánchez C, et al. Analyzing center of rotation during opening and closing movements of the mandible using computer simulations [J]. J Biomech, 2015, 48 (4): 666-671.

[3] Ayuso-Montero R, Mariano-Hernandez Y, Khoury-Ribas L, etal. Reliability and validity of T-scan and 3D intraoral scanning for measuring the occlusal contact area [J]. J Prosthodont, 2020, 29 (1): 19-25.

[4] Luo Q, Ding Q, Zhang L, et al. Analyzing the occlusion variation of single posterior implant- supported fixed prostheses

by using the T- scan system: a prospective 3- year follow- up study ［J］. J Prosthet Dent, 2020, 123（1）: 79-84.

［5］ Amornvit P, Sanohkan S. The accuracy of digital face scans obtained from 3D Scanners: an in vitro study ［J］. Int J Environ Res Public Health, 2019, 16（24）: 5061.

［6］ 王庆福，李笑班，孙晓迪，毛玉璞，张健.数字化外科导板在复杂无牙颌种植修复中的个性化应用 ［J］.中国实用口腔科杂志，2022, 15（01）: 7-13.

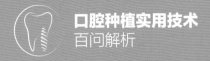

口腔种植实用技术
百问解析

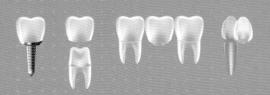

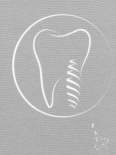

七、与系统性疾病相关问题

1. 对于糖尿病患者或糖耐量异常的患者，临床上如何把握种植适应证？

2. 被诊断为骨质疏松的患者对种植体成功率有影响吗？影响如何？

3. 短期戒烟是否会对种植体成功率有影响？

4. 佩戴金属首饰皮肤过敏，是否是种植的禁忌？如何判断和界定？

5. 白血病患者进行骨髓移植术后能否进行种植手术，手术时机是什么时候？

6. 吸烟对种植体骨结合有什么影响？

7 甲状腺功能亢进患者可以种植牙吗？

8. 贫血患者可以种植牙吗？

9. 心脏支架手术的患者可以种植牙吗？

1. 对于糖尿病患者或糖耐量异常的患者，临床上如何把握种植适应证？

糖尿病（diabetes mellitus，DM）患者在骨骼与血管系统的并发症常导致其拔牙创骨愈合减缓，行引导骨再生术（guided bone regeneration，GBR）后新骨生成率低，种植体骨结合失败率高，种植体周围骨丧失加剧。

2017 年全世界有 4.51 亿（年龄 18 ～ 99 岁）糖尿病患者，预计至 2035 年该数字将超过 5.92 亿。与此同时，我国糖尿病发病率不断增加，目前已成为世界糖尿病患病人数第二大国家。

1 型糖尿病通常起源于免疫调节系统的异常，导致固有免疫系统活化，进而迅速并大量地产生自身反应性 CD_4^+、CD_8^+T 淋巴细胞和 B 淋巴细胞，最终摧毁自身的胰岛 β 细胞。而 2 型糖尿病是一种以高血糖和脂质代谢改变为特点的代谢紊乱性疾病，其病因是由于全部或部分失去功能的胰岛 β 细胞不能分泌足量的胰岛素来弥补自身不同程度的胰岛素抵抗。营养过剩，缺乏锻炼或肥胖均可导致胰岛素抵抗。目前临床上最常见的糖尿病类型为 2 型糖尿病，约占临床 90% 的病例。

依据美国糖尿病协会的标准，认为糖化血红蛋白（HbAlc）水平 ≤ 6.0% 的患者为血糖水平控制较好的患者，而糖化血红蛋白（HbAlc）水平 > 8.0% 被认为是控制较差的。对于血糖控制较差的患者，建议医生持谨慎保守的治疗态度，将牙周维护与血糖水平监控结果作为种植体远期成功的参考标准之一。

就目前所掌握的资料来看，出于谨慎的态度，将糖尿病列为种植修复治疗的相对禁忌证仍有必要，对于血糖水平控制较差（HbAlc ≥ 8%）的患者需要更加谨慎。当血糖水平得到很好控制时（HbAlc ≤ 6%），种植体的远期成功是可预测的，其并发症发生率与非糖尿病缺牙患者近似。关于糖尿病患者年龄和患病时间是否会影响种植体成功率已经得到证实是无关的。

即使严格控制了适应证，临床上也难免会出现因患者具有糖尿病史，种植术后发生了感染的情况，见图 7-1-1。

糖化血红蛋白（HbAlc）能反映出患者取血前 8 ～ 12 周的血糖总水平，是监测糖尿病患者血糖控制水平的"金标准"。普遍的共识认为 HbAlc ≤ 6% 的糖尿病患者与非糖尿病患者种植体成功率无显著差异。也有部分学者认为 HbAlc ≤ 8% 的糖尿病患者与非糖尿病患者种植体成功率无显著差异。

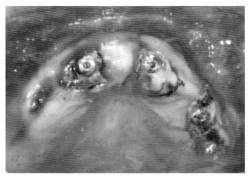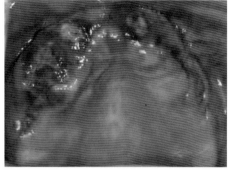

图7-1-1 糖尿病患者种植术后创口感染（由北京博康泰口腔医院梁立山提供）

参考文献

[1] Chrcanovic BR, Albrektsson T, Wennerberg A. Diabetes and oral implant failure: a systematic review [J]. J Dent Res, 2014, 93（9）: 859-867.

[2] De Araujo Nobre M, Malo P. Prevalence of periodontitis, dental caried, and peri-implant pathology and their relation with systemic status and smokiing habits: results of an open-cohort study with 22009 patients in aprivate rehabilitation center [J]. J Dent, 2017, 67: 36-42.

[3] Shi Q, Xu J, Huo N, et al. Does a higher glycemic level lead to a higher rate of dental implant failure? a meta-analysisi [J]. J Am Dent Assoc, 2016, 147（11）: 875-881.

[4] Cho NH, Shaw JE, Karuranga S, et al. IDF diabetes Atlas: global estimates of diabetes prevalence for 2017 and projections for 2045 [J]. Diabetes Res Clin Pract, 2018. 138: 271-281.

[5] Guariguata L, Whiting DR, Hambleton I, et al. Global estimates of diabetes prevalence for 2013 and projections for 2035 [J]. Diabetes Res Clin Pract, 2014, 103（2）: 137-149.

[6] Eskow CC, Oates TW. Dental implant survival and complication rate over 2 years for individuals with poorly controlled type 2 diabetes mellitus [J]. Clin Implant Dent Relat Res, 2017, 19（3）: 423-431.

[7] Bluestone JA, Herold K, Eisenbarth G. Genetics, pathogenesis and clinical interventions in type 1 diabetes [J]. Nature, 2010, 464（7293）: 1293-1300.

[8] Malone JI. Hansen BC. Does obesity cause type 2 diabetes melllitus（T2DM）? or is it the opposite? [J]. Pediatr Diabetes, 2019, 20（1）: 5-9.

[9] Al Zahrani S, Al Mutairi A. Crestal bone loss around submerged and non-submerged dental implants in individuals with type-2 diabetes mellitus: a 7-year prospective clinical study [J]. Med Princ Pract, 2018: 495111.

[10] Oates J, Galloway P, Alecander PA, et al. The effects of elevated hemoglobin A（1c）in patients with type 2 diabetes mellitus on dental implants survival and stability at one year [J]. J Am Dent Assoc, 2014, 145（12）: 1218-1226.

[11] Schimmel M, Srinivasan M, Mckenna G, et al. Effect of advanced age and/or systemic medical conditions on dental implant survival: a systematic review and meta-analysis [J]. Clin Oral Implants Res, 2018, 29: 311-330.

2. 被诊断为骨质疏松的患者对种植体成功率有影响吗？影响如何？

骨质疏松是一种因骨量减少、骨骼微细结构发生破坏，导致骨骼脆弱而易发生骨折的骨骼系统疾病。骨质疏松的发生与诸多因素相关，其中与雌激素水平变化、营养、遗传、生活方式等最为密切，老年妇女发病率最高。骨质疏松可分为原发性和继发性两类。原发性骨质疏松系指不伴引起本病的其他疾患；继发性骨质疏松则是由于各种全身性或内分泌代谢性疾病引起的骨组织量减少。前者又分为两型。Ⅰ型为绝经后骨质疏松，为高转换型，发生于停经后的女性，主要诱因是雌激素水平缺乏，多局限于骨小梁。Ⅱ型为老年性骨质疏松，为低转换型，主要诱因是年龄的老化，主要影响皮质骨。

骨质疏松所造成的骨组织结构的退行性变，会影响颌面部骨的骨密度，牙槽骨是主要表现部位之一，且是早期表现之一。但是，并不会影响种植体的骨结合，因为颌骨的骨改建作用客观存在，成骨细胞在种植体骨结合期间发挥着主导作用。种植体植入的初期稳定性和植入区颌骨骨密度呈正相关，颌骨密度 HU 值越高，种植体的预后稳定性越好。

骨质疏松作为一个重要的因素影响着骨量的多少、骨密度的高低，然而，它并非口腔种植的绝对禁忌证。由于骨质疏松可导致松质骨骨量的减少，种植体植入颌骨后的初期稳定性必须予以重视，种植修复的方案及种植体骨结合的时间均受到骨密度高低的影响。因此，对于老年人，特别是老年女性患者，对骨质疏松问题应予以高度的重视，接诊患者时应着重询问患者的全身情况等，全面考虑种植修复方式的设计、种植体的选择、种植体植入的位置及数量、年龄与骨改建等方面的问题，采用针对性的术中扩孔方法和术后抗感染治疗等，使种植体顺利植入并具有一定的初期稳定性，术后骨结合和骨改建的时间延长并结合影像学的表现择期进行冠上修复，修复设计时也要考虑修复体的近远中径、颊舌径形态和咬合问题。

参考文献

[1] 朴俊红，庞莲萍，刘忠厚，等.中国人口状况及原发性骨质疏松症诊断标准和发生率 [J]. 中国骨质疏松杂志. 2002, 8（1）: 1-7.

[2] 文天林，孙天胜，王玲.骨质疏松症的流行病学、病因和分类 [J]. 人民军医，2010，9: 662-663.

[3] Javed F, Ahmed HB, Crespi R, et al. Role of primary stability for successful osseointegration of dental implants: factors of influence and evaluation. Interv Med Appl Sci. 2013; 5（4）: 162-167.

[4] Xiao W, Li S, Pacios S, et al. Bone Remodeling Under Pathological Conditions [J]. Front Oral Biol, 2016, 18:

17-27.

[5] Ring M. Women's Health: Polycystic ovarian syndrome, menopause, and osteoporosis [J]. Prim Care, 2017, 44: 377-398.

[6] Duque G, Troen B R. Understanding the mechanisms of senile osteoporosis: new facts for a major geriatric syndrome [J]. J Am Geriatr Soc, 2008, 56: 935-941

[7] Kribbs PJ, Smith DE, Chesnut CH 3rd. Oral findings in osteoporosis. part II: relationship between residual ridge and alveolar bone resorption and generalized skeletal osteopenia. J Prosthet Dent. 1983, 50 (5): 719-724.

[8] Takaishi Y, Arita S, Honda M, et al. Assessment of alveolar bone mineral density as a predictor of lumbar fracture probability. Adv Ther. 2013, 30 (5): 487-502.

[9] Erdogan O, Shafer DM, Taxel P, et al. A review of the association between osteoporosis and alveolar ridge augmentation. Oral Surg Oral Med Oral Pathol Oral Radiol Endod. 2007, 104 (6): 738.e1-13.

[10] Tsolaki IN, Madianos PN, Vrotsos JA. Outcomes of dental implants in Osteoporotic patients. A literature review. J Prosthodont. 2009, 18 (4): 309-323.

[11] Turkyilmaz I, McGlumphy EA. Influence of bone density on implant stability parameters and implant success: a retrospective clinical study. BMC Oral Health. 2008, 8: 32.

[12] Aksoy U, Eratalay K, Tozum TF. The possible association among bone density values, resonance frequency measurements, tactile sense, and histomorphometric evaluations of dental implant osteotomy sites: a preliminary study. Implant Dent. 2009, 18 (4): 316-325.

3. 短期戒烟是否会对种植体成功率有影响？

很早人们就认识到，吸烟可增加牙龈炎和牙周炎的发生率、牙齿缺失率及牙槽嵴的吸收，可对口腔产生不利影响。吸烟对牙种植的危害是 1993 年由 Bain 和 Moy 首次提出的。他们比较了吸烟者与非吸烟者牙种植失败率，发现吸烟者失败率（11.28%）远高于非吸烟者（4.76%），二者间存在统计学差异。随后，很多学者在这方面做了大量的研究。

Moy 等对植入 4680 颗种植体的 1140 名患者进行了长达 21 年（1982～2003）的回顾性研究，发现具有吸烟史者失败率高达 20%，认为吸烟是种植失败的一个有意义的预测因素，并且发现多数失败是在第一年内发生的。多数学者认为，吸烟可引起种植体周围边缘骨更多的丧失。Lcvin 等对种植后的患者进行了 5～14 年的随访研究，发现现时吸烟者的边缘骨丧失量高于曾吸烟者，两者的丧失量又都高于从不吸烟者。

有研究认为，上颌骨对烟草的有害物质更加敏感，上颌较下颌有更多的种植失败率，且吸烟量、吸烟时长与种植失败有密切关系，吸烟量大，吸烟时间越长，种植失败率越高。

吸烟影响种植牙的机理有以下几点：①影响血液循环：烟草中含有数千种有害物质。其中，尼古丁对细胞具有毒性和血管活性。有学者认为，由于尼古丁具有直接的血管收缩作用，以及血液中纤维蛋白原、血红蛋白和血液黏度增加，从而导致种植区周围微血栓形成，造成血液及营养障碍；同时尼古丁可使血液中碳氧血红蛋白过量，导致氧运输障碍，最终导致种植体周围骨形成不良，骨结合失败。②影响骨代谢：基础研究表明，吸烟可以影响成骨细胞的增殖，影响骨基质蛋白的合成，并且可以通过调节白介素 -6、肿瘤坏死因子 -α 的分泌来刺激破骨细胞的分化，加速骨中主要成分磷酸盐的吸收，从而影响骨代谢。

鉴于吸烟对种植修复产生的诸多危害，种植医生有必要采取相应的措施来减少吸烟对牙种植的不利影响。为此，国内外学者提出了一系列的理论与措施。首先，种植医生要在种植术前和患者充分沟通，使患者认识到吸烟对种植修复的严重危害，并获得患者最大程度的依从性。其次，由于吸烟可影响骨代谢，但停止吸烟则能逆转烟草对骨质的损害作用，所以作为种植医生，要求患者尽量永久戒烟。Bain 等认为如果患者不能长期戒烟至少也应术前 1 周戒烟，从而逆转血小板黏附、血液黏度增加的水平和尼古丁的短期影响；并且术后应至少 2 个月继续戒烟，以保证骨结合进入成骨细胞期，可以建立早期的骨结合。当然这个戒烟方案是基于生物学理论得出的，尚未被临床研究数据证实。

参考文献

[1] Bain CA, Moy PK. The association between the failure of dental implants and cigarette smoking. Int J Oral Maxillofac Implants, 1993, 8（6）: 609-615.

[2] Levin L, Schwartz-Arad D, Nitzan D. Smoking as a risk factor for dental implants and implant-related surgery [J]. Refuat Hapeh Vehashinayim, 2005, 22（2）: 37-43, 85.

[3] Roos-Jansfiker AM, Renvet H, LindahlC, et al. Nine-to fourteen-yeat follow-up of implant treatment. Part Ⅲ: factors associated with peri-implant lisions [J]. J Clin Periodontol, 2006, 33（4）: 296-301.

[4] Moy PK, Medina D, Shetty V, et al.Dental implant failure rates and associated risk factors. Int J Oral Maxillofac Implants, 2005, 20（4）: 569-77.

[5] Galindo-Moreno P, Fauri M, Avila-Ortiz G, et al. Influence of alcohol and tobacco habits on peri-implant marginal bone loss: a prospective study [J]. Clin Oral Implants Res, 2005, 16（5）: 579-586.

[6] Levin L, Hertzberg R, Har-Nes S, et al. Long-term marginal bone loss around single dental implants affected by current and past smokiing habits [J]. Implant Dent, 208, 17（4）: 422-429.

[7] 陆轩，林映荷，李振春.种植体早期边缘骨吸收的相关因素研究 [J].广东牙病防治，2009，17（1）: 17-20.

[8] Nitzan D, Mamlider A, Levin I, et al. Impact of smoking on marginal bone loss [J]. Int J Oral Maxillofac Implants,

2005，20（4）：605-609.

[9] Mundt T，Mack F，Schwahn C，et al. Private practice results of screw-type tapered implants：survival and evaluation of risk factors [J]. Int J Oral Maxillofac Implants，2006，21（4）；607-614.

[10] KamerAR，El-Ghorab N，MarzecN，et al. 1 Nicotine induced proliferation and cytokine release in osteoblastic cells [J]. Int J MolMed，2006，17（1）：121-127.

4. 佩戴金属首饰皮肤过敏，是否是种植的禁忌？如何判断和界定？

目前，种植义齿修复已成为牙齿缺失后的首选修复方式。种植体植入后短期内术区出现疼痛、肿胀等症状属于正常现象，但临床医生需要对由感染、骨坏死、金属材料过敏和微电流等导致的疼痛引起足够重视。

现今，钛已被证实具有良好的生物相容性，钛过敏的发生率较低，近年来鲜有病例报道。但有学者发现，对其他金属过敏者对钛产生过敏的概率大大增加。

钛本身是一种高度活跃的金属，遇到空气或液体表面迅速氧化成致密的不活跃的氧化钛薄膜，具有良好的生物相容性和机械稳定性，任何破坏薄膜的因素都可能导致钛的腐蚀。口腔是一个复杂的湿润环境，pH 值为 5.2～7.8 不等，任何金属或合金在口内都会发生腐蚀。文献报道，钛过敏可能始于种植体腐蚀释放金属离子，引起Ⅰ型或Ⅳ型超敏反应的发生。Ⅰ型超敏反应又称速发型超敏反应，主要表现为皮肤、黏膜的荨麻疹样反应。Ⅳ型超敏反应又称为迟发型超敏反应，主要是由朗格汉斯细胞和 T 淋巴细胞介导的、抗原参与的一类过敏反应，可在接触抗原的数天到数年内发病。患者口腔过敏反应的主要临床症状有：口腔烧灼感或刺痛感、口干和口腔溃疡、口腔黏膜红斑、味觉丧失、牙龈增生；偶有患者表现出慢性疲劳、偏头疼、神经系统问题、消化不良、乏力、关节肌肉痛和面部炎症等症状。发生在颌面部的Ⅰ型超敏反应主要表现为急性水肿和针刺样反应。Ⅳ型超敏反应在口腔常表现为与银汞充填体密切相关的苔藓样病变，少数也可表现为对钛种植体过敏的相关反应。钛种植体的植入和移除、安装愈合基台及上部结构修复都有可能造成钛种植体释放金属离子。

综上所述，当患者自述为超敏体质或有多种金属过敏史时，在行种植修复前应先进行金属过敏反应测试，以降低种植体的失败率和患者不必要的经济损失。

参考文献

[1] Lohori M, Sharma AJ, Sikri N. Titanium: a metal allergen of growing significance [J]. Guident, 2015, 8: 44-49.

[2] Chaturvedi T. Allergy related to dental implant and its clinical significance [J]. Clinical, 2013, 5: 57-61.

[3] 陈西文，朱智敏. 纯钛在口腔修复中的应用 [J]. 中国实用口腔科杂志，2014，7（3）：188-192.

[4] Albrektsson T, Branemark P, Hansson H, Kasemo B, Larsson K, Lundstrom I, McQueen D, Skalak R: The interface zone of inorganic implants in vivo: titanium implants in bone. Ann Biomed Eng, 1983, 11: 1-27.

[5] Kasemo B. Biocompatibility of titanium implants: surface science aspects. J Prosthet Dent, 1983, 49: 832-837.

[6] Mitchell DL, Synnott SA, VanDercreek JA. Tissue reaction involving an intraoral skin graft and CP titanium abuments: a clinical report [J]. Int J Oral Maxillofac Implants, 1990, 5（1）: 79-84.

[7] Chaturvedi T. Allergy related to dental implant and its clinical significance [J]. Clin Cosmet Investig Dent, 2013, 19（5）: 57-61.

[8] Basko-Plluska JL, Thyssen JP, Schalock PC. Cutaneous and systemic hypersensitivity reactions to metallic implants [J]. Dermatitis, 2011, 22（2）: 65-79.

[9] Javed F, AL-Hezaimi K, Almas K, et al. Is titanium sensitivity associated with allergic reactions in patients with dental implants? a systematic review [J]. Clin Implant Dent Relat Res, 2013, 15（1）: 47-52.

5. 白血病患者进行骨髓移植术后能否进行种植手术，手术时机是什么时候？

目前患白血病等血液病为种植手术禁忌证。

骨髓造血干细胞移植（hematopoietic stem cell transplant，HSCT）被认为是部分血液疾病治疗的理想选择，如白血病、免疫缺陷、骨髓衰竭综合征、遗传缺陷（如地中海贫血、镰状细胞性贫血，自身免疫性疾病）等。成年人白血病的治疗通常需要进行骨髓移植。骨髓造血干细胞是一类尚未发育成熟的细胞，是所有血细胞和免疫细胞的起源，具有自我更新和分化为全血细胞的能力，移植后可使患者的免疫系统通过摧毁、重建来达到治疗的目的。

患者接受骨髓移植后的第一年，由于在治疗前进行了化疗或放射治疗，其机体内的正常造血功能受到破坏，且黏膜祖细胞受损，使得黏膜屏障的完整性暂时丧失，迅速失去所有 T 淋巴细胞和 B 淋巴细胞，机体之前累积的免疫记忆丢失，此时患者处于失免疫状态。因此移植后患者常常需要服用泼尼松、环孢素、硫唑嘌呤和沙利度胺等药物。从牙科的角度来看，由于患者口内的腺体被破坏，唾液分泌减少，可出现口干症状；同时，环孢素的使用诱发牙龈增生，可出现假性牙周袋。因此在术后第一年，保持良好的口腔卫生对于减少口腔和牙齿感染至关重要，暂不进行种植手术。

其次，患者经过骨髓移植治疗以后身体恢复需要一个漫长的过程，这期间要严格按照医嘱进行营养供给和药物维持。移植治疗后 5 年没有复发方可定性为治愈。成年人骨髓移植治愈后，白血病复发率很低。这时患者有正常的造血功能和免疫系统。各项生化指标及凝血功能检查正常的患者，可以进行简单的种植手术，但要注意严格无菌操作，避免感染；且由于既往的化疗史和激素治疗史，在进行口腔手术时要极为慎重，避免大的创伤和引发感染的发生。

参考文献

[1] Mda B，Ha A，Aam A，et al. Strategies for elevating hematopoietic stem cells expansion and engraftment capacity [J]. Life Sciences，2019，232：116598.

[2] None. Guidelines for preventing opportunistic infections among hematopoietic stem cell transplant recipients. recommendations of CDC，the Infectious disease society of America，and the American society of blood and marrow transplantation [J]. Cytotherapy，2001，3（1）：41-54.

[3] Goldman K E . Dental management of patients with bone marrow and solid organ transplantation [J]. Dent Clin North Am，2006，50（4）：659-676.

6. 吸烟对种植体骨结合有什么影响?

吸烟是全世界范围内的普遍行为，中国是世界上烟民最多的国家。吸烟会影响牙周组织的健康，进而可能会导致牙齿缺失。有一大部分吸烟者是牙列缺损者，这说明一部分有种植需求的人是吸烟者，那吸烟是否也会对种植体以及骨结合产生影响呢?

骨结合或骨整合是指没有软组织介入的直接的骨 - 金属接触。通过对骨整合的初步观察，Branemark 表明：钛植入物可能会永久性地整合到骨骼中，活骨可能与种植体的氧化钛层融合在一起，以至于没有破裂就无法将两者分开。

吸烟造成菌斑堆积、牙周炎发病率较高、牙齿脱落率较高及牙槽骨吸收增加，吸烟也与口腔黏膜手术后伤口愈合不良有关，进一步导致牙周炎的频繁发生。尼古丁可能对细胞蛋白合成产生影响，并有可能会损害牙龈成纤维细胞的黏附能力，从而干扰伤口愈合和加剧牙周病。香烟烟雾可能对人类牙龈成纤维细胞产生细胞毒性影响，导致其黏附和增殖能力下降，这可能使其再生能力受损，最终损害口腔结缔组织的完整性。

Bain 和 Moy 是首次研究吸烟对牙科种植体成功率的影响的学者。他们发现吸烟者的种植体失败率（11.28%）比不吸烟者失败率（4.76%）要高得多。这项研究的结果首次将吸烟确定为植入失败的主要因素。随后，其他一些研究也把吸烟作为牙科种植体脱落的主要原因。Bain 研究发现继续吸烟的人和遵守戒烟协议的人之间的失败率在统计学上存在显著差异。

吸烟对种植体生存和成功的影响在质量较差的骨小梁区更为显著。在吸烟者中，植入上颌的种植体比植入下颌的种植体失败的风险更高。原因可能是上颌骨的骨质密度较低，因此更容易受到吸烟的破坏性影响。烟草使用量的增加与种植体的失败率的增加有关。Fartash 发表了一项关于下颌种植义齿的前瞻性研究，结论是使用Ⅳ型骨的重度吸烟者（每天 30 ~ 40 支香烟）的植入失败率较高。此外，Lindquist 报告说，重度吸烟者（每天 > 14 支香烟）的植入物周围的边缘骨损失明显高于低烟量（每天 < 14 支香烟）的植入者。一些学者认为吸烟不影响骨质整合的过程。相反，其负面影响似乎在第二阶段手术后出现。Gorman 等人在对超过 2000 例植入手术的研究中发现，在第二阶段手术后吸烟者的失败率明显增加。Baelum 和 Ellegard 对牙周病患者种植体的存留率的前瞻性纵向研究表明，吸烟与高失败率有关，吸烟者种植体的失败率比不吸烟者高 2.6 倍，证实了许多先前研究的结果，吸烟是种植体失败及种植体周围袋变深和发炎的危险因素。

总结，就吸烟导致种植体周围炎的可能原因来看，通过文献梳理大致可归结为以下几个方面：①在日常维护方式与频率相同的情况下，吸烟为口腔卫生造成了额外的负担，可显著加速牙菌斑的堆积进程，继发性导致种植体周围炎的发生率也可能随之增高；②香烟中的有毒物质在一定程度会对人体的免疫系统造成影响，不仅能抑制多形核白细胞的活性潜能与吞噬力，而且还可导致吸烟者的淋巴细胞和单核细胞数量明显降低；③烟中的部分有害物质还会通过口腔黏膜渗透到血管内，继而有一定概率会导致血管的局部产生收缩，有利于细菌入侵，感染因素随之增加；④还有学者通过研究指出，吸烟者其机体的炎症介质如 PGE 与白介素等水平明显会更高，这也预示着其种植体周围组织必将承受更大程度的损害。因此有学者建议，在种植体植入术后 8 周持续戒烟，可减轻对种植体周围成骨细胞骨愈合的影响。

参考文献

[1] Shroff Y, Shah M, Vyas M, Pandya R. Smoking and implant failure: an evidence based review [J].IOSR J Dent Med Sci. 2018, 17: 60-64.

[2] Krall EA, Dawson-Hughes B, Garvey AJ, Garcia RI. Smoking, smoking cessation and toothloss [J]. J Dent Res 1997, 76: 1653-1659.

[3] Bain CA, Moy PK.The association between the failure of dental implants and cigarette smoking [J].Int J Oral Maxillofac Implants, 1993, 8（6）: 609-615.

[4] De Bruyn H, Collaert B. The effect of smoking on early implant failure [J]. Clin Oral Implants Res, 1994, 5: 260-264.

[5] Bain CA. Smoking and implant failure- Benefits of a smoking cessation protocol [J].Int J Oral Maxillofac Implants, 1996, 11: 756-759.

[6] Haas R, Haimbock W, Mailath G, Watzek G. The relationship of smoking on peri-implant tissue: a retrospective study [J]. J Prosthet Dent. 1996, 76: 592-596.

[7] Fartash B, Tangerud T, Silness J, Arvidson K. Rehabilitation of mandibular edentulism by single crystal sapphire implants and overdentures. 3-12 year results in 86 patients. a dual center international study [J]. Clin Oral Implants Res. 1996, 7: 220-229.

[8] Lindquist LW, Carlsson GE, Jemt T. A prospective 15-year follow-up study of mandibular fixed prostheses supported by osseointegrated implants [J]. Clin Oral Implants Res. 1996, 7: 329-336.

[9] Gorman LM, Lambert PM, Morris HF, Ochi S, Winkler S. The effect of smoking on implant failure at second-stage surgery. DICRG interim report No 5. dental implant clinical research group [J]. Implant Dent.1994; 3: 165-168.

[10] Baelum V, Ellegard B. Implant survival in periodontally compromised patients [J]. J Periodontol, 2004, 75: 1404-1412.

[11] 张雪洋, 刘卫平, 余燕玲.吸烟患者缺牙种植体周围组织状况 [J]. 广东医学, 2009, 30: 563-564.

[12] Hamdy AA, Ebrahem MA. The effect of interleukin-1 allele 2 genotype（IL-1a（-889）and IL-1b（+3954））on the individual's susceptibility to peri-implantitis: case-control study [J]. J Oral Implantol, 2011, 37: 325-334.

[13] 倪欢胜, 王镶珊, 韩翔, 等. 种植体周围炎导致早期种植牙失败的原因及防治措施 [J]. 健康研究, 2013, 33: 388-390.

[14] 陈晓东.个性化健康教育对患者种植体周围炎发病的影响效果研究 [D].天津医科大学, 2013.

7. 甲状腺功能亢进患者可以种植牙吗？

口腔种植体的成功率依赖种植位置的骨质量，骨质疏松骨是Ⅳ类骨，因为不能保证种植体初期稳定性而易导致种植失败。一例报道58岁健康女性患者，种植区骨高度和宽度适合口腔种植体植入要求，在种植窝预备过程中发现骨质疏松，使用非自攻型种植体在未进行种植窝完整预备后即可将种植体植入，6个月后发现植入的种植体在颊侧出现了骨吸收。这份病例再次提示骨质疏松骨对口腔种植体植入是有重要影响的，在开展口腔种植前应该重视骨质疏松病例的筛查，采取合适的应对措施来开展口腔种植并提高种植体成功率。

临床上骨质疏松症按病因可分为原发型和继发型，继发型骨质疏松症常由内分泌疾病引起，如性腺功能减退症、甲状腺功能亢进（以下简称甲亢）、甲状旁腺功能亢进、糖尿病等。甲亢，是由于甲状腺合成释放过多的甲状腺激素（TH），造成机体代谢亢进和交感神经兴奋，引起心悸、出汗、进食和便次增多和体重减少的病症。多数患者还常常同时有突眼、眼睑水肿、视力减退等症状。骨质疏松症（osteoporosis，OP）是骨量减少、骨微结构破坏致骨脆性增加和易骨折的代谢性骨病。TH、促甲状腺激素（thyroid stimulating hormone，TSH）和自身免疫在骨代谢中发挥重要作用。甲亢可干扰正常骨代谢致骨转换增强、骨量丢失，是引起继发性OP的重要病因之一。

关于甲亢引起骨质疏松对口腔种植体影响的研究鲜有报道，即使少量报道也是使用大鼠作为实验对象。大多数学者认为口腔颌骨作为全身骨骼的一部分，影响全身骨质疏松的因素同样作用于颌骨。刘梅等学者对糖尿病大鼠骨密度进行分析，得出糖尿病大鼠下颌牙槽骨骨密度变化与股骨和腰椎的变化相一致。王铁梅等对120例患者进行比较观察，得出老年性骨质疏松患者下颌骨密度改变明显，全身骨代谢和颌骨骨质的改变有一定的相关性。利于双能X骨密度仪（DXA）测量骨密度是当今世界上公认的诊断骨质疏松症的金标准。

笔者团队认为没有控制的甲亢患者为种植手术禁忌，除局部因素外，手术精神刺激及感染可引起甲状腺危象，严重者有危及生命的可能，随访患者的甲功七项都在正常范围内时可考虑种植手术。

参考文献

[1] 姒蜜思.骨质疏松与种植体成功率 [J].中国实用口腔科杂志，2010，3（1）：58-61.

[2] 张翔，邱泽文，徐晶.牙槽骨骨密度与甲状腺激素的影响 [J].中国组织工程研究，2016，20（42）：6302-6307.

[3] 韩静，江霞.甲状腺疾病与骨质疏松的关系研究进展 [J].医学综述，2013，19（20）：3694-3696.

[4] 胡卓清，杜敏群，崔燎.甲亢性骨质疏松的研究进展 [J].中国全科医学，2017，20（25）：3187-3190，3194.

[5] 时鹤，崔岱.自身免疫性甲状腺疾病与骨代谢 [J].中华骨质疏松和骨矿盐疾病杂志，2020，13（1）：68-72.

[6] Williams GR，Bassett J.Thyroid diseases and bone health [J].J Endocrinol Invest，2018，41（1）：99-109.

[7] 张彬，王延雪，孟菲，等.不同直径微种植体支抗即刻负载在甲亢大鼠模型中稳定性的研究 [J].中国煤炭工业医学杂志，2011，14（2）：250-252.

[8] 刘梅，张君，王旭霞.糖尿病大鼠牙槽骨骨密度与全身骨密度变化的相关实验研究 [J]. 华西口腔医学杂志，2009，27（4）：451-454.

[9] 王铁梅，林梓桐，葛久禹，等.颌骨骨密度和全身骨密度的相关分析 [J]. 实用口腔医学杂志，2008，24（6）：851-854.

[10] Watts NB.Fundamentals and pitfalls of bone densitometry using dual-energy X-ray absorptiometry（DXA）. Osteoporosis Int.2004, 15: 847-854.

8. 贫血患者可以种植牙吗？

贫血是指外周血中血红蛋白浓度、红细胞计数和（或）血细胞比容低于正常人的最低值。通常成年男性血红蛋白低于 120g/L，成年女性低于 110g/L 为贫血。贫血是许多种不同原因或疾病引起的一系列共同症状，而不是一种疾病的名称，其常见的原因是红细胞生成不足、红细胞破坏过多或铁吸收不足等。贫血可能引起全身组织缺氧症状，如头晕、乏力、食欲减退、心悸、活动后易气急等。

从临床种植修复的角度可将病因分为恶性病因（如癌症、白血病和溶血性贫血等）和非恶性病因（如慢性炎症、缺铁性贫血等）。并不是所有的贫血都是种植手术的禁忌证，但要求患者无全身症状和血红蛋白不低于 100g/L，如满足此要求，即可进行种植手术，但应尽可能进行微创手术。

此外，贫血中的再生障碍性贫血是指骨髓未能生产足够或新的细胞来补充血液细胞的情况。一般来说，贫血是指低的红细胞统计，但患有再生障碍性贫血的患者会三种血液细胞种类（红细胞、白细胞和血小板）均出现低统计的情况。除一般症状外，主要表现为体表和内脏的出血，常伴有感染。因此该类患者在手术过程中应格外注意预防感染。

长期贫血可以造成骨小梁疏松，骨小梁可减少 25% ～ 40%，骨密度减低。影响到种植体骨结合界面的成熟板层状骨的量，骨结合的时间延长。可采取措施来减少贫血导致的不利影响，包括术前术后应用抗生素预防感染、评估出现血凝障碍的风险等。种植修复后也要经常进行种植体维护，降低感染的危险性。

参考文献

[1] Jun-Hwa K, Kumar S U, Byeong-Guk K, et al. Aplastic anemia and dental implant rehabilitation: a clinical trial [J].

Journal of the Korean Association of Oral & Maxillofacial Surgeons，2015，41（5）：265-269.

[2] Watson C J，Tinsley D，Sharma S . Implant Complications and Failures：the single-tooth restoration ［J］. Dental update，2000，27（1）：35-38，40，42.

9. 心脏支架手术的患者可以种植牙吗？

心脏支架手术又称冠状动脉支架植入术，即将球囊导管通过血管穿刺置入狭窄的血管，在体外将球囊加压膨胀，撑开狭窄的血管壁，使病变血管恢复畅通，以预防冠状动脉急性闭塞。手术对象主要是：①大多数无症状心肌缺血或轻微心绞痛的患者，平板运动试验或24h 动态心电图监测证实有显著缺血的高危患者，为降低严重或致死性心脏事件的风险，如冠状动脉造影有严重病变，可考虑选择心脏支架手术。②心绞痛：很多中至重度稳定型心绞痛或不稳定型心绞痛对药物的反应不理想，通常适合做心脏支架手术。③急性心肌梗死等。心脏支架手术可以暂时疏通冠状动脉，改善患者心脏供血，使濒危患者维持生命正常。患者大多数术后都需要长期服用抗凝血药，以预防血栓的形成。

对于心肌梗死的患者，发作3 个月内进行麻醉和外科手术，发生再次心肌梗死的概率为30%；3 ～ 6 个月内，发生的概率为15%；如果在 12 个月后，复发率稳定在5%，可见外科手术应尽可能推迟到心肌梗死发作后6 个月以后。长时间操作尽可能分成数个短时间诊疗。选择性种植外科操作最好推迟至心肌梗死发生 12 个月以后，有内科医生会诊更佳。

心脏支架患者种植牙手术，术前应评估心功能，谨慎停用抗凝药，采用微创手术，缩短手术时间，是手术成功的关键。术前经心血管内科医师检查患者心血管功能，明确心功能能耐受种植手术，确认患者所服用抗凝药可以按药物说明书停药。常规围手术期使用阿莫西林和奥硝唑，术中采用微创术式等，尽量减少心脏负荷。

参考文献

[1] J Brügemann，Gelder I C V，Meer J V D，et al. Cardiological（pharmaco）therapy and dental practice ［J］. Nederlands tijdschrift voor tandheelkunde，2006，113（2）：75-81.

[2] Lozano，Dolores Martín，Torres F，et al. Knowledge of coronary stents，thrombosis，and dual antiplatelet therapy

among Spanish dentists［J］. 2009，62（2）：153-157.

[3] Shellock F G，Curtis J S . MR imaging and biomedical implants，materials，and devices：an updated review ［J］. Radiology，1991，180（2）：541-550.

[4] 左军，黄景慧，蒋琼瑶，谢晓莉.心脏安装9根支架患者成功行右上后牙种植术一例［C］.第十三次全国老年口腔医学学术年会论文汇编.2018：219-221.

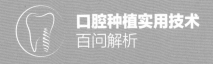

口腔种植实用技术
百问解析

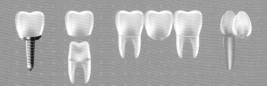

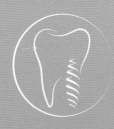

八、软硬组织增量相关问题

1. 种植术前和修复前进行软组织增量的差异有哪些？

2. GBR 手术过程中如何去皮质化？选用屏障膜的原则有哪些？

3. 下前牙区进行种植过程中骨板开裂，是否需要 GBR？

4. GBR 术后若出现黏膜愈合不良，甚至膜暴露，应如何处理？

5. 骨增量术后出现伤口开裂的处理原则是什么？如何预防伤口开裂？

6. 上颌后牙区骨量不足的情况下，如何选择手术方式？

7. 不规则水平骨量不足时，如何进行增量手术？

8. 下颌后牙区垂直骨量过小，如何进行种植修复？

9. GBR 时一定要盖生物膜吗？

10. PRF/CGF 在调控成骨与软组织增量方面是否有确切的作用？

11. 位点保存的标准程序是什么？如何选择植骨材料？

12. 美学区垂直骨量不足时，onlay 植骨、钛网联合 GBR 的方法如何选择？

13. 脱细胞异体真皮基质的制作原理和临床应用如何？

1. 种植术前和修复前进行软组织增量的差异有哪些?

对于种植体周围角化黏膜不足是否影响种植成功率一直存在争议。早期研究显示,角化黏膜不足不影响种植成功率;然而越来越多的研究显示,种植体周围角化牙龈不足容易引起种植体周围菌斑堆积、黏膜退缩,增加种植体周围黏膜炎和种植体周围炎风险。因此,种植体周围软组织增量显得很有必要。

软组织量手术时机可根据患者情况选择:①种植手术前;②与种植手术同期;③二期行软组织增量手术;④完成最终修复后。在这4个时间点实施手术均可以显著增加角化黏膜宽度,但前3个手术时间点能够获得更可预测的手术结果。

植入种植体之前进行相关的软组织增量,可以改善局部的软组织的质和量,消除局部病变。任何种植区相关的软组织手术都需要在种植一期手术之间的2~4个月完成,以便软组织有足够的时间进行改建。在种植手术开始之前进行游离龈移植、结缔组织移植或两者结合应用,能够提高最终修复的美学效果,防止在一期手术及二期手术之间出现相关并发症。在种植一期手术的同时进行软组织增量手术,可以适当减少手术次数,但是会降低软组织增量的手术成功率,而且,在同期进行软组织增量,患者术后反应较重。

在二期手术同期、修复完成后均可根据情况进行软组织手术,但是手术难度会相应增大,增量后的效果也会相应变差,同时也会使整个治疗周期延长。

因此,软组织增量的手术在种植体植入之前进行,手术难度降低,能够取得相对完美的手术效果。

病例展示

二期手术同期进行软组织增量见图 8-1-1。

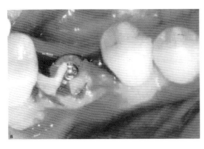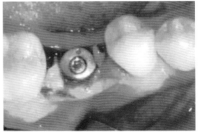

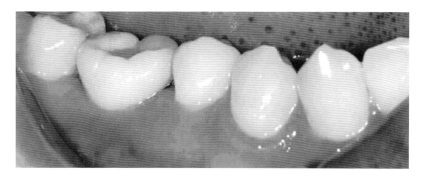

图8-1-1 二期手术同期进行软组织增量（作者宿玉成）

参考文献

[1] Schou S, Holmstrup P, Hjorting-Hansen E, et al. Plaque-induced marginal tissue reactions of osseointegrated oral implants : a reviea of the literature [J]. Clin Oral Implants Res. 1992, 3（4）: 149-161.

[2] Strub JR, Gaberthuel TW, Grunder U. The role of attached gingiva in the health of peri-implant tissue in dogs. clinical findings [J]. Inter J Period Res Dent. 1991, 11（4）: 317-333.

[3] Wennstrom JL, Bengazi F, Lekholm U. The influence of the masticatory mucosa on the peri-implant soft tissue condition [J]. clin Oral Implants Res. 1994, 5（1）: 1-8.

[4] Kim BS, Kim YK, Yun PY, et al. Evaluation of peri-implant tissue response according to the presence of keratinized mucosa [J]. Oral Surg Oral Pathol Oral Radiol Endod. 2009, 107（3）: 24-28.

[5] Roccuzzo M, Grasso G, Dalmasso P, Keratinized mucosa around implants in partially edentulous posterior mandible: 10-year results of a prospective comparative study [J]. Clin Oral Implants Res. 2016, 27（4）: 491-496.

[6] Boynuegri D, Nemli SK, Kasko YA, Significance of keratinized mucosa around dental implants: a prospective comparative study [J]. Clin Oral Implants Res. 2013, 24（8）: 928-933.

[7] Souza AB, Tormensa M, Matarazzo F, et al. The influence of peri-implant keratinized mucosa on brushing discomfort and peri-implant tissue health [J]. Clin Oral Implants Res. 2016, 27（6）: 650-655.

[8] Bassetti M, Kaufmann R, Salvi GE, et al. Soft tissue grafting to improve the attached mucosa at dental implants: a review of the literature and proposal of a decision tree [J]. Quintessence Int, 2015, 46（6）: 499-510.

[9] Lin CY, Chen Z, Pan WL, et al. Impact of timing on soft tissue augmentation during implant treatment: a systematic review and meta-analysis [J]. Clin Oral Implants Res. 2018, 29（5）: 508-521.

[10] Bassetti RG, Stahli A, Bassetti MA, et al. Soft tissue augmentation around osseointegrated and uncovered dental implants: a systematic review [J]. Clinical oral investigations. 2017, 21（1）: 53-70.

2. GBR手术过程中如何去皮质化？选用屏障膜的原则有哪些？

去皮质化的方法主要有两种：一种是拟植骨区域皮质骨打孔，穿破骨皮质到达松质骨并孔有血液渗出为最佳，每个受骨区需要的打孔数量为 6 ～ 12个，孔间距 3 ～ 5mm；另一种是刮除植骨区域的薄层皮质骨。

在进行 GBR 中，屏障膜的作用为将骨组织、邻近的骨髓腔、植骨材料及骨缺损部位与附近软组织分割开来，软组织中的成纤维细胞及上皮细胞长入及产生竞争性抑制。使用屏障膜使缺损部位被新生心血管和从骨髓腔和骨表面而来的成骨细胞充满。

屏障膜主要起到屏障作用、保护作用、诱导和引导骨形成作用，同时生物膜须具有良好的生物相容性。

GBR 膜材料可以分为两大类：不可吸收膜和可吸收膜。

不可吸收膜材料性能稳定，在手术中操作较方便，医生可灵活决定材料在体内留存的时间。但它的缺点也是相当突出，必须要进行第二次手术从体内取出，这就延长了治疗时间，也对连续骨的形成过程产生影响。同时，应用不可吸收性膜容易发生术后软组织裂开。不可吸收膜主要包括钛膜、膨胀聚四氟乙烯（e-PTFE）膜、微孔滤膜以及由钛膜和纤维素膜增强的 e-PTFE 膜。

可吸收膜材料可分为天然高分子材料和合成高分子材料。主要有胶原膜、冻干同种异体骨膜、聚 β- 羟基丁酸膜。胶原膜为在临床应用中最为广泛的屏障膜，具有良好的骨引导作用，不需要进行二次手术取出，能在体内自行降解。有研究显示，部分胶原膜有一定的抵抗感染的能力。

近年来 PRF 开始应用于临床。有报道称，单纯使用 PRF 膜能够起到屏障膜的作用是有限的，对促进成骨减轻术后反应有一定的作用。许多学者采用在胶原膜表面覆盖 PRF 膜，有助于促进创口的愈合及血管化。

病例展示

GBR 之前去皮质化见图 8-2-1（由航天中心医院宫琳提供）。

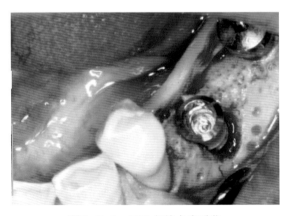

图8-2-1 GBR之前去皮质化

参考文献

[1] 周延民，李琦，储顺礼，等. 即刻种植间隙充填富血小板纤维蛋白修复骨缺损2例 [J]. 中国实用口腔科杂志，2009，2（8）：504-505.

[2] 柳忠豪，等. 即刻种植后采用GBR术和植入PRF对骨结合影响的实验研究 [J]. 中国口腔种植学杂志，2014，19（1）：6-9.

[3] Rakhmatia, Yunia Dwi, et al. Fibroblast attachment onto novel titanium mesh membranes for guided bone regeneration [J]. Odontology, 2015, 103（2）: 218-226.

[4] Trobos M, Juhlin A, Shah F A, et al. In vitro evaluation of barrier function against oral bacteria of dense and expanded polytetrafluoroethylene（PTFE）membranes for guided bone regeneration [J]. Clinical imPlant dentistry and related research, 2018, 20（5）: 738-748.

[5] CaPetillo, J. F., Coleman, B. G., Johnson, T. M. Combination bone replacement graft with dense polytetrafluoroethylene barrier membrane for treatment of an infrabony periodontal defect [J]. Clinical Advances in Periodontics, 2018, 8（3）: 120-126.

[6] Tal H, Kozlovsky A, Artzi Z, et al. Cross-linked and non-cross-linked collagen barrier membranes disintegrate following surgical exposure to the oral environment: a histological study in the cat [J]. Clin Oral ImPlants Res, 2008, 19（8）: 760-766.

3. 下前牙区进行种植过程中骨板开裂，是否需要GBR?

大量文献支持在种植体的颊腭侧（唇舌侧）至少需 2mm 的骨板厚度，但在下颌前牙区的唇侧骨板常常不能满足 2mm 厚度，在骨板没有开裂、种植体与骨板不存在间隙的情况下，是否需要做 GBR 是个很现实的问题。

下前牙骨高度充足，但骨宽度多严重不足，而且下前牙骨增量困难，为此应尽量最大限度利用骨量，避免牙槽骨吸收，并获得良好的三维方向，同时兼顾治疗效果和美学效果两方面。下颌前牙釉牙骨质界（CEJ）下 1mm、3mm、5mm 处的唇侧骨壁菲薄，特别是 CEJ 下 1mm 处接近牙槽嵴的位置。Zekly 等测量下颌前牙区唇侧骨厚度，研究结果表明下前牙拔牙后唇侧骨板厚度较薄，植入种植体时，往往需要做骨增量手术。大量研究表明，种植体唇侧大于 2mm 的骨质厚度是唇侧软硬组织长期生物学稳定的基础。因此需要在进行种植治疗时行骨增量手术，保护唇侧骨板的厚度与高度，预防唇侧骨板的过度吸收。

常用的骨增量方法有引导骨组织再生术，或者进行骨劈开术，或骨劈开配合 GBR 手术。

病例展示

下前牙种植同期 GBR 见图 8-3-1。

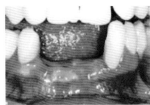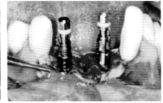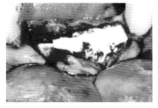

图8-3-1　下前牙种植同期GBR（作者宿玉成）

参考文献

［1］ Jiawei W，Fangjun T，Hong H，et al. Estheticrestoration of multiple congenitally missing anterior teeth with oral implants: a clinical casereport［J］. Int J Prosthodont，2016: 614-617.

［2］ 于甜甜，蒲必双，刘金，等.下颌前牙与牙槽骨的位置关系对种植治疗设计的影响［J］.华西口腔医学杂志，2017，35（6）: 603 -606.

［3］ 崔永霞，樊俊芳，李佳，等.自体下颌骨块游离移植与Bio-Oss、Bio-Gide联合应用在上颌前牙区骨量不足种植术中的临床研究［J］.宁夏医学杂志，2018，40（1）: 45-47.

［4］ Jin SH，Park JB，Kim N，et a1. The thickness of alveolar bone at the maxillary canine and premolar teeth in normal occlusion［J］. J Periodontal Implant Sci，2012，42（5）: 173 .

［5］ Nowzari H，Molayem S，Chiu CH，et a1. Cone beam computed tomographic measurement of maxillary central in. eisors to determine prevalence of facial alveolar bone width ≥2 mm［J］. Clin Implant Dent Relat Res，2012，14（4）: 595.

4. GBR术后若出现黏膜愈合不良，甚至膜暴露，应如何处理？

GBR 术中软组织的封闭性是膜下成骨的重要条件之一。对于生物膜暴露后是否影响最终的成骨效果存在争议。一部分学者认为生物膜暴露破坏软组织封闭性，影响成骨效果。但也有学者认为，生物膜暴露不会影响最终的骨增量效果。

GBR 术中采用的可吸收性膜一般分为两种。第一种是动物皮肤真皮来源，通过人工交联改性得到的胶原膜，含有全胶原或部分胶原成分，如Bio-Guide、海奥、吉特瑞等。另一种是人工合成膜，主要成分是聚乳酸，如Guidor 可吸收基质膜等。有的学者认为，胶原膜具有一定的抵抗感染的作用，胶原膜暴露的情况下，采用无刺激性液体冲洗创面，如果炎症能够得到有效控制，软组织可以在胶原膜表面爬行生长。在发生黏膜愈合不良的情况，膜暴露小于 3mm、黏膜厚度不小于 2mm、且没有明显红肿等感染症状时，可以采取局部氯己定冲洗（糖尿病患者禁用），保护创面，尽早拆除缝线，待其自然愈合。使用人工合成可吸收膜或使用胶原膜，当裂口达到 3mm 以上、局部张力大、黏膜较薄时，往往自然愈合效果不佳，骨粉流失比较严重，影响术后效果，所以要及时进行处理：重新设计正确切口，组织瓣充分减张，由于组织瓣微循环障碍，血供转差，所以要充分获取新鲜的软组织转瓣覆盖，不考虑游离软组织覆盖，原植入物怀疑被污染的情况下，应去除一部分。重新缝合要点在于解决被牵拉的问题和创造新鲜创口。缝合方式尽量以减张缝合等多种办法严密关闭创口。值得提醒的是，无论缝合多么严密，即使没有任何张力，缝合于纯粹的骨粉＋膜之上的创口也有会出现不愈合、开裂等情况，其原因还是血供问题，如果在创口周边再血管化障碍，组织修复是不可能的，所以提醒在做 GBR 的时候尽量采取偏离植骨区的切口。如果采用上述方法创口还未愈合，建议去除骨粉和骨膜，彻底清创，待创口完全愈合后再进行骨增量手术。

不可吸收性膜（如钛膜）发生暴露的可能性较大，在炎症能够得到有效控制的情况下，行软组织减张覆盖创面；若炎症不能得到有效控制，则须清除移植物方能封闭创口。不可吸收膜由于骨粉固定作用好，且植入骨粉性能佳，厚度适宜的情况下，即使保守处理，最终也能获得较满意的效果。

病例展示

GBR 术后血运差导致局部黏膜坏死见图 8-4-1（由博康泰口腔医院梁立山提供）。

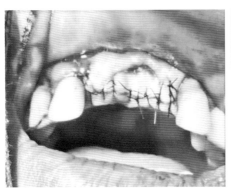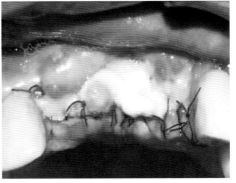

图8-4-1　GBR术后血运差导致局部黏膜坏死

参考文献

[1] Donos N，Kostopoulos L，Karring T. Alveolar ridge augmentation using a resorbable copolymer membrane and autogenous bone grafts. an experimental study in the rat. Clin Oral Implams Res，2002，3：203-213.

[2] 周磊，等. 引导骨组织再生技术在牙种植修复技术中的临床应用研究. 现代口腔修复学杂志，2007，21（3）：234-236.

[3] Schwarz F，Rothamel D，Herten M，et a1. Immunohistochemical characterization of guided bone regeneration at a dehiscence-type defect using different barrier membranes：an experimental study in dogs［J］. Clin Oral Implants. Res，2008，19（4）：402-415.

[4] Ferri J，Lauwers L，Jeblaoui Y，et a1. Le fort I osteotomy and calvarial bone grafting for dental implants［J］. Rev Stomatol Chir Maxillofac，2010，111（2）：63-67.

[5] Rocchietta I，Fontana F，Simion M，et a1. Clinical outcomes of vertical bone augmentation to enable dental implant placement：a systematic review［J］. J Clin Periodontal，2008，35（8）：203-215.

[6] Luczysayn SM，Grisi MF，Novaes AB Jr，et al. Histologic analysis of the acellular dermal matrix graft incorporation process：a pilot study in dogs. Int J Periodontics Restorative Dent. 2007，27（4）：341-347.

[7] Luczysayn SM，Papalexiou V，Novaes AB，et a1. Acellular dermal matrix and hydroxyapatite in prevention of ridge deformities after tooth extraction. Implant Dentistry，2005，14（2）：176-184.

5. 骨增量术后出现伤口开裂的处理原则是什么？如何预防伤口开裂？

骨增量术后，软组织裂开会引起屏障膜暴露。一般认为，术后早期软组织裂开会引起生物膜暴露，进而加速生物膜降解，影响最终的成骨效果。

对于任何形式的软组织瓣裂开或者坏死，应该采用0.9%生理盐水及3%双氧水进行彻底冲洗，并局部应用盐酸米诺环素（派力奥）进行抗炎治疗。如果扪诊无疼痛以及创口无脓性分泌物，表明无明显的感染形成，可再次翻开软组织瓣后重新进行缝合，覆盖移植物。这种处理方式往往能够成功并可能抢救骨移植物。明显的感染应该通过引流和局部创口的治疗进行处理。如果发生难治的感染，可能需要清除移植物，同时，通过再次的愈合至少可以挽救部分的移植物。有的学者认为在术后4周内发生的伤口裂开须进行二期手术关闭创口。也有学者认为GBR术后发生的创口裂开，可行非手术干预治疗预防感染，不需行二期手术关闭软组织创口。

预防伤口开裂，缝合前应充分减张，确保创口的无张力缝合；采用不可吸收线进行创口缝合；切缘缝合时不宜过密，避免影响手术切口处的血运；采用水平褥式缝合；手术切口远离骨缺损区域，保证手术切口下方缝合时有硬组织支撑；屏障膜完全覆盖骨粉，避免缝合处下方有散在骨粉，影响创面愈合；保护创面，避免创口感染；在愈合期，避免采用黏膜支持式活动义齿；戒除吸烟等不良习惯；术前进行切口设计时，横形切口应偏腭侧；术后注意保持口腔卫生；术后避免局部过度活动。

病例展示

GBR 术后创口感染及创口裂开见图 8-5-1（由博康泰口腔医院梁立山提供）。

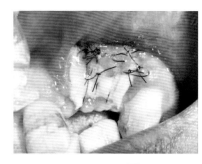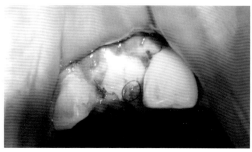

图8-5-1　GBR术后创口感染及创口裂开

参考文献

[1] 国际口腔种植学会（ITI）口腔种植临床指南《口腔种植的牙槽嵴骨增量程序 分阶段方案》。

[2] 邱立新，林野，李建慧，等.软组织瓣早期裂开或穿孔对种植体颈缘部骨组织的影响.中国口腔种植学杂志，2000，5（2）：65-66.

[3] Park SH，Wang HL. Implant reviersible complications：classification and treatments，Implant Dent，2005，14（3）：211-220.

[4] 卢会玉，胡晓文，章超.非手术干预引导骨再生术后屏障膜早期暴露的转归及其对骨愈合的影响［J］. 中华口腔医学研究杂志：电子版，2012，6（5）：444-451.

[5] Van AN，Collaert B，Coucke W，et al. Correlation between early perforation of cover screws and marginal bone loss：a retrospective study［J］. J Clin Periodontol，2008，35（1）：76-79.

[6] 谢苗苗，赵保东，王维英，等. 口腔修复膜材料在牙种植中引导骨再生的效应［J］. 中国组织工程研究与临床康复，2010，14（16）：2911-2915.

[7] 杨治洁，张摇磊，刘堃，等. 生物胶原膜与钛膜在引导骨组织再生技术中的应用比较［J］. 安徽医学，2011，15（6）：713-714.

[8] Fotek PD，Neiva RF，Wang HL，et al. Comparison of dermal matrix and polytetrafluoroethylene membrane for socket bone augmentation：a clinical and histological study［J］. J Pefiodontol，2009，80（5）：672-676.

[9] Benlidavi ME，Gaqql A，Burqer H，et al. Comparative study of the osseointegration of dental implants after different bone augmentation technique：vaseularized femur flap，non-vascu-larized femur graft and mandibular bone graft［J］. Clin Oral Implants Res，2011，22（6）：594-599.

6. 上颌后牙区骨量不足的情况下，如何选择手术方式?

通常引起上颌后牙区骨量不足的因素有三种：上颌窦气腔化、患牙原有疾病及失牙后牙槽嵴缺乏功能刺激引起的吸收。

上颌后牙区的骨量不足分为 4 类：Ⅰ 类，窦底骨高度不足，牙槽嵴宽度充足，在垂直向及水平向有可以接受的颌位关系；Ⅱ 类，窦底骨高度不足，牙槽嵴宽度不足，在垂直向及水平向有可以接受的颌位关系；Ⅲ 类，窦底骨高度不足，牙槽嵴宽度充足，水平向颌位关系可，垂直向颌位关系欠佳；Ⅳ 类，窦底骨高度不足，水平向和垂直向颌位关系均较差。

外科方案：

Ⅰ 类骨量不足，可采用上颌窦底提升术，根据剩余骨高度可以酌情采用上颌窦外提升及上颌窦内提升。

Ⅱ 类骨量不足，上颌窦底提升和水平向牙槽嵴增量，块状自体骨移植，可以联合应用骨代用品和屏障膜，或者采用 GBR。同时有的专家学者提出采用牙槽嵴劈开术增加水平向骨宽度。

Ⅲ 类骨量不足，上颌窦底提升，垂直向牙槽嵴增量，以期获得理想的冠根比例。对于不能采用垂直向骨增量的病例，可以单纯采用上颌窦提升术（上颌窦外提升或上颌窦内提升），在这种颌位关系下进行冠部修复，会引起修复体的冠根比例倒置，进而引起咀嚼效率降低，增加机械并发症的可能。有学者提出可以采用复合基台来规避机械并发症发生的风险，也可以采用短种植体或单纯上颌窦提升联合应用短种植体。有很多学者提出了倾斜种植的手术解决方案，包括沿上颌窦前壁向近中倾斜、利用上颌结节骨量向远中倾斜、有时也可联合应用颊腭向倾斜。有专家学者提出穿颧种植的手术方案，并获得满意的临床效果；但因术式复杂，并发症较多，故临床应用较少。

Ⅳ 类骨量不足，上颌窦底提升和水平 / 垂直向牙槽嵴增量，块状自体骨（垂直向和水平向）移植（可以联合应用骨代用品和屏障膜）。如果这类骨量不足发生在上牙列缺失的情况，可以采用上颌结节和翼板种植体联合修复。

另外，对于上牙列缺损的患者同时伴有上颌后牙区骨量不足的情况，除了进行传统的上颌窦提升术外，还可以进行穿上颌窦种植，均获得了理想的临床效果。

参考文献

[1] Cannizzaro G, Felice P, Minciarelli A F, et al. Early implant loading in the atrophic posterior maxilla: 1-stage lateral versus crestal sinus lift and 8 mm hydroxyapatite-coated implants. a 5-year randomised controlled trial [J]. European journal of oral implantology, 2012, 6(1): 13-25.

[2] 王险峰, 黄建生, 赵建江, 等. 上颌后牙区骨量不足经牙槽嵴顶偏腭侧单牙倾斜种植的临床研究——一种临床技术的创新 [J]. 实用医学杂志, 2012, 28(10): 1687-1689.

[3] Maló P, Nobre M, Lopes A. Immediate loading of "all-on-4" maxillary prostheses using trans-sinus tilted implants without sinus bone grafting: a retrospective study reporting the 3-year outcome. European journal of oral implantology, 2012, 6(3): 273-283.

[4] Testori T, Mandelli F, Mantovani M, et al. Tilted trans-sinus implants for the treatment of maxillary atrophy: case series of 35 consecutive patients. Journal of Oral and Maxillofacial Surgery, 2013, 71(7): 1187-1194.

[5] Goiato M C, Pellizzer E P, Moreno A, et al. Implants in the zygomatic bone for maxillary prosthetic rehabilitation: a systematic review. International journal of oral and maxillofacial surgery, 2014, 43(6): 748-757.

[6] Aparicio C, Manresa C, Francisco K, et al. Zygomatic implants: indications, techniques and outcomes, and the Zygomatic Success Code. Periodontology 2000, 2014, 66(1): 41-58.

[7] Esposito, M., H. V. Worthington. Interventions for replacing missing teeth: dental implants in zygomatic bone for the rehabilitation of the severely deficient edentulous maxilla. The Cochrane database of systematic reviews 9. 2013, CD004151.

[8] 李培, 顾晓明, 等. 倾斜种植体在上颌后牙游离缺失伴余留牙槽骨高度不足时的应用 [J]. 口腔颌面修复学杂志, 2019, 9(20): 267-271.

7. 不规则水平骨量不足时，如何进行增量手术？

种植位点骨量不足一般按照缺损位置可以分为垂直骨量不足、水平骨量不足以及前两者结合起来的复杂骨量不足。对于不规则的水平骨量不足，总体上的治疗程序依然按照水平骨增量的，但是手术难度更大，需要植骨量更多，对于基骨的处理需要更多的技巧，失败的风险更高，目前主流的做法有块状（自体骨和异体骨）骨移植、GBR 技术（包括但不限于钛网成型和帐篷钉技术）及骨劈开技术等；目的均是增加种植位点牙槽嵴的宽度，以达到足够的骨结合面积和长期稳定的骨结合效果，如图 8-7-1 ～图 8-7-4 所示。

水平骨增量常常预后较好，是因为在水平骨增量病例中有剩余牙槽嵴可以帮助稳定植入物，减少植入物的移动，而植入物的移动往往是导致骨增量手术失败的重要原因。牙槽嵴水平骨增量具体策略应根据剩余牙槽嵴宽度、近远中长度（连续种植位点数量）和形态具体制定。如果是单个位点的水平骨增量，由于两侧有邻牙和丰满度比较好的邻牙牙槽嵴，实际上这种水平骨增量可以简化视为三壁骨缺损模型，无论是进行块状骨移植还是GBR，术后失败风险均较低。

介绍一种文献证明可靠的水平骨增量技术——钛网成型牙槽嵴增宽技术，不同的医生对这种方法命名不同，但核心是使用钛网作为牙槽嵴增宽的稳定屏障，使用自体骨块、骨粉以及各种自体骨代用品单独或联合使用，达到稳定持久扩增牙槽嵴的目的。其中使用自体块状骨（通过钛钉固定于受区）作为扩增材料，可以达到5mm以上的稳定扩增量，是得到了临床验证的稳定的扩增技术。自体骨也被称为牙槽嵴增量材料的金标准，但是由于自体块状骨的取得了一般需要开辟第二术区（口内第二术区常见于下颌骨外斜线或颏部），造成第二术区的并发症，增加术中或术后风险，所以只有在需要较大骨增量时才使用这种方法。

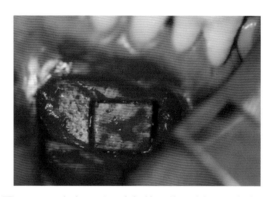

图8-7-1 颏部取骨（由解放军总医院杨瑟飞提供）

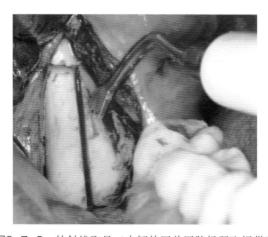

图8-7-2 外斜线取骨（由解放军总医院杨瑟飞提供）

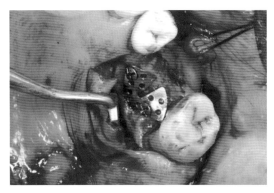

图8-7-3 钛网成型法骨增量（由解放军总医院杨瑟飞提供）

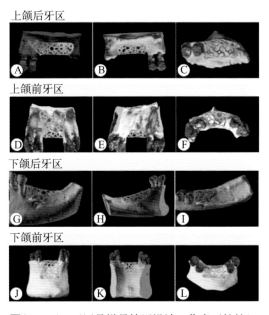

图8-7-4 不同骨增量钛网设计（作者王婷婷）

　　本方法主要经过以下重要步骤：①受区预备；②取骨；③修整骨块形态使其更适应受区；④固定骨块；⑤缝隙填塞骨代用品；⑥成型并固定钛网；⑦无张力缝合。详细操作步骤见《口腔种植实用技术精要（进阶版）》第二章。本文对操作中的要点有以下提示：①受区骨面预备：要制备充足的滋养孔，并且表面不能有纤维结缔组织残留，避免块状骨不连；②块状骨的固定是必要的，坚固固定与受区的块状骨更有利于快速建立血液运输，同理将块状骨修整成为更适应受区的形态也是必要的，骨块固定以后必须不能轻易转动；③钛网的使用是为了进一步保证骨块的血管化不受外界的影响，有稳定的成骨空间；④滋养孔的数量必须充足，建议使用 2mm 直径球钻，钻透皮质骨，直至有新鲜血液流出，但是要注意避让牙根、下牙槽神经或有明显血管的位置。⑤关闭创面时一定要充分做到减张缝合，关于减张缝合方法可以参考《口腔种植实用技术精要（进阶版）》第三章。

牙槽嵴骨量严重不足极大影响着种植体的植入和种植修复后的长期稳定性，引导骨再生在骨增量方面效果稳定。3D 打印数字化个性化钛网是实现理想牙槽嵴骨增量的一种新方法，对骨量不足拟行种植修复的患者，可完善术前检查，通过影像学、口内或模型扫描获取牙槽骨及牙列信息，以修复为导向设计种植体植入位置，并规划预期骨增量范围及个性化钛网形状，利用 3D 打印技术制备个性化钛网。该技术有助于精确、个性化重建骨缺损区的牙槽嵴三维形态。

参考文献

[1] Fu J H，Wang H L . Horizontal bone augmentation：the decision tree ［J］. International Journal of Periodontics & Restorative Dentistry，2011，31（4）：429-436.

[2] Tosta M，Gastao D M F，Chambrone L . Decision making in dental implantology：atlas of surgical and restorative approaches（atlas of surgical and restorative approaches）‖ current status of clinical practice with dental implants：an evidence-based decision making overview ［M］. John Wiley & Sons，Inc. 2017.

[3] Tolstunov L，Hicke B. Horizontal augmentation through the ridge-split procedure：a predictable surgical modality in implant reconstruction ［J］. Journal of Oral Implantology，2013，39（1）：59-68.

[4] Sbordone C，Toti P，Guidetti F，et al. Volume changes of iliac crest autogenous bone grafts after vertical and horizontal alveolar ridge augmentation of atrophic maxillas and mandibles：a 6-year computerized tomographic follow-up ［J］. Journal of Oral and maxillofacial Surgery，2012，70（11）：2559-2565.

[5] Annibali S，Bignozzi I，Sammartino G，et al. Horizontal and vertical ridge augmentation in localized alveolar deficient sites：a retrospective case series ［J］. Implant dentistry，2012，21（3）：175-185.

[6] Poli P P，Maridati P C，Stoffella E，et al. Influence of timing on the horizontal stability of connective tissue grafts for buccal soft tissue augmentation at single implants：a prospective controlled pilot study ［J］. Journal of Oral and Maxillofacial Surgery，2019，77（6）：1170-1179.

[7] 王婷婷，王凤，吴轶群.3D打印数字化个性化钛网在牙槽嵴引导骨再生中的临床应用 ［J］.中国口腔种植学杂志，2022，27（4）：208-216.

8. 下颌后牙区垂直骨量过小，如何进行种植修复？

下颌后牙区垂直骨量不足一般是由于下后牙长期以及多颗连续缺失，或因严重的牙周炎、肿瘤等疾病造成的骨量大面积的破坏，对于标准种植义齿

（长度＞9mm）的修复有较大的影响。因为下牙槽神经管的存在，导致不能植入常规高度的种植体。随着种植学科的发展，目前对于垂直骨量不足的病例有以下几种解决方案：牵张成骨术（distraction osteogenesis，DO）、块状骨移植（onlay grafting/block grafting）、引导骨再生术（guided bone regeneration，GBR）、短种植体或倾斜种植体（short implant/tilted implant）。

首先要明确，随着新材料新技术的发展，目前的结论只是根据现阶段的病例和随访暂时得出的，并且即便在文献中也没有明确各种技术的优劣之分，作为临床医生，要根据患者的实际情况，个性化地设计治疗方案。

在评价垂直骨增量技术时，要考量以下几个指标：能增加的量、成功率、并发症多少、种植成功率和远期效果。此外，医生还要关注一些不可量化的指标，如手术复杂程度、患者期望值和患者的预算等。术前通过 CBCT 测量需要提升的量，根据提升的量的大小，制订一条或几条可行的治疗计划，给患者在各个角度上讲明利弊，供患者选择。

2018 年 Plonka 等人对于以往垂直骨增量的文献进行了回顾，总结出了垂直骨增量策略树（如图 8-8-1 所示）。

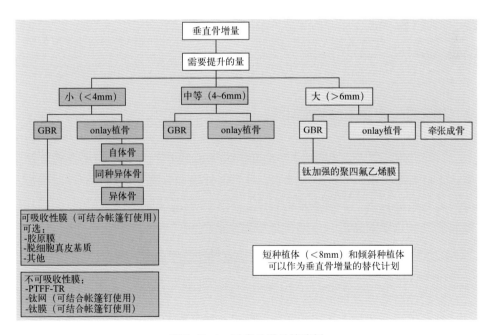

图8-8-1　垂直骨增量策略树

目前对于垂直骨量不足的病例，通常更倾向于进行植骨后同期或择期种植。但是由于进行垂直骨增量会增加种植手术费用，对于适合的病例（如上颌6mmRBH）可以行短种植体。虽然有大量的文献评价了短种植体的近远期效果，支持其使用，但是目前还没有达成国际共识，所以站在客观的角度上，笔者并不能对短种植体的使用有任何倾向。同理，上下颌后牙区垂直骨高度不足的情况下使用倾斜种植体也是一种可行的方案，建议配合数字化导板使用。

总体看来，目前主流的观点依然认为垂直骨量不足最可靠的办法是进行骨增量手术，但是无论何种形式的骨增量手术都会增加患者的痛苦和经济负担，所以使用短种植体或倾斜种植体也是一种替代方案，前提是对于适应证的严格把握。

参考文献

[1] Byun S H, Kim S H, Cho S, et al. Tissue expansion improves the outcome and predictability for alveolar bone augmentation: prospective, multicenter, randomized controlled trial [J]. Journal of Clinical Medicine, 2020, 9 (4): 1143.

[2] Alexandra P, Istvan U, Hom-Lay W. Decision tree for vertical ridge augmentation [J]. International Journal of Periodontics & Restorative Dentistry, 2018, 38 (2): 269-275.

[3] Renapurkar S, Troulis M J. Alveolar distraction osteogenesis for vertical ridge augmentation: surgical principles and technique [M] // vertical alveolar ridge augmentation in implant dentistry: a surgical manual. John Wiley & Sons, Inc. 2016.

9. GBR时一定要盖生物膜吗？

引导骨再生技术（guided bone regeneration，GBR），指利用屏障膜特性，阻止来自周围软组织的成纤维细胞，让骨面处的成骨细胞有足够的时间增殖，最终达到组织再生、定向修复的目的。该技术中屏障膜是最重要的一点，屏障膜应具有足够的硬度，能够保证骨再生的空间环境，并具有良好的固位和稳定。平时使用的屏障膜主要有三种：①自体天然骨膜；②可吸收生物膜；③不可吸收膜。

根据骨增量手术的PASS原则，初期愈合、血管形成、血凝块的稳定和空间的保持，GBR手术中植骨空间的稳定及维持是保证成骨效果的关键因素。

不是所有手术都需要额外加用屏障膜。部分即拔即种种植手术可由拔牙窝边缘骨、牙龈组织和愈合基台或者临时修复体形成良好的封闭效果，从而保障骨组织形成。这类手术中，经常出现植体与骨边缘有间隙存在，称之为跳跃间隙。研究表明，当间隙大于 3mm 时，间隙内建议植入骨替代材料（见图 8-9-1）；当间隙小于 3mm 时，可不植骨不盖膜（见图 8-9-2）。

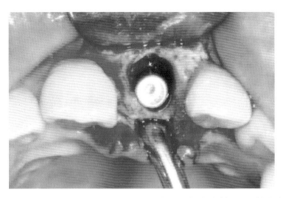

图8-9-1　跳跃间隙大于3mm时，间隙内建议植入骨替代材料
（由北京大学航天临床医学院周宏志提供）

患者需要拔出21后即刻种植，21拔出后唇侧跳跃间隙约3mm左右，选择同期植入混合自体骨末的人工骨粉

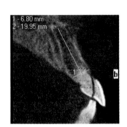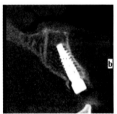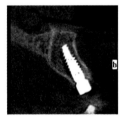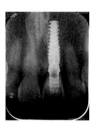

图8-9-2　跳跃间隙小于3mm时，可不植骨不盖膜（由航天中心医院口腔科周宏志提供）
21不植骨，旋入愈合基台

　　前牙美学区种植研究显示，当术式为植骨加临时修复体，颊侧骨壁塌陷吸收最少，其次是植骨加愈合基台的术式，再次是临时修复体不植骨的术式，效果最差的是不植骨直接上愈合基台。当然也是可以选择植骨加覆盖螺丝加盖膜的术式的，效果也很可靠。

参考文献

[1] Bottino M C, Thomas V, Schmidt G, et al. Recent advances in the development of GTR/GBR membranes for periodontal regeneration: a materials perspective.Dental Materials, 2012, 7: 703-721.

[2] Yang F, Both S K, Yang X, et al. Development of an electrospun nano-apatite/PCL composite membrane for GTR/GBR application [J]. Acta biomaterialia, 2009, 5（9）: 3295-3304.

[3] Shanaman R, Filstein M R, Danesh-Meyer M J. Localized ridge augmentation using GBR and platelet-rich plasma: case reports [J]. International Journal of Periodontics & Restorative Dentistry, 2001, 21（4）: 345.

[4] Lizio G, Masi I, Corinaldesi G, et al. Virtual-planned GBR for extended 3D defects-how much predictable is this treatment? [J]. Clinical Oral Implants Research, 2019, 30: 482-482.

10. PRF/CGF在调控成骨与软组织增量方面是否有确切的作用?

血液制品的研究经历了 PRP、PRF 和 CGF 三个阶段。PRF 是 2001 年法国学者 Choukroun 等研发出来的新一代血小板浓缩制剂（见图 8-10-1），其中含有大量的细胞生长因子，这些因子与组织修复相关的细胞聚集，可促进成骨细胞的分化和增殖，促进骨基质蛋白的分泌、骨再生和组织愈合，有良好的骨诱导作用。

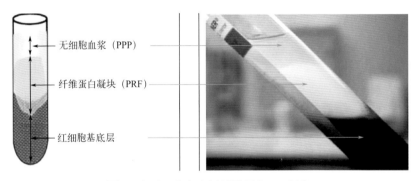

无细胞血浆（PPP）

纤维蛋白凝块（PRF）

红细胞基底层

图8-10-1 富血小板纤维蛋白PRF制备

PRF/CGF 有三大主要组成部分（如图 8-10-2 所示）: ① 细胞组分，PRF 中不但含有丰富的血小板，还有少量白细胞和红细胞; ② 临时细胞外基质，一种由血液中自体纤维蛋白，包括纤维蛋白（fibrin）和玻连蛋白（vitronectin）组成的三维支架; ③ 生物活性分子，多达 100 余种的生物活性蛋白因子。

作用总结如下: ①促进软组织愈合; ②抵抗炎症发生; ③辅助骨组织再生。

PRF 关于软组织增量的临床研究: 临床研究方面，PRF 既可用于种植外科手术，也常应用于牙周手术，均证实 PRF 可对软组织的损伤愈合及牙龈成纤维增殖有积极的影响效果。Barone 等在颊侧骨板缺失的种植体周围放置骨粉和PRF，发现不但可维持颊侧牙槽骨的高度，促进骨组织再生，而且在角化龈增量方面也呈现出积极的效果，并在术后 1 年的随访中，角化龈宽度保持在稳定的水平。

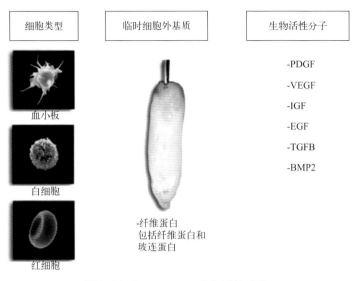

细胞类型	临时细胞外基质	生物活性分子

血小板

白细胞

红细胞

-纤维蛋白
包括纤维蛋白和
玻连蛋白

-PDGF

-VEGF

-IGF

-EGF

-TGFB

-BMP2

图8-10-2　PRF/CGF生物活性成分

浓缩生长因子 CGF 在前牙区软组织的相关研究：较之 PRF，CGF 因其特殊的纤维蛋白支架结构而具有更高的抗张以及黏合强度，更丰富、高浓度的生长因子，且 CGF 含有的 VEGF 是 PRF 的 1.5 倍，所以其也具有更强的血管再生能力，更快的软组织愈合速度。

CGF 关于软组织增量的临床应用：CGF 促进牙龈成纤维细胞增殖的特性可用于治疗临床上牙龈退缩的病例，尤其是针对前牙美学区的种植修复，因此 CGF 与骨诱导材料的联合应用也非常广泛。Bozkurt Doğan 等在治疗牙龈退缩的过程中采用 CGF 联合冠向复位瓣技术（coronally advanced flap，CAF），术后经研究发现 CGF 的应用使得角化龈宽度和牙龈厚度增加，这种手术方法可从一定程度上减少手术后复发情况，并提供相对长期的稳定性。孙丽超等对前牙缺失且由于缺牙时间过长导致的缺牙区骨量不足的患者进行种植修复治疗时，采用将患者自体血所制得的 CGF 处理成碎末与 Bio-Oss 骨粉混合的方法进行骨增量并在创面覆盖制作的 CGF 膜，术后 1 年观察到种植区牙龈形态饱满、牙乳头未退缩、美学效果良好，证实了 CGF 有利于牙龈的增生、愈合。CGF 也可与骨代用品联合应用于即刻种植修复中，杨立明等通过对比观察在种植体与骨间隙内单独放置 Bio-Oss 骨粉与混合放置 CGF、Bio-Oss 骨粉后术区的牙龈软组织愈合状况和恢复效果，证明了 CGF 能促进牙龈组织增殖再生和缺损区软组织愈合。

参考文献

[1] Jain A，Jaiswal GR，Kumathalli K，et al. Comparative evaluation of platelet rich fibrin and dehydrated amniotic membrane for the treatment of gingival recession：a clinical study [J]. J Clin Diagn Res，2017，11（8）：24-28.

[2] Bozkurt Doğan Ş，Öngöz Dede F，Ballı U，et al. Concentrated growth factor in the treatment of adjacent multiple gingival recessions：a split-mouth randomized clinical trial [J]. J Clin Periodontol，2015，42（9）：868-875.

[3] 孙丽超，陈学军，郭海波. CGF复合骨诱导材料在前牙美学区种植的临床应用 [J]. 全科口腔医学电子杂志，2018，5（15）：24，26.

[4] 杨立明，陈淑萍，李恩洪. 浓缩生长因子（CGF）在即刻种植修复应用中的牙龈美学研究 [J]. 中国美容医学，2015，24（1）：63-65.

11. 位点保存的标准程序是什么？如何选择植骨材料？

关于位点保存的错误观点是位点保存术是一项简单的拔牙后填塞骨代用品的技术。

其实位点保存是拔牙的同时和拔牙后尽可能保存水平和垂直骨量的一系列技术，包括微创拔牙、牙槽窝复位技术、骨代用品的使用及各种缝合技术，甚至即刻种植技术也可以算成是拔牙位点保存技术的一种。

骨代用品归纳如图 8-11-1 所示。

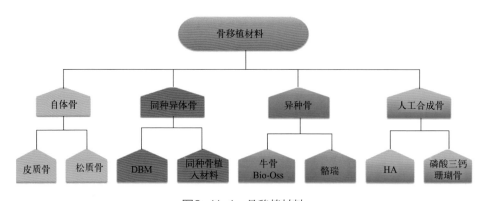

图8-11-1　骨移植材料

目前，临床用于位点保存效果较好的材料有异种骨去蛋白牛骨矿物质（deproteinized bovine bone mineral，DBBM），其吸收速率较慢。Marioran 等的研究发现，在 DBBM 用于牙槽嵴保存后 6 个月，移植材料剩余颗粒占 31.97%；Lindgren 等发现骨增量 3 年后 DBBM 剩余颗粒依然占到了 24%。同种异体骨以脱钙冻干骨（也称为脱钙骨基质，DBM）、冻干骨等形式在位点保存中应用，研究表明同种异体骨有良好的保存牙槽嵴形态、骨引导、骨诱导的作用，但关于同种异体骨用于位点保存对后期种植的长期疗效等方面影响的研究较少。

参考文献

[1] 承峥，孙秋望月，葛昕，等. 前牙拔牙位点保存术后牙槽嵴软硬组织变化的临床研究 [J]. 口腔医学，2019，39（1）：5.

[2] Carlo M，Paolo P P，Matteo D，et al. Alveolar socket preservation with demineralised bovine bone mineral and a collagen matrix [J]. Journal of Periodontal & Implant Science，2017，47（4）：194-210.

[3] Carlos Alberto Serrano Méndez，Lang N P，Caneva M，et al. Comparison of allografts and xenografts used for alveolar ridge preservation. a clinical and histomorphometric RCT in humans [J]. Clinical Implant Dentistry & Related Research，2017，19（4）.

12. 美学区垂直骨量不足时，onlay植骨、钛网联合GBR的方法如何选择？

在种植手术中不可避免会面临骨量不足的情况。引导骨组织再生术（guided bone regeneration，GBR）是将骨替代品或自体骨植入到种植体周围骨缺损区，以人工生物膜固定于其表面的技术。人工生物膜起到物理屏障的作用，阻止上皮和纤维长入骨缺损区，这样提供了一个相对封闭的组织生长环境，使邻近骨端具有再生功能的细胞进入其中并进行最大限度的增殖分化以促进新骨形成，根据其材料在体内是否分解，分为不可吸收生物膜和可吸收生物膜。

不可吸收生物膜包括钛膜、聚四氟乙烯（expand polytetrafluoroethylene，e-PTFE）膜及加强型 e-PTFE 膜等。研究表明，加强型 e-PTFE 膜能够稳定维持一定的空间结构，成骨量稳定，膜下有大量新骨形成且没有残骨或死骨，生物相容性良好，使用安全且成功率高。美中不足是加强型 e-PTFE 膜不能在体内分解，需要进行二次手术取出，此时因为骨面二次暴露可能产生并发症，需要通过加强手术技巧及术后护理来尽可能降低其发生率。

相比较而言，可吸收生物膜避免了不可吸收膜二次手术的缺陷，但由于其本质为胶原膜，支撑力较差，因此在较大范围的骨缺损区较容易因膜的吸收及软组织压力等原因致使膜塌陷，进而导致手术结果不理想。

最近，相较于传统屏障膜，钛网越来越受到大家的关注，有研究发现钛网在骨增量过程中展现出更优越的力学性能和成骨能力。

近年来，随着数字化技术在口腔领域中的广泛引用，3D 打印（three-dimensional printing）数字化个性化钛网（以下简称个性化钛网）制备得以实现。通过提取患者的锥形束 CT（cone beam CT，CBCT）数据，进行解剖结构的三维重建；临床医生根据未来修复体的位置引导种植体植入至理想的三维位置，规划预期骨增量范围；同时兼顾邻牙和重要解剖结构，设计钛网范围，确定固位钉数目、尺寸及位置，精确设计个性化钛网轮廓；将完成设计的数据传输至 3D 打印设备，使用医用纯钛金属材料进行 3D 打印，获得理想的个性化钛网。

外置法植骨（onlay bone grafting，onlay 植骨）技术是指块状骨嵌贴于受区骨面从而增加牙槽嵴骨量的手术方法。根据骨材料的不同，可分为自体骨移植、同种异体骨移植、异种骨移植及各种人工合成骨代用品。临床上根据手术目的不同和需要移植的骨量多少，可以选择不同的植骨材料进行移植。这种手术可有效地改善严重吸收牙槽突的高度和厚度，使原本不能种植或难以种植的患者拟种植区骨量达到满足牙种植的基本要求。

然而，因为取自体骨块需要开辟第二术区，故手术创伤较大。其次，该方法最大的问题是自体骨块容易吸收，针对这一问题，有学者提出可在外置植骨同时加骨粉与屏障膜，其 10 年随访结果显示骨吸收率仅为 7.7%，但其本质是将外置法植骨作为 GBR 的支撑。虽然外置植骨术有开辟第二术区、口内取骨厚度及范围有限以及骨吸收率较高这些缺点，但在垂直骨量不足、GBR较为困难情况下仍不失为一种较为理想的选择。

美学区垂直骨量不足的情况属于种植手术中的高难度病例，onlay 植骨及钛网联合 GBR 骨增量的方法都是在临床中可以进行选择应用的。下面就两者之间的优缺点做一比较。

（1）onlay 植骨术

① onlay 植骨术的优点：在临床上通过移植自体骨固定于牙槽骨表面，提

升牙槽嵴水平向及垂直向骨量，增加前牙美学区牙缺损的三维骨量，进而为牙种植修复奠定良好基础。自体骨因其同时具备骨诱导性、骨传导性和骨生成性，被认为是最佳的骨移植材料，是骨移植的"金标准"，同时选取自体骨可避免排异现象，与种植区骨组织的骨愈合效果良好，骨增量效果可靠。

市面上出现了同种异体骨，优势是骨源充足，没有第二术区，患者思想上更容易接受。

② onlay 自体植骨术缺点：自体骨来源有限；损伤大，会出现第二术区，目前常规情况会选择下颌骨外斜线为供骨区，术后反应比较重；吸收率高，临床上会附加异种颗粒骨等进行进一步的骨增量。

③ onlay 同种异体植骨术缺点：具有免疫原性，需要一系列去抗原的处理；同时还有传染疾病和伦理方面的问题需要解决。

（2）钛网联合 GBR 的术式

① 钛网联合 GBR 的优势：对于骨缺损相对较大的情况，可吸收屏障膜受限于自身的物理特性，难以维持稳定的骨再生空间。对于较大范围的牙槽骨缺损，相较于传统屏障膜，钛网在骨增量过程中展现出更优越的力学性能和成骨能力。作为 GBR 屏障膜，钛网具备独特的特性。钛网有良好的力学性能，其较高的抗压强度可为成骨提供稳定的空间支持；适当的弹性和可塑性使其可通过弯曲塑形适应各类骨缺损形态，减少对黏膜的压迫，这些特性使得以钛网为屏障膜的 GBR 成骨过程可获得稳定的成骨效果。

② 钛网联合 GBR 的术式的缺点：

a. 术后愈合时黏膜开裂引起的钛网暴露是应用过程中的常见并发症，发生率为 20% ～ 30%。钛网暴露可根据发生时间分为早期暴露（植骨术后 4 周内）与晚期暴露（植骨术 4 周后）。早期暴露常导致的不良结果主要表现为纤维组织增多与骨质形成减少，并可影响残余的异种骨移植颗粒与周围骨的融合。晚期暴露在通常情况下不引起明显的并发症，对缺损区骨再生总体影响不大。

b. 目前市面上有商用钛网，商用钛网形态为不同大小及孔径的平面，对不同患者的局部牙槽骨缺损，常需在术中进行手工塑形、修整，以贴合牙槽骨形态。这一过程存在种种不便和弊端，加大伤口感染可能；手工弯制难以完全贴合牙槽骨；修整钛网时产生的尖锐边缘易对相应部位的黏膜瓣产生机械刺激，造成软组织创伤，甚至导致钛网暴露。

c.另外，目前有3D打印的个性化钛网，可以改善商用钛网的许多缺陷。个性化钛网能对骨缺损区进行个性化骨增量，重建牙槽嵴的三维形态，具有较高的成功率，为不利型牙槽骨缺损提供了一种新的治疗手段。与传统骨增量相比，个性化钛网有以下优点：个性化钛网具有良好的力学性能，空间维持性强，稳定性好，减少了固位钉的使用数量；个性化钛网与患者的颌骨信息相吻合，避免术前修剪、弯制等过程，缩短手术时间，提高患者满意度；可以根据种植手术需要精确预估骨增量材料的量，避免骨增量材料的浪费或植骨不足；在口腔外将骨增量材料放置于钛网内侧面，移植于骨缺损区，降低了口腔内环境对骨增量材料造成污染的风险；个性化钛网具有较为理想的成骨预期及骨再生轮廓。但是暴露率依然是亟待解决的问题。

参考文献

[1] 刘宝林.口腔种植学.北京：人民卫生出版社，2011.

[2] 林野.口腔种植学.北京：北京大学出版社，2014.

[3] 卢杨辉，陈永吉，罗志晓，余和东，冷卫东.e-PTFE膜联合Bio-oss骨代材料在种植手术中引导骨再生的应用研究［J］.临床口腔医学杂志，2014，30（2）：99-101.

[4] 王婷婷，王凤，吴轶群.3D打印数字化个性化钛网在牙槽嵴引导骨再生中的临床应用［J］.中国口腔种植学杂志，2022，27（4）：208-216.

[5] Ghanaati S，Al-Maawi S，Conrad T，et al. Biomaterialbased bone regeneration and soft tissue management of the individualized 3D-titanium mesh: an alternative concept to autologous transplantation and flap mobilization［J］. J Craniomaxillofac Surg, 2019, 47（10）: 1633-1644.

[6] Urban IA，Jovanovic SA，Lozada JL. Vertical rudge augmentation using guided bone regeneration in three clinical scenarios prior to implant placement: a retrospective study of 35 patients 12 to 72 months after loading［J］. Int J Oral Maxillofac Implants, 2009, 24（3）: 502-510.

[7] Corinaldesi G，Pieri F，Sapigni L，et al. Evaluation of survival and success rates of dental implants placed at the time of or after alveolar ridge augmentation with an autogenous mandibular bone graft and titanium mesh: a 3- to 8-year retrospective study［J］. Int J Oral Maxillofac Implants, 2009, 24（6）: 1119-1128.

[8] Trento GS，Carvalho P，Macedo DV，et al. Titanium mesh associated with rhBMP-2 in alveolar ridge reconstruction［J］. Int J Oral Maxillofac Surg, 2019, 48（4）: 546-553.

[9] Merli M，Migani M，Bernardelli F，et al. Vertical bone augment with dental implant placement: efficacy and complications associated with 2 different techniques. a retrospetiove cohort study［J］. Int J Oral Maxillofac Implants, 2006, 21（4）: 600-606.

[10] Iasella JM，Greenwell H，Miller RL，et al. Ridge preservation with freeze-dried bone allograft and a collagen membrane compared to extraction alone for implant site development: a clinical and histologic study in humans［J］. J Periodontol, 2003, 74（7）: 990-999.

[11] Kang DW，Yun PY，Choi YH，et al. Sinus bone graft and simultaneous vertical ridge augmentation: case series study［J］. Maxillofac Plast Reconstr Surg. 2019, 41（1）: 36-44.

[12] Gurler G，Delilbasi C，Garip H，et al. Comparison of alveolar ridge splitting and autogenous onlay bone grafting to

enavle implant placement in patients with atrophic jaw bones [J]. Saudi Med J, 2017, 38（12）: 1207-1212.

[13] Widmark G, Andersson B, Ivanoff CJ. Mandibular bone graft in the anterior maxilla for single tooth implants. presentation of surgical method [J]. Int J Oral Maxillofac Surg. 1997, 26（2）: 106-109.

[14] Cordaro L, Amade DS, Cordaro M. Clinical results of alveolar ridge augmentation with mandibular block bone grafts in partially edentulous patients prior to implant placement [J]. Clin Oral Implants Res. 2002, 13（1）: 103-111.

[15] Giannoudis PV, Dinopoulos H, et al. Bone substitutes: an update.Injury [J]. 2005, 36（Suppl 3）: s20-s27.

[16] Rakhmatia YD, Ayukawa Y, Furuhashi A, et al. Current barrier membranes: titanium mesh and other membranes for guided bone regeneration in dental applications [J]. J Prosthodont Res, 2013, 57（1）: 3-14.

[17] Trento GS, Carvalho P, Macedo DV, et al. Titanium mesh associated with rhBMP-2 in alveolar ridge reconstruction [J]. Int J Oral Maxillofac Surg, 2019, 48（4）: 546-553.

[18] Hasegawa H, Masui S, Ishihata H, et al. Evaluation of a newly designed microperforated pure titanium membrane for guided bone regeneration [J]. Int J Oral Maxillofac Implants, 2019, 34（2）: 411-422.

[19] Hartmann A, Seiler M. Minimizing risk of customized titanium mesh exposures-a retrospective analysis [J]. BMC Oral Health, 2020, 20（1）: 36.

13. 脱细胞异体真皮基质的制作原理和临床应用如何?

（1）ADM 的结构与特性

脱细胞真皮基质（acellular dermal matrix，ADM），通过物理或化学等方法将动物或人类皮肤中的全层表皮及真皮层中的全部细胞成分去除，仅保留真皮中的含胶原网架的细胞外基质得到的新型组织替代物；I 型胶原纤维占主要地位，构成 ADM 的基本骨架，Ⅲ 型胶原纤维减少至原来的一半，Ⅳ 型胶原纤维和 Ⅶ 型胶原纤维几乎消失，弹力蛋白明显减少，层粘连蛋白损失较多，硫酸软骨素消失殆尽，纤维连接素明显减少，糖蛋白几乎完整保存。

（2）ADM 的制备方法

ADM 的制备方法有很多，其主要目的在于去除产生炎症 - 免疫反应的免疫原性成分，最大限度地保留完整的胶原网状支架。随着现代研究的不断深入，ADM 的制作工艺也在不断改进，目前常用的制备方法主要包括：Dispase Ⅱ -Triton、高渗盐水 -SDS（十二烷基硫酸钠）以及反复冻融法配合超声震荡法等；其他辅助技术例如戊二醛、NaOH 处理等。

（3）ADM 的应用

① 烧伤科：ADM 作为真皮组织的代替物不仅能提高所移植韧厚皮片的韧性，还能抑制肉芽组织生长和瘢痕形成，并且能够显著降低皮片收缩。1995年，有国外学者报道了异体真皮联合自体薄皮的方法并取得成功。

② 整形外科：ADM 作为填充材料已广泛地应用于临床，因为 ADM 不仅与自体来源组织相近似，而且降解速度与胶原基质材料相比较慢，且有利于成纤维细胞的生长，目前由于制备工艺的提高，免疫排斥反应发生率较低。此外，ADM 容易固定，不易移位或脱出，这也成为其取代其他填充材料的优势之一。近些年来 ADM 也较多用于乳房整形及乳腺切除术后的乳房重建，以及颜面部组织凹陷性畸形的填充修补，取得了良好的临床效果。

③ 神经外科：用于硬脑膜的修补，胶原支架为血管内皮细胞、成纤维细胞的附着和迁移提供支架，促进血管化的进程。

④ 口腔科：ADM 作为新型生物材料，现广泛应用于口腔颌面部创面的修复及唇颊舌黏膜软组织缺损的修复。邵小钧等通过临床研究证明，ADM 在口腔颌面部各类创面修复中起到了创面覆盖、引导组织再生和支架作用，修复效果满意。将 ADM 植入皮肤及腮腺残端之间用于腮腺切除术后的 Frey 氏综合征（味觉出汗综合征）的治疗，已经成为临床常用的治疗方法，并取得良好的效果。魏洪武等人通过研究证实拔牙后使用 ADM 覆盖拔牙创面后，不仅可以减少牙槽骨的吸收，并且可促进拔牙创面的愈合，为后期治疗提供了良好的基础。此外，ADM 用于唇腭裂的深部黏膜的修补，术后瘢痕挛缩明显减轻，利于发音功能的恢复。海奥口腔修复膜结构及作用见图 8-13-1。

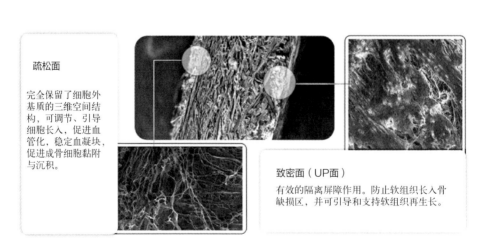

疏松面

完全保留了细胞外基质的三维空间结构，可调节、引导细胞长入，促进血管化，稳定血凝块，促进成骨细胞黏附与沉积。

致密面（UP面）

有效的隔离屏障作用。防止软组织长入骨缺损区，并可引导和支持软组织再生长。

图8-13-1 海奥口腔修复膜结构及作用

⑤ 眼科：临床上使用 ADM 组织补片进行结膜囊成形术，用于治疗结膜囊狭窄并取得较好的效果。尹东芳等人通过研究证明，ADM 作为羟基磷灰石义眼台眶内植入的包裹材料，具有组织相容性好，炎性反应及免疫排斥均较低的特点。

（4）ADM 的优势

ADM 是无细胞的天然组织支架，其保留了基底膜复合物，由基膜与真皮两个面组成：外侧为基膜面，是上皮细胞移行的平台；内侧是真皮面，是胶原网架结构，为血管内皮细胞、成纤维细胞的附着和迁移提供支架，促进血管化的进程。当 ADM 植入宿主后，新生血管逐渐长入，并在此后不断增加，术后 5 ～ 8 周，宿主胶原开始置换移植物胶原。对同种 ADM 的研究均表明，ADM 在宿主细胞和血管长入后重新恢复生机，并将逐渐被宿主细胞形成的新组织取代，最终成为宿主机体的一部分。用猪皮 / 牛皮代替同种表皮制备 ADM 用于临床，其优势在于：①猪皮 / 牛皮光滑度和柔韧度更好，在狭窄的地方更容易操作，可以被加工为各种厚度（1 ～ 4mm 均可），以适应不同的需求；②成本低，来源广，不存在伦理问题，比起人类尸体，动物来源更能让患者接受，故而近年来关于异种 ADM（主要为猪皮 / 牛皮）的研究和应用逐渐得到重视。

（5）ADM 的转归

ADM 内含有大量精氨酸 - 甘氨酸 - 天冬氨酸三肽序列（RGD），该序列是许多细胞膜的黏附蛋白共同的识别标志，在介导细胞与基质、细胞与细胞之间黏附方面起着非常重要的作用。ADM 支架植入后，通过止血作用使血小板激活系统触发生长因子和其他形态生成素的释放，使其浸透沉积于胶原纤维间。RGD 引导特殊的细胞黏附蛋白（可被成纤维细胞表面的整合素受体识别）进入支架。通过黏附位点和蛋白酶活性相互作用，成纤维细胞向支架迁移。进入支架后，成纤维细胞一方面合成细胞外基质（主要是胶原纤维）和细胞因子增加支架活性，另一方面释放胶原酶等分解基质。在微环境的多种因素作用下，成纤维细胞重塑支架，使其转变为与受损前原始组织具有同样功能和生理的组织。

（6）ADM 在口腔种植中的应用评价

① 国产异种脱细胞真皮基质对骨组织再生提供了有效的屏障时间，术后 3 个月行 Ⅱ 期手术时，试验组的胶原膜吸收后较薄，新骨完全覆盖种植体，种植体均已与骨组织形成理想的骨融合。人工骨粉颗粒虽然肉眼可见，但坚固致密，完全被新生的骨组织包围。术后 3 个月，X 射线可见试验组 50 枚种植体骨结合良好，种植体封闭螺帽上方有骨密度增高影像。从而表明：国产异种脱细胞真皮基质至少起到了 3 个月有效的细胞隔离屏障时间。

国产可吸收胶原膜提供了有效的细胞隔离屏障时间，不仅可阻挡软组织细胞向植骨区长入，并且对植入的骨粉有聚集作用，因此，Ⅰ 期植骨术中与 Ⅱ 期骨愈合后比较，试验组新骨的吸收量较小；空白对照组虽然劈开的唇侧骨板提供了骨的再生空间，由于软组织细胞的长入和唇肌压力的影响，直接影响到成骨效果。故试验组与空白对照组之间术中、术后牙槽嵴顶水平向骨宽度的改建与牙槽嵴顶垂直向骨高度改建的比较，空白对照组骨吸收量均明显高于试验组（$P < 0.05$）。

② ADM 膜在早期骨愈合中具有重要作用，术后 1 个月空白对照侧缺损区黏膜稍显内陷，其内主要为纤维结缔组织充填；而实验侧在术后 1 个月，海奥膜开始吸收，膜变薄，缺损区有新骨样组织形成，包埋部分种植体。ADM 膜排除不必要的结缔组织和上皮细胞，防止其进入骨缺损区并优势生长。研究结果显示，实验侧术后 4 个月骨缺损区为成熟板层状骨修复，整个种植体周围均被新生骨组织严密包围，种植体与骨组织密切接触，形成坚实的骨整合。对照组术后 4 个月，缺损区新生骨小梁逐渐增多，新形成的幼稚骨已长入种植体表面的空隙内，缺损区主要为编织骨修复，近牙槽嵴顶部见有少量结缔组织。

附：海奥口腔修复膜（B 膜和 C 膜）在 SD 大鼠皮下降解的生物学评价研究

1. 从肉眼解剖观察和 HE 病理结果看，C 膜的降解速度显著慢于 B 膜，B 膜完全降解时间 3 个月左右（见下图 12 周组织切片），C 膜完全降解时间 7

个月左右（见下图 28 周组织切片）。

2. 从成纤维细胞分布的特点来看，C 膜比 B 膜可能具有较好的组织相容性（C 膜引导细胞是均匀分布，B 膜初期炎症细胞比 C 膜多，提示炎症刺激反应明显），可能具有较好的组织修复能力（结果如下图所示）。

SD 大鼠复合标本形态图（第 12 周）：

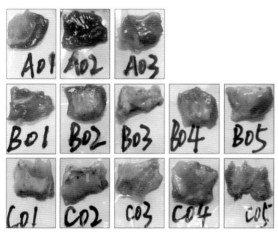

A 组（A01、A02、A03）为未植入膜的对照组，其解剖位组织未见异常。

B 组（B01、B02、B03、B04、B05）植入了 B 型口腔膜（1cm×2cm），B02 可见部分乳白色膜体；其余组织中未见膜体，或发生降解。

C 组（C01、C02、C03、C04、C05）植入了 C 型口腔膜（1cm×2cm），C 组均可见部分乳白色膜体，其中 C01、C02 较明显，膜体或发生着褶皱，不明显可见，C 组膜体均与周围组织黏附，不易剥离，膜体周围偶见红色血粒。

注：黄色箭头位置为膜体可见位置。

SD 大鼠复合标本形态图（第 28 周）：

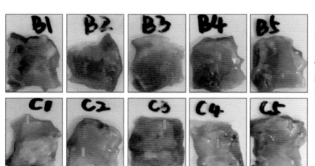

B 组组织中均未见膜体，或发生降解。

C 组均可见部分乳白色膜体，部分或发生降解，质地柔软，黏附于周围白色脂肪、皮肌上，不易剥离。

HE 染色的组织学观察：

	第1周	第2周	第4周	第6～18周	第24～28周
相同点	严重炎性反应、大量、新生小血管形成，纤维组织增生，肉芽组织形成，植入物周边部至临近中央部位可见成纤维细胞和毛细血管（含红细胞），但数目逐渐减少	炎症反应较第一周轻，B膜与C膜相同。	炎症反应减轻；植入物周边血管周围炎症细胞套，均匀分布成纤维细胞；植入物周边血管周围炎症细胞套，B膜与C膜相同。	炎症反应逐渐减轻，新生血管逐渐减少。	炎症反应逐渐减轻，新生血管逐渐减少。
不同点	B膜植入物周边部至临近中央部位可见成纤维细胞数目逐渐减少。C膜成纤维细胞均匀分布。肉芽肿较B膜轻。	1.B膜植入物可见成纤维细胞数目增多，但周边部至临近中央部位逐渐减少。C膜成纤维细胞数量增多，均匀分布。2.B膜部分轻—中度降解，C膜未降解。	1.B膜部分轻-中度降解，部分严重降解，C膜轻度降解。2.C膜植入物周边血管周围炎症细胞套，可见毛囊，B膜未见。	随着时间推移，B膜降解程度较C膜严重。	B膜所有样本重度降解，C膜大部分样本轻—中度降解。

成纤维细胞计数：

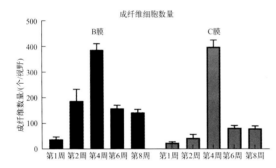

成纤维细胞在分布上存在差异：B 膜植入物周边部至临近中央部位可见成纤维细胞，但数目逐渐减少，且呈现不均一性特点。

C 膜植入物大部分周边至中央较均匀地含少量成纤维细胞。

这一分布特点的生物学意义需要委托方提供 B 膜与 C 膜的成分才能进行解释。

注：HE染色的成纤维细胞计数由于是靠形态学进行计数，其计数存在较大的误差，因此该结果只能是参考。建议其用α-SMA进行免疫组化染色后进行计数比较准确。

成纤维细胞计数结果显示，植入物 1 周内部即可见成纤维细胞，1～4 周数目逐渐增多，4 周时数目达到高峰，6～8 周减少。

但具有不同特点：

① B 组植入物成纤维细胞数在 1～2 周较 C 组明显增多；

② B 组 1～2 周植入物周边部至临近中央部位成纤维细胞数目逐渐减少，且呈现不均一性特点；而 C 组除个别区域植入物周边部成纤维细胞稍多，植入物大部分周边至中央较均匀地含少量成纤维细胞；

③ B 组 1～2 周植入物周边部肉芽组织、炎细胞浸润、纤维组织明显重于 C 组。

参考文献

[1] 陈武，陈宁.脱细胞真皮基质作为屏障膜的细胞相容性及细胞封闭性的体外研究 [J].上海口腔医学，2013，6（22）：260-264

[2] 杨荣强，崔正军.异种脱细胞真皮基质临床应用研究与进展 [J].中国美容医学2017，26（9）：132-135

[3] 达静姝，陈武.异种脱细胞真皮基质对新生血管作用的研究 [J].口腔生物医学，2016，12（7）：187-190

[4] 刘道峰，左金华.脱细胞真皮基质体内转归的研究进展 [J].滨州医学院学报，2008，31（1）：53-57

[5] 徐淑兰，周磊.异种脱细胞真皮基质在种植外科中应用初探 [J].中华口腔医学杂志，2010，45（7）：435-438

[6] 文勇，徐欣.异种脱细胞真皮基质引导即刻种植种植体周围骨缺损再生能力的实验研究.口腔医学研究，2010，26（1）：32-34

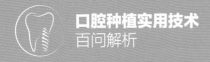
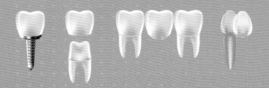

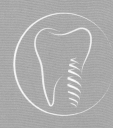

九、与上颌窦内外提升相关问题

1. 单纯以 RBH 数值界定内提升和外提升术式有何问题？

2. 上颌窦提升术中，骨粉植入量如何确定？出现窦底黏膜增厚或液平，如何
   处理？

3. 上颌窦提升过程引起的上颌窦体积的变化，会不会影响患者的共鸣腔或发音？

4. 上颌窦内提升过程中，什么情况下需要植骨？术后出现窦底黏膜破裂应怎么处理？

5. 上颌窦外提升术，对于较大囊肿同期摘除还是分期进行手术？

6. 上颌窦外提升后出血怎么处理？

7. 如何辨别是上颌窦窦底黏膜增厚还是囊肿？各需要怎么处理？

8. 拔牙后上颌窦口腔交通患者需要种植怎么处理？处理时机和方法如何？

9. 上颌窦内提升术相关并发症及成功率如何？

10. 较大的上颌窦外提升术发生黏膜破损，如何处置？

11. 种植体掉入上颌窦内一定要取出来吗？常用什么方式取出？

12. 上颌窦外提升术的骨创一定要盖生物膜吗？

13. 上颌窦外提升术植骨后多久可以种植？新骨与基骨有何区别？

14. 上颌窦提升术后如果出现鼻腔出血应该怎么处理？是什么原因引起的？

15. 上颌窦提升术中应用生物制品有何利弊？

1. 单纯以RBH数值界定内提升和外提升术式有何问题？

近年来，上颌后牙区骨量不足的种植成为学者们探讨的重点问题。造成上颌后牙区牙槽骨吸收的原因主要有牙缺失后牙槽嵴顶和上颌窦底的破骨细胞活跃，导致牙槽骨从窦底与牙槽嵴顶的双向吸收；缺牙之前局部有牙槽骨病变；生理性的呼吸产生的负压，导致上颌窦气化等。

美国的骨结合学会（Academy of Osseointegration，AO）于 1996 年在美国马萨诸塞州举办了一届共识性研讨会。会议提出按照剩余骨高度（residual bone height，RBH）的分类进行种植方案的选择：当剩余骨高度 ≥ 10mm 时，采用常规方法植入种植体；当剩余骨高度在 7 ～ 9mm 之间时，可采用经牙槽嵴顶上颌窦底提升术同期植入种植体；当剩余骨高度在 4 ～ 6mm 之间时，采用侧壁开窗法同期或延期植入种植体；当剩余骨高度 < 4mm 时，多采用侧壁开窗延期植入种植体。

研究报道当 RBH ≥ 5mm 时，种植体存留率为 96% ～ 100%，当 RBH < 5mm 时，种植体存留率为 85.7% ～ 91.3%，因此提出 5mm 为选择外提升和内提升的分界值。并且，多项研究也认为 RBH ≥ 4mm 时内提升是可靠的选择。这也是当前业内的传统观点。

近年来不断有学者挑战内提升的 RBH 极限，通过选用合适的手术器械及上颌窦内提升器械的不断改革创新，使 RBH 不再被认为是决定内提升或者外提升的主要条件。

大量临床试验研究显示，在上颌后牙区 RBH 为 2 ～ 4mm 的患者，行内提升术后同期植入种植体，种植体存活率达 95% 以上，随访时间为 22 ～ 60 个月不等。

另外，单纯以 RBH 的高度来决定上颌后牙区种植的术式是盲目的。首先，上颌窦内的病理改变是需要种植医生严格把握适应证的。早期的研究认为上颌窦黏膜增厚是上颌窦提升术的禁忌证，但随着研究的深入，有学者认为无症状的上颌窦黏膜增厚对上颌窦提升没有影响，即使黏膜出现息肉或是厚度 > 5mm，也绝不是禁忌证，只要上颌窦窦口引流通畅，就不会导致种植的失败。上颌窦囊肿也是如此，如果患者无任何临床表现，且囊肿较小，术前或术中可不必摘除上颌窦囊肿，但需要进一步随访来确定远期效果。

种植体的初期稳定性主要取决于种植位置的骨密度而非 RBH。这就要求种植医生多方面考虑，比如选择螺纹粗、螺距宽、自攻性强的种植体，是否选择同期植入种植体，是否即刻负载，种植医生对于内提升和外提升的技术熟练程度等。这些因素都与上颌后牙区种植术式的选择密切相关。

病例展示

上颌窦内提升示意，常规种植窝备洞程序，深度距离窦底 1mm，见图9-1-1。

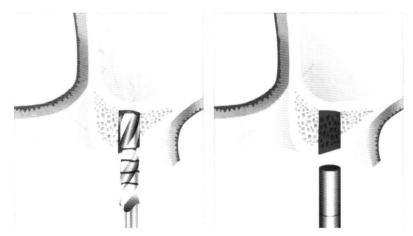

图9-1-1　上颌窦内提升示意，常规种植窝备洞程序，深度距离窦底1mm

利用内提升专用骨凿，提升至所需深度，根据RBH、骨质等因素评估是否需要植骨，是否同期植入种植体。

上颌窦外提升术式：超声骨刀开窗，上颌窦黏膜剥离，见图9-1-2（由北京大学航天临床医学院宫琳提供）。

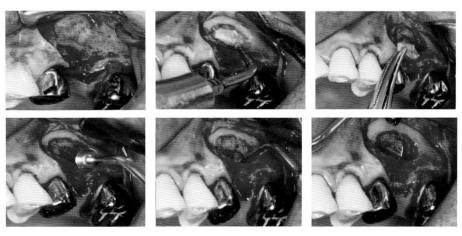

图9-1-2　上颌窦外提升术式：超声骨刀开窗，上颌窦黏膜剥离

植骨后种植体植入，骨创复位，口腔生物膜覆盖见图 9-1-3（由北京大学航天临床医学院宫琳提供）。

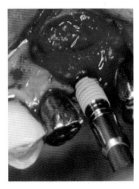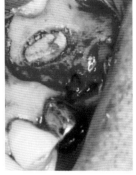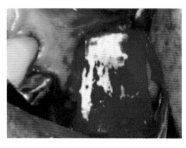

图9-1-3　植骨后种植体植入，骨创复位，口腔生物膜覆盖

参考文献：

[1]　Nedir R，Nuedin N，El Hage M，et al. Osteotome sinus floor elevation procedure for first molar single-gap implant rehabilitation: a case sries [J]. Implant Dent, 2014, 23（6）: 760-767.

[2]　Qian SJ，Gu YX，Mo JJ，et al. Resonance frequency analysis of implants placed with osteotome sinus floor elevation in posterior maxillae [J]. Clin Oral Implants Res, 2016, 27（1）: 113-119.

[3]　Pjetursson BE，Lang NP. Sinus floor elevation utilizing the transal veolar approach [J]. Periodontol 2000, 2014, 66（1）: 59-71.

[4]　Al-Dajani M. Recent trends in sinus lift surgery and their clinical implications [J]. Clin Implant Dent Relat Res, 2016, 18（1）: 204-212.

[5]　Si MS，Shou YW，Shi YT，et al. Long-term outcomes of osteotome sinus floor elevation without bone grafts: a clinical retrospective study of 4—9 years [J]. Clin Oral Implants Res, 2016, 27（11）: 1392-1400.

[6]　Calin C，Petre A，Drafta S. Ostcotome-mediated sinus floor elevation: a systematic review and meta-analysis [J]. Inter J Oral Maxillo Implants, 2014, 29（3）: 558-576.

[7]　Winter AA，Pollack AS，Odrich RB. Placement of implants in the severely atrophic posterior maxilla using locallized management of the sinus floor: a preliminary study [J]. Int J Oral Maxillofac Implants, 2002, 17（5）: 687-695.

[8]　Gonzalez S，Tuan MC，Ahn KM，et al. Cretal approach for maxillary sinus augmentation in patients with≤4mm of residual alveolar bone [J]. Clin Implant Dent Relat Res, 2014, 16（6）: 827-835.

[9]　Nedir R，Bischof M，Vazquez L，et al. Osteotome sinus floor elevation technique without grafting material: 3-year results of a prospective pilot study [J]. Clin Oral Implants Res, 2009, 20（7）: 701-707.

[10]　Nedir R，Nurdin N，Vazquez L，et al. Ostcotome sinus floor elevation technique without graftings: a 5-year prospective study [J]. J Clin Periodontol, 2010, 37（11）: 1023-1028.

[11]　Nedir R，Nurdin N，Khoury P，et al. Osteotome sinus floor elevation with and without grafting material in the severely atrophic maxilla. a 1-year prospective randomized controlled study [J]. Clin Oral Implants Res, 2013, 24（11）: 1257-1264.

[12]　Gu YX，Shi JY，Zhuang LF，et al. Transalveolar sinus floor elevation using osteotomes without grafting in sverely

atrophic maxilla: a 5-year prospective study [J]. Clin Oral Implants Res, 2016, 27（1）: 120-129.

[13]   Corbella S, Taschieri S, Del Fabbro M. Long-term outcomes for the treatment of atrophic posterior maxilla: a systematic review of literature [J]. Clin Implant Dent Relat Res, 2015, 17（1）: 120-132.

[14]   Shanbhag S, Karnik P, Shirke P, et al. Cone-beam computed tomographic analysis of sinus membrane thickness, ostium patency, and residual ridge heights in the posterior maxilla: implications for sinus floor elevation [J]. Clin Oral Implants Res, 2014, 25（6）: 755-760.

[15]   Celebi N, Gonen ZB, Kilic E, et al. Maxillary sinus floor augmentation in patients with maxillary sinus pseudocyst: case report [J]. Oral Surg Oral Med Oral Pathol Oral Radiol Endod, 2011, 112（6）: e97-e102.

[16]   Mardinger O, Manor I, Mijiritsky E, et al. Maxillary sinus augmentation in the presence of antral pseudocyst: a clinical approach [J]. Oral Surg Oral Med Oral Pathol Oral Radiol Endod, 2007, 103（2）: 180-184.

[17]   Tang ZH, Wu MJ, Xu WH. Implants placed simultaneously with maxillary sinus floor augmentations in the presence of antral pseudocysts: a case report [J]. Int J Oral Maxillofac Surg, 2011, 40（9）: 998-1001.

[18]   宿玉成.口腔种植学 [M].北京：人民卫生出版社，2014.

2. 上颌窦提升术中，骨粉植入量如何确定？出现窦底黏膜增厚或液平，如何处理？

在上颌窦提升术中，植入的骨粉量要确保种植体周围 2mm 以上的骨粉包绕。

种植体和骨粉共同扮演了成骨支架的角色，骨粉颗粒的密度也影响种植体上方的支撑空间，填入密度稀疏的大颗粒骨粉情况下，种植体上方成骨会因空间改变而减少。反之，当植入骨粉为小颗粒，且紧紧压在上颌窦黏膜之上，就会造成黏膜紧张，患者术后的疼痛会很严重。有的病例骨粉过多植入，会造成黏膜破裂，骨粉突入窦腔，常发生在黏膜剥离不充分的闭合术式中，也就是上颌窦内提升术中。所以在上颌窦提升时，首先要掌握黏膜的剥离量：注射法水提升，参考注入的水量估计黏膜提升量；骨刀法水提升，用测深杆感知黏膜提升量；冲顶法，以冲顶器进深估计黏膜抬升量。其次，根据黏膜抬升量估算植入骨粉量，以半球体积为参考。骨粉密度应适中，加入 PRF/CGF 等血液制品的骨粉量适当增大。最好使用注射法逐步分次填入，根据黏膜的弹性程度和种植体的体积适当增减填入量。

上颌窦提升的体积与提升高度呈正相关，有学者通过 CBCT、CT、MRI 获得 DICOM 格式的数据，将数据导入图像处理软件，通过软件进行不同的分割处理，完成了提升体积的测量。术中可以通过估算的移植物体积，通过定量的骨粉输送器植入一定体积的骨粉达到控制提升高度的目的。目前常用的体积计算软件主要有：SurgiCase CMF 5.0、AMIRA、Somaris、Geomagic、Simplant、Invivo 5、Mimics 等。

当术后出现上颌窦底黏膜增厚或液平时，首先应该检查上颌窦底黏膜的完整性，排除因上颌窦底黏膜穿孔，植骨材料进入上颌窦引起的感染。如果术后出现单纯的上颌窦黏膜增厚，无需特殊处理，常规抗炎保守治疗；当上颌窦底出现液平，患者出现感染症状，如鼻塞、头痛、局部疼痛、恶臭、口内颊侧黏膜发炎和鼻漏或单侧流鼻涕等，须进行全身抗炎治疗，根据耳鼻喉科医师的意见决定是否进行上颌窦冲洗。有学者提出，当上颌窦提升术后出现上颌窦炎症时，急性期行全身抗感染治疗，待转入慢性期后可以采用上颌窦前外侧壁穿刺冲洗术式，可以获得满意的治疗效果，同时不影响种植治疗的成功率。当上颌窦炎症不能得到有效控制，如伤口局部溢脓、眶下区压痛明显，骨粉突入上颌窦腔，须将种植体拔除后彻底清创，通畅引流，炎症控制后封闭创口，避免形成口腔上颌窦瘘。进行二次上颌窦提升术及种植体植入术至少要间隔 6 个月以上，或者更改修复方案。上颌窦提升术感染的病例并不多见，约 2.9%，多发生在术后 3 ～ 7 天。上颌窦提升有骨坏死的情况，尤其是闭合式提升，种植体周围压力过大、免疫力低下或有糖尿病等问题，就可能出现这种情况。

病例展示
上颌窦提升术后上颌窦黏膜增厚见图 9-2-1。

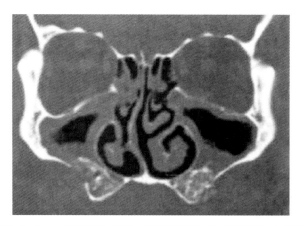

图9-2-1　上颌窦提升术后上颌窦黏膜增厚（作者Misch CE）

上颌窦提升术后，成骨空间因骨粉密度变化见图9-2-2（由博康泰口腔医院梁立山提供）。

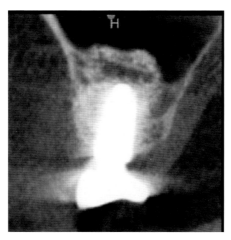

图9-2-2　上颌窦提升术后，成骨空间因骨粉密度变化

种植体周围骨坏死见图9-2-3（由博康泰口腔医院梁立山提供）。

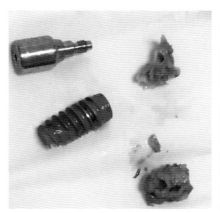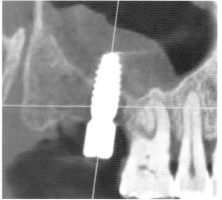

图9-2-3　种植体周围骨坏死

参考文献

[1]　Klijn RJ，van den Beucken JJ，Bronkhorst EM，et a1. Predictive value of ridge dimensions on autologous bone graft resorption in staged maxillary sinus augmentation surgery using Cone-Beam CT [J]. Clin Oral Implants Research, 2012, 23（4）: 409-415.

[2]　Rios HF，Avila G，Galindo P，et al. The influence of remaining alveolar bone upon lateral window sinus augmentation implant survival [J]. Imlpant Dent，2009，18（5）: 402-412.

［3］ Berberi A，Bouserhal L，Nader N，et al. Evaluation of the three-dimensional volumetric changes after sinus floor augmentation with mineralized cortical bone allograft［J］. J Maxillofac Oral Surg，2015，14（3）：624-629.

［4］ Kirmeire R，Payer M，Wehrschuetz M，et al. Evaluation of the three-dimensional changes after sinus floor augmentation with different grafting materials［J］. Clin Oral Implants Research，2008，19（4）：366-372.

［5］ Johansson B，Grepe A，Wannfors K，et al. A clinical study of changes in the volume of bone grafts in the atrophic maxilla［J］. Dentomaxillofac Radiol，2001，30（3）：157-161.

［6］ Sonoda T，Harada T，Yamamichi N，et a1. Association between bone graft volume and maxillary sinus membrane elevation height［J］. The International Journal of Oral & Maxillofacial Implants，2017，32（4）：735-740.

［7］ Pjetursson BE，Tan WC，Zwahlen M，et al. A systematic revireview of the success of sinus floor elevation and survival of implants inserted in combination with sinus floor elevation［J］. Clin priodontol，2008，35（85），216-240.

［8］ 吴虹冰. 联用上颌窦穿刺冲洗术和常规治疗法治疗急性化脓性上颌窦炎的效果研究［J］. 当代医学论丛，2016，14（4）：147-148.

［9］ 王仁飞. 经上颌窦前外侧壁穿刺冲洗治疗上颌窦提升术后并上颌窦炎症病例5例［J］. 口腔医学，2019，39（11）：1032-1037.

［10］ Schwara L，Schiebel V，Hof M，et al. Risk factors of membrane perforation and postoperative complications in sinus floor elevation surgery：review of 407 augmentation procedures［J］. J Oral Maxillofac Surg，2015，73（7）：1275-1282.

［11］ Bragger U，Gerber C，Joss A，et a1. Patterns of tissue remodeling after placement of ITI dental implants using an osteotome technique：a longitudinal radiographic ease cohort study［J］. Clinical Oral Implants Research，2004，15（2）：158-166.

3. 上颌窦提升过程引起的上颌窦体积的变化，会不会影响患者的共鸣腔或发音？

上颌窦的容积是 9.5～20ml 不等，平均为 14.75ml（如图 9-3-1、图 9-3-2 所示）。

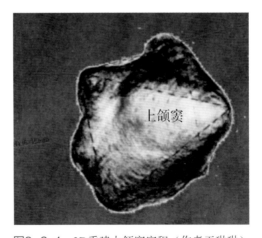

图9-3-1 3D重建上颌窦容积（作者王琳琳）

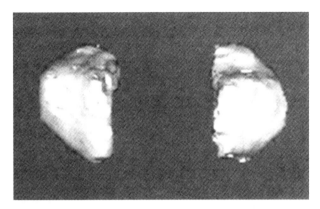

图9-3-2　双侧正常上颌窦（作者尚红坤）

　　人体的发声器官包括4部分：动力器官、振动器官、构语器官和共鸣器官。发音共鸣器官包括鼻腔、鼻窦、咽腔、喉腔、口腔、胸腔等，以软腭为界分成上部共鸣腔（鼻窦、鼻腔、鼻咽腔）及下部共鸣腔（口腔、口咽腔、喉咽腔、喉腔、胸腔）。声带振动产生的声音为喉原音（又称为"基音"），音量微弱且单调，经过共鸣器官的扩大、润色作用而形成和谐丰满的声音，并赋予声音个体特征。上颌窦在头腔中。而声区和共鸣腔的关系是：头声区（头腔共鸣为主，口、咽部为辅）对应高音，混声区（口腔、咽腔为主，头腔、胸腔为辅助）对应中音，胸声区（胸腔为主，口腔、咽腔为辅）对应低音，所以位于高音区的共鸣腔中的上颌窦容积改变，似乎会给高音共鸣产生一点影响，但是发音是由喉头和声带决定的，所以笔者认为高音音高不可能因手术受影响，而对高音的共鸣音质似乎有点影响，但很有限。有学者通过对采用上颌窦提升术的患者进行研究，提示上颌窦提升术容积的改变对鼻辅音高的发声存在轻微变化，对某些发音要求高的职业患者应慎重。

　　实验性地将上颌窦充满液体，于其前后分别进行频谱分析，结果有轻度差异。Masuda等研究发现，上颌窦的容积及窦口的大小在一定程度上影响鼻音的共振频率和音谱。Proctor等观察鼻窦内注水后嗓音频谱的改变，结果表明鼻窦腔充实状态可影响鼻共鸣功能，出现嗓音沉闷。

　　上颌窦作为辅助发音的共鸣腔，一般认为上颌窦提升术中改变的上颌窦体积量较小，一般不会到单侧上颌窦的一半体积，对患者的共鸣腔或者发音的影响有限。通过检索国内外文献尚未发现上颌窦提升术对发音和发音频率的影响有多大，需要进行长期的病例观察。通常，上颌窦提升术后往往伴有短暂的上颌窦黏膜肿胀，甚至伴发上颌窦炎症，这种情况下会引起鼻腔共鸣改变，进而影响发音，这种情况需进行及时有效的对症治疗。上颌窦手术术后感染会引起上颌窦炎甚至鼻炎，如不及时解决，对歌唱影响是很大的，尤其是京剧演员，以头腔共鸣为主的演唱方法可能更受影响。

病例展示

上颌窦外提升术后，对上颌窦体积改变不大见图9-3-3（由北京大学航天临床医学院宫琳提供）。

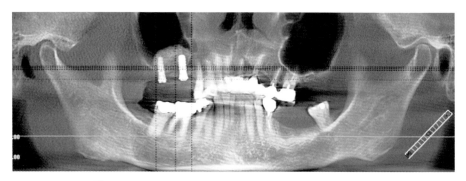

图9-3-3　上颌窦外提升术后，对上颌窦体积改变不大

参考文献

[1]　沈湘.沈湘声乐教学艺术.上海：上海音乐出版社，1998.

[2]　Masuda S . Role of the maxillary sinus as a resonant cavity [J]. Ni-hon Jibiinkoka Gakkai Kaiho，1992，95：71.

[3]　Proctor DF，Anderson IB. The nose upper airway physiologyand the atmospheric environment [M]. A merica： Elsevier Science Publishing Company Inc，1982，148.

[4]　张建国、李立群，何杰.上颌窦抬升术对鼻音发声的影响.浙江创伤外科，2017，22（2）：257-258.

[5]　王琳琳，等.上颌骨发育不足上颌窦形态的锥形束CT测量研究.中国中西医结合影像学杂志，2017，17（22）：159-161.

[6]　尚红坤，阮标、李斯斯，赵筱阳.上颌窦三维立体形态与上颌窦炎关系的研究.临床耳鼻喉头颈外科杂志，2012，26（20）：921-925.

4. 上颌窦内提升过程中，什么情况下需要植骨？术后出现窦底黏膜破裂应怎么处理？

关于在进行上颌窦内提升过程中是否需要植骨，一直存在争议。一般认为，上颌窦内提升高度大于 3mm 时，需要进行植骨。这里涉及一个最小成骨空间的问题，因为皮质骨、松质骨形成需要一定的空间，通常人们认为在大于 3mm 的空间里，骨替代过程比较活跃，最终成骨后效果也比较稳定。但是有的上颌窦内提升的病例也出现了成骨不足 3mm 的情况，这可能与上颌窦黏膜成骨特性相关。同时也有学者认为在需要 3.8mm 以内的骨增量时，可以不用植骨。部分学者认为，上颌窦内提升术＋不植骨利用的是上颌窦黏膜的成骨潜能，或在进行种植窝洞预备时释放的诱导成骨因子。而内提升植骨时骨粉主要位于种植体根尖部，在上颌窦内压力的情况下容易引起吸收改建。上颌窦内提升在不植骨的情况下也能获得满意的骨增量效果。

笔者认为，上颌窦内提升的目的就是增加种植体固位的骨组织，不植骨的情况下，虽有报道也可以在窦内种植体周出现成骨现象，但是内提升时由于不能明确上颌窦黏膜下支撑空间，所以不植骨期待成骨还是有一定风险，适合牙槽剩余骨高度（residual bone height，RBH）大（＞6mm）的病例。对于依赖窦内空间成骨来固位种植体的病例而言，正确充分植骨是非常必要的。

在术中出现窦底黏膜破裂，RBH＜6mm，须更改术式，改为上颌窦外提升，剥离上颌窦黏膜，按照程序进行修补。改外提升后，上颌窦黏膜破损小于 5mm 可在破损处覆盖胶原膜，继续填入骨粉，植入种植体。如果黏膜破损处大于 5mm 但小于 10mm，也可在破损处覆盖胶原膜，但是胶原膜必须经过固定，方可植入骨粉及种植体。当穿孔较大时，须关闭创口，择期再行上颌窦提升术。RBH＞6mm，审慎进行姑息治疗，即在富血小板纤维蛋白（platelet rich fibrin，PRF）帮助下行种植体植入。

有的学者认为，上颌窦内提升黏膜破损，在不植骨的情况下直接植入种植体，也获得了较高的成功率。

术后须给予抗感染治疗，保持上颌窦开口的通畅，必要时使用滴鼻剂。

病例展示

上颌窦内提升术不植骨病例见图 9-4-1；上颌窦内提升术植骨病例见图 9-4-2（由北京大学航天临床医学院宫琳提供）。

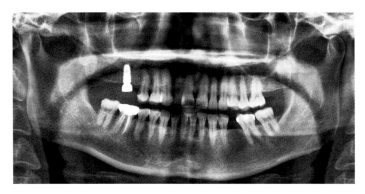

图9-4-1　上颌窦内提升术不植骨病例

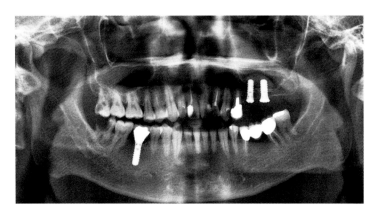

图9-4-2　上颌窦内提升术植骨病例

参考文献

［1］　Urban IA, et al. Incidence, diagnosis, and treatment of sinus graft infection after sinus floor elevation: a clinical study ［J］. Oral Maxillofae Implants, 2012, 27（2）: 49-57.

［2］　Ardekian, et al. The clinical significance of sinus membrance perforation during augmentation of the maxillary sinus ［J］. Oral Maxillofae Surg, 2006, 64（2）: 277-282.

［3］　Geminiani A, Tsigarida A, Chochlidakis K, et al. A meta-analysis of complications during sinus augmentation procedure ［J］. Quintessence Int, 2017, 48（3）; 231-240.

［4］　Kasabah S, Krug J, Simunek A, et al. Can we predict maxillary sinus mucosa perforation ［J］. Acta Med Hrada Kralove Czech Repub, 2003, 46（1）: 19-23.

［5］　范倩倩，柳忠豪.上颌窦黏膜具有成骨潜能的研究进展 ［J］.口腔医学研究，2014，30（5）: 475-478.

［6］　Srouji S, Ben-David D, Lotan R, et a1. The innate osteogenio potential of the maxillary sinus（Schneiderian）membrane: an ectopic tissue transplant model simulating sinus lifting ［J］. Int J Oral Maxillofac Surg, 2010, 39（8）: 793-801.

［7］　Lai HC, Zhuang LF, Lv XF, et a1. Osteotome sinus floor elevation witll or without grafting: a preliminary clinical trial [J]. Clin Oral Impl Res, 2010, 21（5）：520-526.

[8]　山道信之，系瀨正通. 上颌窦底提升术：依据锥形束牙科CT影像诊断的高成功率植牙手术 [M]. 张怡泓，译. 北京：人民军医出版社，2012.6-7.

[9]　王倩. 上颌窦内提升同期种植窦内成骨的临床效果 [J]. 北京大学学报（医学版），2019，5：925-930.

5. 上颌窦外提升术，对于较大囊肿同期摘除还是分期进行手术？

上颌窦囊肿是一种较为常见的上颌窦良性病变，发病率约为 1.6% ~ 9.7%。根据上颌窦囊肿的临床表现及生物学特性，可将其分为黏液囊肿、潴留性囊肿和假性囊肿。①上颌窦黏液囊肿（又名真性囊肿）：呈球形，内容物为黏液状，衬以大量杯状细胞化生的呼吸上皮细胞层，有上皮衬里，具有侵袭性；②潴留性囊肿：此种囊肿主要是因黏液腺导管阻塞致黏液潴留而引起的，体积较小，内容物呈黏液状，囊壁内含有上皮细胞；③假性囊肿：牙源性感染致局部黏膜充血外渗而向外膨胀形成的囊肿，呈椭圆形，内容物为浆液状，无上皮衬里。后两种也常常被称为上颌窦黏膜囊肿，放射学检查时均可见圆形、类圆形或者穹隆状的低密度影像，因此术前可用 CBCT 帮助诊断囊肿类型。

关于上颌窦外提升术是否该将上颌窦内囊肿作为手术禁忌证，目前的观点认为：上颌窦黏液囊肿属于真性囊肿，具有侵袭性，需要先手术摘除囊肿，择期再进行上颌窦外提升术。

而另外两种囊肿，它们不同于真性囊肿，其发病机理较为特殊，是一种类囊肿样的椭圆形损害，不具有浸润生长的特点，在无明显刺激情况下，大小可保持不变。目前有两种方案。

① 若患者无任何症状且囊肿不大，可不摘除囊肿，直接行上颌窦底提升并同期植入种植体，Tang 等在被诊断为假性囊肿的病例中采用过此种方法，患者术后无任何不适，修复效果稳定。但此类型病例数不多，需要继续临床观察论证。若囊肿体积较大，可在确保上颌窦黏膜完整的情况下将囊液抽出而不摘除囊肿，同期进行上颌窦提升并植入种植体。这样既减轻了上颌窦内的压力，利于种植体的初期稳定性，也降低了因囊液外溢而造成周围组织感染的可能性，同时也不会影响上颌窦的正常引流状态，从而减少了上颌窦炎症的发生率。但有研究发现，保留上颌窦囊肿行上颌窦外提升术进行骨增量时，由于囊肿的压力，新骨形成受限，在 6 个月后行种植术时发现骨板有缺失或上颌窦囊肿暴露，对种植体骨结合会产生一定的影响。

② 在上颌窦外提升手术的同时摘除上颌窦假性囊肿并同期植入种植体，可取得良好的效果。已有学者报道，经内窥镜同时行上颌窦囊肿摘除和外提升并同期植入种植体，不仅可减少患者在完成最终修复前的等待时间，且术后随访并无囊肿复发和种植体脱落。

综上，种植患者伴发上颌窦囊肿时，若诊断为上颌窦黏液囊肿（真性囊肿），建议先行摘除囊肿，延期上颌窦外提升及种植治疗；其他类型囊肿可根据囊肿的大小、位置及内容物压力等，考虑摘除或不摘除囊肿，或是抽吸囊液后，同期进行外提升。若能获得初期稳定性也可将种植体同期植入，以确保骨增量效果。

病例展示

术中不摘除囊肿，直接行上颌窦外提升＋植入种植体，见图9-5-1 ～图 9-5-3（由北京大学口腔医院第二门诊提供）。

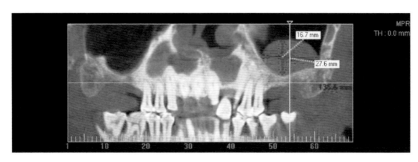

图9-5-1 术前CBCT显示，窦底和上颌后牙槽嵴顶之间的骨高度仅为5mm，可以看到圆顶状的囊肿（16.7mm×27.6mm）

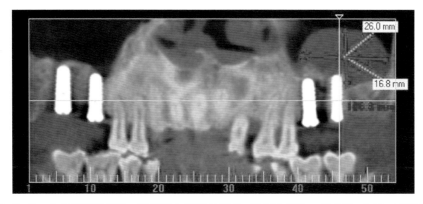

图9-5-2 术中不摘除囊肿，直接行上颌窦外提升+植入种植体，手术后3个月，囊肿仍存在。种植体在上颌窦中完成骨整合

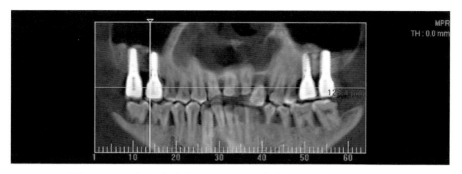

图9-5-3 术后1年复查，CBCT显示左上颌窦的穹顶形状减小

参考文献

[1] Mardinger O，Manor I，Mijiritsky E，et al. Maxillary sinus augmentation in the presence of antralpseudocyst: a clinical approach [J]. Oral Surg Oral Med OralPathol Oral Radiol Endod，2007，103（2）：180-184.

[2] Meer S，Altini M . Cysts and pseudocysts of the maxillary antrum revisited [J]. SADJ: Journal of the South African Dental Association，2006，61（1）：10-13.

[3] Ramesh A，Pabla T . Mucous retention cyst of maxillary sinuses [J]. Journal of the Massachusetts Dental Society，2008，57（2）：14.

[4] 郭琦，高功杰.伴上颌窦囊肿的上颌窦底外提升术11例临床总结 [J].中国口腔种植学杂志，2018，23（04）：190-192.

[5] Tang Z H，Wu M J，Xu W H . Implants placed simultaneously with maxillary sinus floor augmentations in the presence of antral pseudocysts: a case report [J]. International Journal of Oral & Maxillofacial Surgery，2011，40（9）：998-1001.

[6] 包立，张令达，施乐，余优成.伴上颌窦囊肿的上颌窦底提升牙种植临床分析 [J].口腔颌面外科杂志，2015，25（06）：436-439.

[7] 李娜，陈灼庚，徐普.伴上颌窦囊肿的上颌窦外提术后牙种植1例 [J].中华口腔医学研究杂志，2017，11（4）：252-255.

[8] 林野，胡秀莲.上颌窦囊肿摘除及上颌窦植骨种植术 [J].中国口腔种植学杂志，2008，13（3）：137-138.

[9] Khachatryan L，Khachatryan G，Hakobyan G，et al. Simultaneous endoscopic endonasal sinus surgery and sinus augmentation with immediate implant placement: a retrospective clinical study of 23 patients [J]. Journal of Cranio-Maxillofacial Surgery，2019，47: 1233-1241.

[10] Chiapasco M，Palombo D. Sinus grafting and simultaneous removal of large antral pseudocysts of the maxillary sinus with a micro -invasive intraoral access [J]. Int J Oral Maxillofac. Surg，2015，44（12）：1499-1505.

6. 上颌窦外提升后出血怎么处理？

上颌窦外提升后的出血主要是从鼻腔内渗血和口内切口处出血，一般术中若没有动脉破裂造成的搏动性出血，术后的继发出血都可以在上颌窦外提升术后 24h 之内自行停止。

若发现有鲜红色新鲜不凝血液大量从鼻孔或者口腔不断涌出，此时可能有上颌窦中、后动脉或者是颌骨中的小动脉破裂，对此最为稳妥的做法是返回手术室，重新打开术区，寻找到出血的小动脉，结扎止血。此时术前仔细判读 CBCT 影响尤其重要，要分清动脉是位于骨膜上或者骨内。骨内走行的小动脉（见图 9-6-1）可以通过术前的设计尽量避开。位于开窗区域影响上颌窦黏膜剥离的小动脉应使用 5-0 可吸收线连同上颌窦黏膜一起缝扎，需谨慎操作，超声骨刀在上颌窦外提升中可以在开窗去骨或者剥离施耐德膜的过程中保护黏膜和血管，是一种更为安全的开窗和剥离方法。

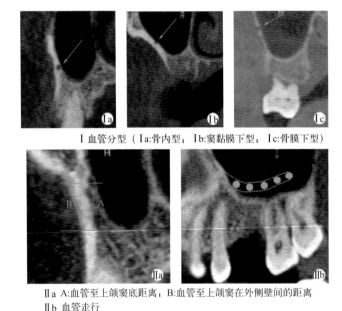

Ⅰ 血管分型 （Ⅰa:骨内型；Ⅰb:窦黏膜下型；Ⅰc:骨膜下型）

Ⅱa A:血管至上颌窦底距离；B:血管至上颌窦在外侧壁间的距离
Ⅱb 血管走行

图9-6-1　上颌窦血管走行（作者李濠吉，引自参考文献5）

上颌窦外提升术中如果没有大的出血，说明没大血管明显受损，如上牙槽后动脉（posterior superior alveolar artery，PSAA）。上颌窦外提升术后出血的原因：①患者口服抗凝药物或有贫血等疾病。②患者术后血压升高未控制。③局部缝合不严密，必兰失效后，小血管舒张。④鼻腔出血一般怀疑上颌窦黏膜有未知损伤，拍片有液平。⑤术后剧烈地活动，可能使术中出血从鼻腔流出。⑥应激性出血。极少数人会有机体应激反应，表现是伤口出血。

术后出血情况通常是患者术后当天出血较多，因为紧张情绪主动联系医院，一般是创面渗血，并无活动性出血，确认患者没有凝血功能障碍或者使用抗凝药物未告知，此时以安抚患者为主，可以适当应用外用止血药，若非快速大量出血，一般都可以止血。鉴别是活动性出血还是创面渗血，要检查患者吐出的是血液还是唾液中含有血丝，如果是活动性出血，应及时严密缝合加压。术后前几天也可能会有血性渗出从鼻孔流出，术后要嘱咐患者不要用力擤鼻、鼓气，尽量避免感冒咳嗽和喷嚏，一般出血都可以自行停止。

参考文献

[1]　Jensen S S，Eriksen J，Schiodt M. Severe bleeding after sinus floor elevation using the transcrestal technique：a case report [J]. Eur J Oral Implantol，2012，5（3）：287-291.

[2]　Balaguer-Martí J C，Peñarrocha-Oltra D，Balaguer-Martínez J，et al. Immediate bleeding complications in dental implants：a systematic review [J]. Medicina oral，patologia oral y cirugia bucal，2015，20（2）：e231.

[3]　Rosano G，Taschieri S，Gaudy J F，et al. Maxillary sinus vascular anatomy and its relation to sinus lift surgery [J]. Clinical oral implants research，2011，22（7）：711-715.

[4]　Vazquez J C M，de Rivera A S G，Gil H S，et al. Complication rate in 200 consecutive sinus lift procedures：guidelines for prevention and treatment [J]. Journal of Oral and Maxillofacial Surgery，2014，72（5）：892-901.

[5]　李濠吉，刘敏.锥形束CT评估上颌窦侧壁开窗术中出血风险 [J]. 口腔医学研究，2017，33（10）：1099-1102.

7. 如何辨别是上颌窦窦底黏膜增厚还是囊肿？各需要怎么处理？

上颌后牙区种植经常发生的情况是上颌后牙区剩余骨高度（residential bone height，RBH）的不足，导致不能使用常规方法植入种植体，需要进行上颌窦提升。上颌窦提升主要目的是通过抬高上颌窦黏膜，达到改善窦底剩余骨高度的目的，从而可以同期或者择期植入足够长度的种植体，种植体周围有充足的骨结合面积，达到长期稳定的种植效果。上颌窦提升的方法一般包括两大类：①经牙槽嵴入路上颌窦提升（俗称上颌窦内提升）；②侧壁开窗法上颌窦提升（俗称上颌窦外提升）。具体方法见《口腔种植实用技术精要（进阶版）》（梁立山，宫琳，杨瑟飞主编）第一章。

无论是哪种上颌窦提升方法，目的均为剥离并且抬高上颌窦施耐德膜（Schneiderian membrane）。术前对于施耐德膜（亦称作上颌窦黏膜）的评估至关重要，主要使用锥体束CT观察施耐德膜的厚度和形态。施耐德膜是鼻腔黏膜的延伸，有三层组成，最内层（上颌窦层）为假复层纤维柱状上皮，其下方是有丰富血管的固有层（可分为致密层和疏松层），靠近上颌窦骨壁层为骨膜样结缔组织层。施耐德膜一般厚度在 0.3 ～ 0.8mm 之间（如图 9-7-1 所示）；长期吸烟者施耐德膜更薄，颜色泛黄且更脆。

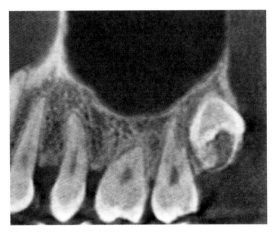

图9-7-1　正常厚度施耐德膜（由解放军总医院周磊提供）

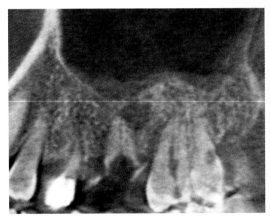

图9-7-2　上颌6根尖周炎导致的邻近区域上颌窦黏膜增厚（由解放军总医院周磊提供）

上颌窦黏膜增厚最主要原因是上颌窦炎症，炎症可以来自于距离上颌窦较近的病源牙（如图 9-7-2 所示），或者来自于上颌窦口引流不通畅导致的慢性上颌窦炎，也有可能是变态反应性炎症。临床上在进行上颌后牙区种植时，对于需要进行上颌窦提升且黏膜明显增厚的病例要预防术中黏膜的穿孔。一般施耐德膜的厚度不超过 8mm 可视为上颌窦提升的适应证，但超过 8mm 不能作为绝对的禁忌证，可以根据医生的经验来进行相应的处理。当黏膜厚度较厚时可能会发生变性坏死，形成积液；当上颌窦积液经过治疗后，可以看见增厚的黏膜。上颌窦的黏膜可以发生钙化。4mm以下的上颌窦黏膜虽然一般没有炎症，但是因为较薄的黏膜强度一般较低，在进行上颌窦提升时要注意动作轻柔。

上颌窦黏膜囊肿通常有两种原因。其一是施耐德膜内黏液腺阻塞，腺体内分泌物潴留所导致，是良性的分泌型囊肿，被称为黏液腺潴留囊肿或黏膜下囊肿。另一种可能是由于炎症或变态反应，毛细血管渗出的浆液潴留于黏膜下层结缔组织内部逐渐膨大形成囊肿，为非分泌型，无明显囊壁上皮。此类囊肿一般不会很大，患者多无明显症状，一般可为X射线检查发现，如位于上颌窦底剩余骨高度不足的种植区域，则需要通过侧壁开窗法行上颌窦外提升同期摘除囊肿即可。

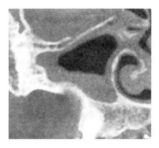

炎症导致的黏膜增厚（见图9-7-3）通常是广泛性的或者是从无炎症到有炎症区域界限不清晰逐步过渡。而上颌窦黏膜囊肿（见图9-7-4）通常为圆形或半圆形，相比附近黏膜有明显的隆起。在CBCT上，二者可明显区分。

图9-7-3　上颌窦黏膜增厚（由解放军总医院周磊提供）

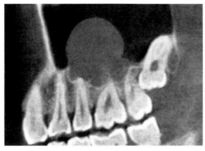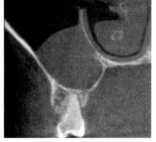

图9-7-4　上颌窦黏膜囊肿（由解放军总医院周磊提供）

参考文献

［1］Kalyvas D，Kapsalas A，Paikou S，et al. Thickness of the Schneiderian membrane and its correlation with anatomical structures and demographic parameters using CBCT tomography：a retrospective study［J］. International Journal of Implant Dentistry，2018，4（1）：32.

［2］Draenert F G，Huetzen D，Neff A，et al. Vertical bone augmentation procedures：basics and techniques in dental implantology [J]. Journal of Biomedical Materials Research Part A, 2014, 102（5）: 1605-1613.

[3] Moy P K, Lundgren S, Holmes R E . Maxillary sinus augmentation: Histomorphometric analysis of graft materials for maxillary sinus floor augmentation [J]. J Oral Maxillofac Surg, 1993, 51（8）: 857-862.

[4] Lye E K W, Tan W K S. Sinus augmentation [M] //Bone management in dental implantology. Springer, Cham, 2019.61-89.

8. 拔牙后上颌窦口腔交通患者需要种植怎么处理？处理时机和方法如何？

　　口腔上颌窦瘘是口腔医生术中经常会面对的突发问题，考验着医生的综合分析能力和动手能力。口腔上颌窦瘘常见于牙根与上颌窦仅有薄层骨板相隔甚至牙根突入上颌窦位于黏膜以下；当根尖周有炎症或者搔刮时，很容易出现上颌窦黏膜穿孔。对于根尖周炎症的处理是十分必要的，因为没有搔刮干净的根尖周炎症容易造成上颌窦黏膜的粘连甚至囊肿，影响种植体的植入和骨结合，所以对于牙槽窝的处理至关重要，在涉及上颌窦时，一定要更加谨慎，充分预判可能发生的并发症，做到尽量详尽的术前医患沟通。

　　上颌窦区域内的前磨牙和磨牙的牙根长度一般在 12mm 左右。如果上颌窦低，剩余骨高度（RBH）在 10mm 以下，植入常规长度的种植体是需要进行上颌窦提升术的，所以在拔牙之前要充分考虑好日后的修复方式，尽量减少手术次数，节省时间，降低预算。

　　本问题主要论述根据术前 X 射线片上显示的上颌窦底剩余骨高度和术中上颌窦黏膜穿孔的大小两个变量来制定具体的手术策略。

　　当上颌窦底剩余骨高度较高（RBH ≥ 10mm），牙槽窝常规愈合后不需要进行上颌窦提升就能进行种植体植入。对于较小的穿孔（直径 ≤ 5mm），在彻底清创的前提下，可以使牙槽窝填满血凝块，封闭上颌窦口腔交通；结合颊侧黏膜垂直切口后，减张拉拢缝合于腭侧，也可以进行腭侧半层结缔组织瓣的翻转达到软组织关闭创面的目的。上颌磨牙的颊腭径一般在 10mm 以上，如何能做到 10mm 的黏膜减张缝合极大考验了医生的技术。对于牙槽窝内是否可以使用骨代用品或者生物活性材料，笔者认为在牙槽窝内使用明胶海绵或者自体血液制品（PRF 或 CGF）即可增加对于牙槽窝的有效支撑，同种异体骨或异种骨以及其他骨代用品的使用也不是必须的。对于较大的穿孔（直径 ＞ 5mm），口腔上颌窦交通的严密关闭是第一位的，颊侧的冠向瓣或者腭侧瓣的转移或翻转都是可行的，建议牙槽窝中填塞足量的 PRF 或 CGF 膜。对于上颌窦黏膜穿孔的处理，笔者会使用强度较大的胶原蛋白，密实填塞于牙槽窝底部，形成上颌窦底，隔绝上颌窦和牙槽窝。上颌窦黏膜爬行速度较快，无炎症状态下 15 ～ 30 天就可以爬满穿孔。

对于预期需要进行上颌窦底提升的患者（RBH < 10mm），与经牙槽嵴顶上颌窦术（内提升）过程中黏膜穿孔的操作基本一致，不论穿孔大小，建议要对上颌窦黏膜进行侧壁开窗修补（见图 9-8-1），同时提升上颌窦底黏膜，并使用大颗粒骨粉作为提升空间的稳定支撑，虽然也有上颌窦提升 + 拔牙后即刻种植的文献报道，但是谨慎起见一般不进行同期的种植体植入，减张缝合牙槽窝。但是这种操作的前提是上颌窦没有明显的病变或感染，否则不能同期进行提升，需要择期进行上颌窦提升手术，拔牙同期软组织关闭创面即可。

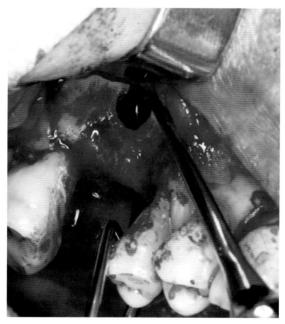

图9-8-1　侧壁开窗修补上颌窦穿孔（由解放军总医院杨瑟飞提供）

在进行上颌窦外提升时，穿孔大小影响着对于穿孔的处理方案，小的穿孔可以在进行上颌窦黏膜减张后折叠缩小，穿孔下可以垫 PRF 膜或胶原膜，不进行过度的修补；穿孔在 5 ～ 10mm 之间，可以用半径比穿孔大 3 ～ 5mm

的 PRF 膜或胶原膜防止植骨材料进入上颌窦，植骨必须轻柔，避免穿孔进一步扩大；如果穿孔的直径＞10mm，也可以运用可吸收膜，但是必须要进行膜的固定，可以通过将可吸收膜用膜钉固定于上颌窦内壁的方式进行修复，如果继续剥离不会扩大穿孔，应将上颌窦黏膜剥离至预期高度，用 5-0 可吸收线缝合穿孔，并固定至开窗处上方的黏骨膜处，固定是为了避免黏膜因为呼吸运动穿孔无法愈合。当发现穿孔时，医生应冷静，停止手术，分析穿孔的原因，调整修复策略，切忌黏膜的穿孔越修越大，一旦发现穿孔过大，或自己无法修补，可以放弃手术，6～8 周后黏膜一般可以愈合。

上述方法处理后，应嘱患者杜绝剧烈吸鼻子、擤鼻子，预防感冒，同时使用抗生素以及滴鼻液 7 天，预防上颌窦感染。

参考文献

[1] Borgonovo AE，Berardinelli FV，Favale M，Maiorana C. Surgical options in oroantral fistula treatment [J]. Open Dent J. 2012；6：94-98.

[2] Khandelwal P，Hajira N. Management of oro-antral communication and fistula：various surgical options [J]. World J Plast Surg. 2017；6（1）：3-8.

[3] Kwon MS，Lee BS，Choi BJ，Lee JW，Ohe JY，Jung JH，Hwang BY，Kwon YD. Closure of oroantral fistula：a review of local flap techniques.J Korean Assoc Oral Maxillofac Surg. 2020，46（1）：58-65.

[4] Kadkhodazadeh M，Amid R . Management of maxillary sinus perforation at the time of immediate implantation with sinus-socket osteotomy（SSO）technique [J]. Journal of Long Term Effects of Medical Implants，2013，23（4）：269-274.

[5] Clementini M，Ottria L，Pandolfi C，Bollero P. A novel technique to close large perforation of sinus membrane [J]. Oral Implantol（Rome）. 2013，6（1）：11-14.

9. 上颌窦内提升术相关并发症及成功率如何？

种植体突破黏膜进入上颌窦往往是要被认定为种植失败的，但是个别病例术后 X 射线片发现种植体突破了上颌窦底黏膜进入上颌窦之中，或者发现骨粉从鼻腔中漏出等症状，上述情况经常发生在上颌窦内提升术后，但是术后随访中发现种植体实现了骨结合，并完成了修复。目前对于这种情况专门性的研究比较少，只有零星病例报道，共识认为种植体刺破上颌窦黏膜会大大增加种植失败的风险，而且如果对于种植体刺破上颌窦黏膜进行 RCT 试验也是不符合伦理的。与本问题最相近的研究是韩国医生郑在衡在 2006 年发表的动物实验，对种植体刺破上颌窦进行了对比研究，也进行了覆盖胶原膜的修补措施，并按照种植体突破上颌窦的长度（2mm、4mm和8mm）进行了分类。结果发现，即便是进行了简单的上颌窦黏膜修复，也只有2mm组的上颌窦黏膜能够覆盖种植体根尖，种植体形成骨结合；4mm和8mm组种植体刺破黏膜突入上颌窦，黏膜环绕在种植体周围，黏膜与种植体之间紧密结合，软硬组织联合切片上没有显示炎症组织，种植体与骨之间有骨结合。

所以当种植体刺破黏膜进入上颌窦并形成骨结合时，最可能的情况是种植体超出部分并未形成骨结合，黏膜与种植体之间没有排异或炎症反应，形成紧密结合。但是一旦出现上颌窦炎症，进一步可能出现种植体周围的炎症，导致种植修复治疗的失败。加之种植体周围有效的骨结合面积减少，带来负荷的风险。所以当术后特别是术后一段时间发现种植体根尖突破上颌窦，可以在紧密观察情况下保守处理，一旦发现种植体周围骨结合骨质破坏，则需要取出种植体。

有研究发现，没有其他伴随症状的黏膜增厚本身对上颌窦提升没有风险。LUM等的研究中，穿孔组平均黏膜厚度为（0.84±0.67）mm，非穿孔组为（2.65±4.02）mm，得出黏膜厚度每增加1mm，黏膜穿孔的概率就降低的结论。王玮琳等的研究显示，存在无症状上颌窦黏膜增厚（2～10mm）行上颌窦提升种植修复仍具有较好的种植疗效。ITI种植指南也提出轻度黏膜增厚或非感染性黏膜肥厚，通常可以进行上颌窦提升术。由此可见黏膜穿孔率的增加除了有黏膜厚度的因素，还与黏膜形态、健康状态有关。

参考文献

[1] Jung JH, Choi BH, Zhu SJ, et al. The effects of exposing dental implants to the maxillary sinus cavity on sinus complications. Oral Surg Oral Med Oral Pathol Oral Radiol Endod. 2006; 102（5）: 602-605.

[2] Ardekian L, Oved-Peleg E, Mactei E E, et al. The clinical significance of sinus membrane perforation during augmentation of the maxillary sinus [J]. Journal of Oral and Maxillofacial Surgery, 2006, 64（2）: 277-282.

[3] Nolan P J, Freeman K, Kraut R A. Correlation between Schneiderian membrane perforation and sinus lift graft outcome: a retrospective evaluation of 359 augmented sinus [J]. Journal of Oral and Maxillofacial Surgery, 2014, 72（1）: 47-52.

[4] Lim HC, Nam JY, Cha JK, et al. Retrospective analysis of sinus membrane thickening: profile, causal factors, and its influence on complications [J]. Implant Dent, 2017, 26（6）: 868-874.

[5] Lum AG, Ogata Y, PAGNI SE, et al. Association between sinus membrane thickness and membrane perforation in lateral window sinus augmentation: a retrospective study [J]. J Periodontol, 2017, 88（6）: 543-549.

[6] 王玮琳, 王虎, 刘亚昆, 等. 不同上颌窦内改变对上颌窦提升种植的影响: 基于CBCT影像的回顾性研究 [J]. 临床口腔医学杂志, 2020, 36（11）: 680-685.

10. 较大的上颌窦外提升术发生黏膜破损，如何处置？

遇到较大黏膜破损无法修补时，如果穿孔部位较低，且面积相对较大，可以用可吸收膜或者 PRF 膜覆盖穿孔外围 3～5mm，确保膜覆盖面积够大，避免植骨材料进入上颌窦腔。植骨时必须更加轻柔，释放额外的压力，保证修补黏膜的稳定。

当黏膜穿孔直径 < 5mm 时，窦膜会在提升过程中自行折叠。完全提升后，将可吸收胶原伤口敷料敷在上颌窦黏膜上，其黏合性能使其易于处理和应用于穿孔膜，富含血小板的纤维蛋白膜也可使用。穿孔直径在 5～10mm 之间时，使用板层骨覆盖穿孔部位，后置可吸收膜，随后植骨。当穿孔直径 > 10mm，使用板层骨覆盖穿孔部位，或使用板层骨与颊脂垫联合修补的方法，或者行自体骨块移植，修补黏膜穿孔（患者颏部或磨牙后垫、下颌支等处取块状骨）；若在术中发现难以处理的大穿孔（> 10mm）或存在多个穿孔，应选择放弃进一步手术剥离和植骨，以避免严重术后并发症；至少 6 周后，待上颌窦黏膜愈合，二次再入路提升植骨。如果考虑同期种植，建议提前植入骨替代材料，用骨替代材料充填窦腔后，再进行种植窝洞预备，避免种植体植入后再进行植骨移动了修补用的可吸收膜。这样即使种植窝洞预备时候有一定的骨粉丧失，也保证了可吸收膜的相对稳定，避免了种植体植入后再进行骨粉植入时，移动了修补用的可吸收膜。

一般采用提升后折叠黏膜并且缝合的方法来关闭黏膜的巨大破损，术中遇到较大破损，在充分了解患者局部解剖情况的前提下，继续轻柔缓慢剥离窦底黏膜一直到破损可以拉拢缝合，用可吸收线间断缝合黏膜破损，常规植入骨代用品，进行上颌窦外提升。

更或者，轻柔缓慢剥离窦底黏膜，扩大开窗范围以后，在开窗部位颊侧骨壁预留一个缝线固定小孔，用于缝线拉拢缝合上颌窦黏膜（如图 9-10-1 所示）。

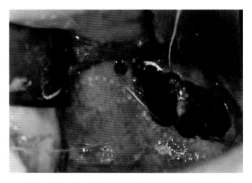

图9-10-1 颊侧骨壁预留缝线固定小孔
（由北京大学首钢医院谭陶提供）

也可运用屏障膜，折叠修建一个类似于屋顶状的穹隆，固定后，同期放入骨替代品，植入种植体（如图 9-10-2 所示）。

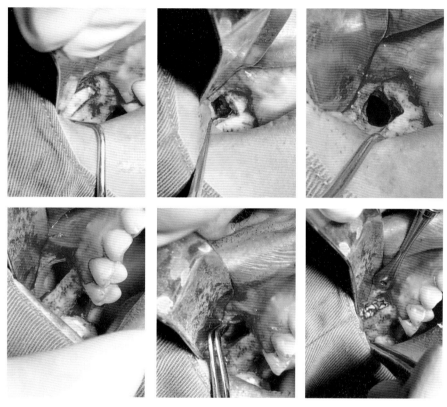

图9-10-2　上颌窦较大黏膜穿孔修补过程（由北京大学首钢医院谭陶提供）

如果上述方案无法达成，则需要进行上颌窦根治术。

参考文献

Tourbah B，Maarek H. Complications of maxillary sinus bone augmentation：prevention and management［C］//Younes R，Nader N，Khoury G. Sinus grafting techniques［M］. Switzerland：Springer International Publishing，2015.

11. 种植体掉入上颌窦内一定要取出来吗？常用什么方式取出？

种植体进入上颌窦一般是要取出的，一是绝大多数患者无法容忍种植体进入上颌窦，为日后留下隐患；二是进入上颌窦的种植体可能会引发上颌窦炎、囊肿等症状。

种植体脱入上颌窦多发生在种植体植入时或植入后功能性负荷前，较少发生于冠修复完成后或种植修复治疗后数年。功能性负荷前的早期异位多由术前治疗计划评估不足或失误、种植外科医生经验不足而造成手术操作失误（种植体植入时用力过大）、种植体初始稳定性较差、上颌窦黏骨膜穿孔、种植术区感染等导致。功能性负荷后种植体脱入上颌窦多由于种植体周围组织感染造成骨结合破坏、咬合力过大诱发骨吸收、上颌窦内或鼻窦内压力变化、修复部件脱位等，也与种植体植入时缺乏有效的初始稳定性、术后3个月未形成有效的骨结合、术者不当操作有关。对于侧壁开窗或经牙槽嵴入路取出上颌窦内种植体的患者，术后给予抗感染、镇痛治疗（阿莫西林500mg，每日3次；替硝唑500mg，每日2次；布洛芬200mg，每日3次；如青霉素过敏，可改用克林霉素150mg，每日4次），也可考虑使用适量激素抗渗出、减轻水肿；术后2周避免乘坐飞机、用力擤鼻涕及游泳等可造成口鼻腔负压的动作；对于上颌窦开口狭窄、引流不畅的患者，建议使用血管收缩滴鼻剂（如呋麻滴鼻液）。

合理的口腔种植手术方案当骨量和骨质较差不能保证种植体初始稳定性时，可分阶段植入种植体，先期做上颌窦底提升、骨增量，待骨增量完成后再行种植术；或使用倾斜种植技术获得理想的初始稳定性。选择合适的种植体，不同品牌种植体其形态各异，对于骨质较差的情况，推荐使用颈部膨大的口腔种植体，如锥状、锥柱状且螺纹较为致密、宽颈的种植体，这样有助于增加种植体初始稳定性，预防种植体脱入上颌窦。

由于上颌后牙区RBH严重不足，骨质相对疏松，在侧壁开窗同期植入种植体时，种植体可能会发生意外的移动。种植体初期稳定性不佳，或者手术后没有放置窦提升基台等，种植体有可能意外进入上颌窦腔。此时应该进行CBCT拍摄，定位掉入的种植体。由于患者多为横卧位，所以掉落的种植体一般会分布在上颌窦后壁，应尽量靠近后壁进行侧壁开窗，扩大视野，剥离上颌窦底黏膜，通过器械感知或者依靠强力吸唾管吸引，探寻种植体，找到种植体后小心取出，同期进行窦底黏膜修补，骨增量，如果有条件，可以更换合适型号种植体或者在合适的位点进行同期种植。现在也有种植体厂家研发种植体固定的双翼钛网，对于上颌后牙区骨量不足、骨质疏松、种植体初期稳定性差，防止种植体掉入上颌窦或种植体脱落十分有效。

病例展示

种植体脱落上颌窦内，取出，PRF修复上颌窦黏膜见图9-11-1（由北京大学首钢医院谭陶提供）。

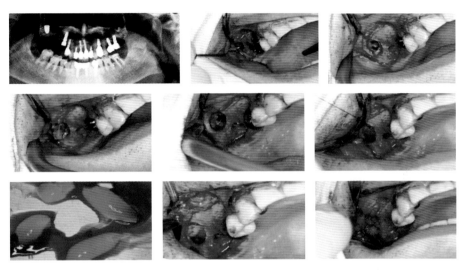

图9-11-1　种植体脱落上颌窦内，取出，PRF修复上颌窦黏膜

参考文献

[1] Yamashita Y，Iwai T，Hirota M，et al. Removal of migrated dental implants from maxillary sinus 4 years 10 months after implant placement [J]. Oral Maxillofac Surg，2015，19（3）：315-319.

[2] Ridaura-Ruiz L，Figueiredo R，Guinot-Moya R，et al. Accidental displacement of dental implants into the maxillary sinus：a report of nine cases [J]. Clin Implant Dent Relat Res，2009，11（Suppl 1）：e38-e45.

[3] Galindo P，Sánchez-Fernández E，Avila G，et al. Migration of implants into the maxillary sinus：two clinical cases [J]. Int J Oral Maxillofac Implants，2005，20（2）：291-295.

[4] Gnigou M，Goutzanis L，Sarivalasis S，et al. Retrieval of displaced implants inside the maxillary sinus：two case reports and a short review [J]. Int J Implant Dent，2019，5（1）：24.

12. 上颌窦外提升术的骨创一定要盖生物膜吗？

上颌窦外提升后，为了避免骨粉外露，目前共识是需要覆盖生物膜性材料。上颌窦外提升根据开窗的骨片是否覆盖回去一般可以分为两种：骨片复位和无骨片复位。

无骨片复位且开窗较大一般是需要生物膜辅助骨代用品的塑形和位置保

持，但是如果能完整地将骨片复位回去，切缝隙较小，一般不采用生物膜覆盖也可以的。

传统观念认为，生物屏障膜能避免软组织对新骨形成的干扰，在骨窗处覆盖膜有利于种植体存活。Tarnow 等认为侧壁提升时在开窗处覆盖不可吸收膜对新骨的形成和种植体的存活率都有积极的影响。然而，研究表明侧壁骨窗覆盖胶原膜对新骨的形成和种植体存活率影响不大，但有利于术后骨粉稳定性，防止骨粉颗粒通过骨窗漏出。一项 meta 分析显示，有无膜覆盖对种植体存活率无明显影响，而覆盖膜能增加新骨百分比，减少非矿化组织的增殖，防止植骨材料的位移。推测上颌窦黏膜提升植骨后，由于黏膜肿胀和上颌窦气化产生压力，使骨粉易从侧壁骨窗流失。因此，覆盖屏障膜能维持骨粉稳定，从而促进成骨，有利于种植体稳定。

游离骨块覆盖重新复位作为一种屏障方式，对成骨有一定影响：第一，阻止结缔组织进入窦腔；第二，由于空气不能通过，复位的骨块能恢复气动状态，降低了对窦膜的干扰和潜在血块的风险；第三，在愈合初期，骨块能够稳定血块，促进成骨。

参考文献

[1] Tarnow DP, Wallace SS, Froum SJ, et al. Histologic and clinical comparison of bilateral sinus floor elevations with and without bar-rier membrane placement in 12 patients: part 3 of an ongoing pro-spective study [J]. Int J Periodontics Restorative Dent, 2000, 20（2）: 117-125.

[2] Beretta M, Poli PP, Grossi GB, et al. Long-term survival rate of implants placed in conjunction with 246 sinus floor elevation pro-cedures: results of a 15-year retrospective study [J]. J Dent, 2015, 43（1）: 78-86.

[3] Imai H, Lang NP, Ferri M, et al. Tomographic assessment on the influence of the use of a collagen membrane on dimensional varia-tions to protect the antrostomy after maxillary sinus floor augmenta-tion: a randomized clinical trial [J]. Int J Oral Maxillofac Implants, 2020, 35（2）: 350-356.

[4] Starch-Jensen T, Deluiz D, Duch K, et al. Maxillary sinus floor augmentation with or without barrier membrane coverage of the lateral window: a systematic review and meta-analysis [J]. J Oral Maxillofac Res, 2019, 10（4）: e1.

[5] Lundgren S, Andersson S, Gualini F, et al. Bone reformation with sinus membrane elevation: a new surgical technique for maxillary sinus floor augmentation [J]. Clin Implant Dent Relat Res, 2004, 6（3）: 165-173.

13. 上颌窦外提升术植骨后多久可以种植？新骨与基骨有何区别？

异种骨当中用到最多的是 DBB，因其具有微观多孔的支架结构，所以具有很好的引导骨再生能力。其吸收速率较慢，有研究发现，上颌窦底外提升术同期植入的 DBB 材料经过了 11 年仍有部分未吸收降解。其虽然增强了上颌窦内提升后空间的稳定性，但也在一定程度上增加了感染的风险。DBB 材料在上颌窦底外提升术中的吸收时间平均约 6 个月，甚至可以延长超过 9 个月。有术者植入种植体的同时放入 DBB 骨粉，发现其在成骨愈合初期的 5 个月内牙槽骨重塑过程的活性良好。有研究表示单独使用 DBB 就可获得理想的骨增量效果，无论是短期内观察的骨增量，还是从长期的种植体留存率来看效果都非常理想。有研究指出移植骨材料维持空间稳定性的能力会随着 DBB 材料所占比例升高而增强。临床中术者常将 DBB 材料与自体骨混合使用。

常规 GBR 植骨一般推荐 6 个月以后种植，单纯外提升术后也通常建议 6 个月后种植。成骨的组织学分析根据不同的骨代用品一般也略有不同。一般而言，植入骨粉通常使用 Bio-Oss 骨粉。用循证医学和 meta 分析法检验上颌窦底骨增量中使用自体骨移植相比于自体骨与 Bio-Oss 骨粉混合或单独使用 Bio-Oss 骨粉 5 年的治疗效果，自体骨移植的种植体存活率为 97%，单独 Bio-Oss 骨粉的种植体存活率 95%。因此其结论为 Bio-Oss 骨粉可作为理想的骨移植材料。

另一方面，植骨的成骨和基骨在组织学上没有明显的区别。

参考文献

[1] Lee JS, Shin HK, Yun JH, et al.Randomized clinical trial of maxillary sinus grafting using deproteinized porcine and bovine bone mineral [J].Clin Implant Dent Relat Res, 2017, 19（1）: 140-150.

[2] Sadeghi R, Babaei M, Miremadi SA, et al.A randomized controlled evaluation of alveolar ridge preservation following tooth extraction using deproteinized bovine bone mineral and demineralized freeze-dried bone allograft [J]. Dent Res J（Isfahan）, 2016, 13（2）: 151-159.

[3] Barone A, Toti P, Quaranta A, et al.Volumetric analysis of remodelling pattern after ridge preservation comparing use of two types of xenografts.A multicentre randomized clinical trial [J].Clin Oral Implants Res, 2016, 27（11）: e105-e115.

[4] Mordenfeld A, Hallman M, Johansson CB, et al.Histological and histomorphometrical analyses of biopsies harvested 11 years after maxillary sinus floor augmentation with deproteinized bovine and autogenous bone [J].Clin Oral Implants Res, 2010, 21（9）: 961-970.

[5] 刘鑫，王佐林.上颌窦底提升术骨移植材料的应用评价 [J].口腔颌面外科杂志，2014，24（6）: 57-61.

[6] Jensen T, Schou S, Stavropoulos A, et al.Maxillary sinus floor augmentation with Bio-Oss or Bio-Oss mixed with autogenous bone as graft in animals: a systematic review [J].Int J Oral Maxillofac Surg, 2012, 41（1）: 114-120.

14. 上颌窦提升术后如果出现鼻腔出血应该怎么处理？是什么原因引起的？

术后出血一般有两种情况。

第一种就是在进行窦提升过程中，对窦底黏膜内的毛细血管有轻微损伤，术后一般有少量渗血。或者在窦提升过程中，窦底黏膜轻微破损，也有可能少量出血。

另一种情况就是损伤到主要的动脉。上颌窦的血供主要来自于3支动脉：眶下动脉、上牙槽后动脉（PSAA）和腭大动脉。上牙槽后动脉和眶下动脉在上颌窦侧窦壁形成内外吻合，又称为上颌窦动脉，其走行的位置常位于开窗附近。上牙槽后动脉在上颌窦前外侧壁的走行可分为3型：①窦内型（位于上颌窦黏膜下方）；②骨内型；③表浅型。以骨内型最常见，其次为窦内型，表浅型最少。血管下缘至窦底和牙槽嵴的平均距离分别为（11.25±2.99）mm和（18.00±4.9）mm。上牙槽后动脉的平均直径为（0.98±0.03）mm，血管直径≤1mm，占65.91%。

一般术中过量出血是损伤到上牙槽后动脉，或上颌窦侧壁的骨内动脉。术前可以经过详细的CBCT测量，手术计划调整开窗位置来避开动脉。运用超声骨刀，上颌动脉的损伤风险大大降低，特别是穿行在侧壁骨内的上颌动脉。

如果发生动脉出血，可以在术中运用1:50000的肾上腺素配合纱布提供稳定的加压止血，如果出血较为严重，则应该剥离动脉用缝线结扎，或者用电刀止血。

也有病例报道，上颌窦提升过程中PSAA或其分支有损伤，其和种植体空间关系密切，在种植修复后，患者咬合力传导至种植体，导致种植体微动，再次压迫PSAA或其分支，微小的渗血持续从咽喉壁渗出的案例。

参考文献

[1] Chitsazi MT, Shirmohammadi A, Faramarzi M, et al. Evaluation of the position of the posterior superior alveolar artery in relationto the maxillary sinus using the cone-beam computed tomography scans [J]. J Clin Exp Dent, 2017, 9（3）: e394-e399.

[2] Ataman-Duruel ET, Duruel O, Turkyilmaz I, et al. Anatomic variation of posterior superior alveolar artery: review of literature and case introduction [J]. J Oral Implantol, 2019, 45（1）: 79-85.

[3] 王旭冉，张宇，邱萍，等. 589例患者666个上颌窦底提升前上颌窦解剖变异及病变的CBCT观测研究 [J]. 实用口腔医学杂志，2019, 35（1）: 100-104.

15. 上颌窦提升术中应用生物制品有何利弊？

一般认为提升量超过 2mm 一定要使用骨代用品，2mm 以内的提升量可以利用种植体形成的空间成骨，选择使用或者不使用骨代用品均可，文献回顾认为二者没有区别。

（1）自体骨

与其他成骨材料相比，自体骨诱导生成新骨的能力更佳，因其来源于患者本身，所以无免疫排斥反应，具有良好的成骨性、骨诱导性，被誉为骨增量材料的"金标准"。目前常见的自体骨移植取骨部位有上颌结节、髂骨、下颌隆突等，构成了大约 58% 的自体骨替代物。诸多研究表明自体骨骨松质诱导能力最佳。由于网状骨松质内的天然多孔结构，微血管可迅速长入移植的自体骨内，新生骨在骨小梁上直接形成，在随后发生的骨改建中，渐进坏死的骨小梁被吸收，并被形成的新骨取代。移植自体骨密质时，由于移植物孔隙率极低，首先是一个重吸收的过程，陈旧的哈弗斯系统被破坏，形成孔隙和通道，随后微血管组织长入，开始新骨在移植骨上的定植过程。临床研究结果显示，在自体骨移植的早期（6 个月以内），上颌窦内新骨比例在 23.2% ～ 67.9%，平均达到 42.6%。而当愈合期 ≥ 6 个月时，新骨比例在 34.7% ～ 49.2%，平均为 39.9%。该结果显著优于各类骨代用品植入上颌窦底的成骨效果。单纯使用自体骨移植时，口内供区供应量有限，口外取骨需要在全麻下进行，开辟了第二术区，增加了术后反应和并发症的风险。植入后的降解速率过快，供骨区感染、出血、慢性疼痛、移植物供应量有限和美学效果不佳等是限制自体骨移植发展的重要原因。

（2）自体牙本质制品

经研究发现自体废用牙拔出后经过处理得到的脱矿牙本质基质（DDM）含有骨诱导生长因子，其拥有的天然胶原蛋白生物支架具有良好的骨诱导性和组织相容性。有研究指出，DDM 能够促进骨缺损处的组织血管化，从而促进新骨形成。有学者将自体牙本质颗粒应用于上颌窦提升术中获得了良好的骨增量，新生骨密度良好。但其来源太少，目前常用自体第三磨牙拔出后制备的自体牙本质制品，不过有的患者并无拔牙需求，所以此方法并不适用于制品需求量大的患者，且 DDM 仅能适用于自身，这些原因都限制了其在临床中的进一步发展。

（3）同种异体骨

同种异体骨加工成为骨移植材料时，实际上保留了部分生长因子蛋白，如 BMPs 等，因此具有一定骨诱导性，但成骨性与供体的年龄有关，随着供体年龄增加，这类生长因子蛋白在骨骼中含量会大大减少，其成骨性较自体骨差。由于是从异体获得的骨组织，所以增加了疾病的传播风险和免疫排斥反应发生的概率。异体移植骨经过了灭菌处理，所以丧失了骨组织原有的生物学性能和机械性能，因此临床中在使用时通常将其与脱蛋白牛骨（DBB）材料混合后植入，从而提高其在上颌窦内的空间稳定性，而如何降低其吸收速率并增强成骨性仍有待进一步研究。

（4）异种骨

异种骨当中用到最多的是 DBB，因其具有微观多孔的支架结构，所以具有很好的引导骨再生能力。其吸收速率较慢，在上颌窦底外提升术中的吸收时间平均约 6 个月，甚至可以延长超过 9 个月。虽然其增强了上颌窦内提升后空间的稳定性，但也在一定程度上增加了感染的风险。临床中术者常将DBB 材料与自体骨混合使用。

（5）人工合成骨移植材料

生物羟基磷灰石（HA）和 β- 磷酸三钙（β-TCP）是研究较多的人工合成无机物材料。HA 具有良好的生物相容性，其与人体骨骼无机成分相似，人工合成的 HA 在人体中吸收速率十分缓慢，能够有效地维持空间稳定。但有研究发现其在上颌窦内长期无吸收降解发生，增加了远期感染的风险。β-TCP陶瓷材料在上颌窦提升中已经获得了广泛应用，具有良好的骨引导性，在组织内吸收降解释放的钙离子和磷酸根离子可参与新骨的形成，但吸收速率较快，所以临床上常将 HA 与 β-TCP 联合使用，以期达到更好的成骨效果。

（6）组织工程学材料

① 骨膜培养细胞（CAPC）。Ogawa 等利用自体骨膜细胞在 23 例 RBH＜ 3mm 的种植患者中进行了上颌窦底提升术的临床研究，发现其成骨性能良好。骨膜细胞的取材及培养较干细胞简单安全，但目前尚无明确定论解释其骨诱导能力的来源。

② 骨形成蛋白（BMP）。目前已有二十多种 BMP 被发现，重组骨形成蛋白 -2（rhBMP-2）被认为是其中促进成骨效果最佳的。但其用量多少能够直接影响成骨效果，低剂量或高剂量均可产生不良反应，且目前尚未达成公认

的、合适的载体材料。

③ 血液制品

a. 富血小板纤维蛋白（platelet-rich fibrin，PRF）是第二代自体血小板浓缩制品，作为组织工程材料最初被用于修复软组织损伤，现已被广泛应用于口腔种植领域。通过标准化流程制备的 PRF 具有一定的骨诱导性，其机械强度可在一定程度上维持术后空间的稳定，同时可促进血管形成，在上颌窦底提升术中能够调控其成骨模式中的各项因素，促进术后骨再生。目前的临床研究中，均存在着样本量小、实验设计不够严谨的缺陷。PRF 在上颌窦底提升术中的用量与骨缺损大小、缺失牙数目的相关性尚不明确，未来还需要设计良好的随机对照试验对应用结果进行验证，为临床决策提供支持。

b. 浓缩生长因子（concentrate growth factors，CGF）是第三代血小板浓缩物，以致密的纤维蛋白网为支架，富含 CD_{34}^+ 细胞，能缓慢释放生长因子，促进组织新生和再血管化，具有良好的生物相容性和骨诱导性，被广泛应用于临床中。CGF 单独应用于经牙槽嵴顶上颌窦底提升术中，在观察期内能获得与植入骨替代料材料相似的成骨效果。但由于随访时间较短，其远期作用仍有待进一步观察。

结论：虽然同种异体骨、异种骨、骨代用品等多种骨替代材料在上颌窦底提升术的应用中均取得了较理想的疗效，但自体骨移植具有其他移植材料不具备的骨诱导作用，仍是骨移植材料中的金标准。然而自体骨来源有限，术后易发生骨吸收，常无法满足上颌窦底提升术的需求，也增加了供区并发症的风险。骨替代材料具有较好的骨传导性，能避免额外增加的供区创伤，减少术后并发症的发生率，但其缺乏骨诱导性，同时其应用本身也伴随着传播疾病的风险。临床中不同的成骨材料各有优势和局限，灵活使用各种成骨材料能够提高临床治疗效果。具有良好成骨效果又能有效解决生物载体支架和缓释系统问题的新型生物复合材料的研发是未来值得重点关注的方向。

参考文献

[1] Scarano A, Degidi M, Iezzi G, et al. Maxillary sinus augmentation with different biomaterials: a comparative histologic and histomorphometric study in man [J]. Implant Dent, 2006, 15（2）: 197-207.

[2] Zizzari VL, Zara S, Tetè G, et al. Biologic and clinical aspects of integration of different bone substitutes in oral surgery: a literature review [J]. Oral Surg Oral Med Oral Pathol Oral Radiol, 2016, 122（4）: 392-402.

[3] Sahoo NG, Pan YZ, Li L, et al. Nanocomposites for bone tissue regeneration [J]. Nanomedicine（Lond），2013, 8（4）: 639-653.

[4] 宿玉成. 口腔种植学. 第2版 [M]. 北京：人民卫生出版社，2014.

[5] Daniel Buser. 30 years of guided bone regeneration. Third edition [M]. Batavia, IL：Quintessence Publishing Co, 2021.

[6] Corbella S, Taschieri S, Weinstein R, et al. Histomorphometric outcomes after lateral sinus floor elevation procedure: a systematic review of the literature and meta-analysis [J]. Clin Oral Implants Res, 2016, 27（9）: 1106-1122.

[7] 中华口腔医学会口腔种植专业委员会，吴轶群，宿玉成，等. 上颌窦底提升中骨增量材料的专家共识：自体骨 [J]. 中国口腔种植学杂志，2022，27（5）：5.

[8] Trimmel B, Gede N, Hegyi P, et al. Relative performance of various biomaterials used for maxillary sinus augmentation: a bayesian network meta-analysis [J]. Clin Oral Implants Res, 2021, 32（2）: 135-153.

[9] Stumbras A, Krukis MM, Januzis G, et al. Regenerative bone potential after sinus floor elevation using various bone graft materials: a systematic review [J]. Quintessence Int, 2019, 50（7）: 548-558.

[10] Shengyin Y, Ping C, Jibo B, et al. Experimental study of demineralized dentin matrix on osteoinduction and rebated cells identification [J]. Hua Xi Kou Qiang Yi Xue Za Zhi, 2018, 36（1）: 33-38.

[11] Minamizato T, Koga T, Takashi I, et al. Clinical application of autogenous partially demineralized dentin matrix prepared immediately after extraction for alveolar bone regeneration in implant dentistry: a pilot study [J]. Int J Oral Maxillofac Surg, 2018, 47（1）: 125-132.

[12] Gual-Vaqués P, Polis-Yanes C, Estrugo-Devesa A, et al. Autogenous teeth used for bone grafting: a systematic review [J]. Med Oral Patol Oral Cir Bucal, 2018, 23（1）: e112-e119.

[13] Nyssen-Behets C, Delaere O, Duchesne PY, et al. Aging effect on inductive capacity of human demineralized bone matrix [J]. Arch Orthop Trauma Surg, 1996, 115（6）: 303-306.

[14] Schwartz Z, Somers A, Mellonig JT, et al. Ability of commercial demineralized freeze-dried bone allograft to induce new bone formation is dependent on donor age but not gender [J]. J Periodontol, 1998, 69（4）: 470-478.

[15] Scarano A, Degidi M, Iezzi G, et al. Maxillary sinus augmentation with different biomaterials: a comparative histologic and histomorphometric study in man [J]. Implant Dent, 2006, 15（2）: 197-207.

[16] Lee JS, Shin HK, Yun JH, et al. Randomized clinical trial of maxillary sinus grafting using deproteinized porcine and bovine bone mineral [J]. Clin Implant Dent Relat Res, 2017, 19（1）: 140-150.

[17] Sadeghi R, Babaei M, Miremadi SA, et al. A randomized controlled evaluation of alveolar ridge preservation following tooth extraction using deproteinized bovine bone mineral and demineralized freeze-dried bone allograft [J]. Dent Res J（Isfahan），2016, 13（2）: 151-159.

[18] Barone A, Toti P, Quaranta A, et al. Volumetric analysis of remodelling pattern after ridge preservation comparing use of two types of xenografts. a multicentre randomized clinical trial [J]. Clin Oral Implants Res, 2016, 27（11）: e105-e115.

[19] Mordenfeld A, Hallman M, Johansson CB, et al. Histological and histomorphometrical analyses of biopsies harvested 11 years after maxillary sinus floor augmentation with deproteinized bovine and autogenous bone [J]. Clin Oral Implants Res, 2010, 21（9）: 961-970.

[20] 刘鑫，王佐林. 上颌窦底提升术骨移植材料的应用评价 [J]. 口腔颌面外科杂志，2014，24（6）：457-461.

[21] 战策，张磊，陈建荣. 人工合成骨支架材料研究进展 [J]. 口腔生物医学，2010，1（4）：213-215.

[22] Nam JW, Chee YD, Park YB. Sinus Floor augmentation using recombinant human bone morphogenetic protein-2 with hydroxyapatite: volume assessment [J]. J Craniofac Surg, 2020, 31（4）: 912-915.

[23] Sohn DS, Moon YS. Histomorphometric study of rabbit's maxillary sinus augmentation with various graft materials [J]. Anat Cell Biol, 2018, 51（suppl 1）: s1-s12.

［24］ Fujita R，Yokoyama A，Kawasaki T，et al. Bone augmentation osteogenesis using hydroxyapatite and beta-tricalcium phosphate blocks［J］. J Oral Maxillofac Surg，2003，61（9）：1045-1053.

［25］ Ogawa S，Hoshina H，Nakata K，et al. High-resolution threedimensional computed tomography analysis of the clinical efficacy of cultured autogenous periosteal cells in sinus lift bone grafting［J］. Clin Implant Dent Relat Res，2016，18（4）：707-716.

［26］ Torrecillas-Martinez L，Monje A，Pikos MA，et al. Effect of rhBMP-2 upon maxillary sinus augmentation：a comprehensive review［J］. Implant Dent，2013，22（3）：232-237.

［27］ 陆跃智，张文杰，蒋欣泉.BMP-2与口腔颌面部骨再生［J］.口腔生物医学，2020，11（4）：207-213.

［28］ Lo KW，Ulery BD，Ashe KM，et al. Studies of bone morphogenetic protein-based surgical repair［J］. Adv Drug Deliv Rev，2012，64（12）：1277-1291.

［29］ Oncu E，Bayram B，Kantarc A，et al. Positive effect of platelet rich fibrin on osseointegration［J］. Med Oral Patol Oral Cir Bucal，2016，21（5）：e601-e607.

［30］ 李佳，何东宁.CGF在种植中促进成骨的研究探讨及应用进展［J］.口腔颌面修复学杂志，2021，22（1）：76-80.

［31］ 许香娜，何添荣，陈希楠，林 毅.单独应用浓缩生长因子在行经牙槽嵴顶上颌窦底提升术中的临床效果［J］.中国当代医药，2022，29（32）：e133-137.